U0216943

疫情防控的

历史回望与现实思考

主　编　张彦
副主编　李建发　杨　斌
执行主编　高和荣

厦门大学出版社　国家一级出版社
XIAMEN UNIVERSITY PRESS　全国百佳图书出版单位

图书在版编目(CIP)数据

疫情防控的历史回望与现实思考/张彦主编.—厦门:厦门大学出版社,2020.4
(2020.7 重印)

ISBN 978-7-5615-7750-9

Ⅰ.①疫⋯　Ⅱ.①张⋯　Ⅲ.①传染病防治—医学史—世界②疫情管理—研究
Ⅳ.①R183-091②R181.8

中国版本图书馆 CIP 数据核字(2020)第 054215 号

出 版 人	郑文礼
策　　划	宋文艳
责任编辑	高　健　江珏玙　章木良　等

出版发行 厦门大学出版社

社　　址 厦门市软件园二期望海路 39 号

邮政编码 361008

总　　机 0592-2181111　0592-2181406(传真)

营销中心 0592-2184458　0592-2181365

网　　址 http://www.xmupress.com

邮　　箱 xmup@xmupress.com

印　　刷 厦门集大印刷厂

开本 720 mm×1 000 mm　1/16

印张 23.75

字数 402 千字

版次 2020 年 4 月第 1 版

印次 2020 年 7 月第 2 次印刷

定价 89.00 元

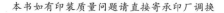

厦门大学出版社
微信二维码

厦门大学出版社
微博二维码

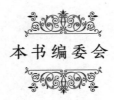

本书编委会

前　言

"坚定信心、同舟共济、科学防治、精准施策"。

突如其来的新冠肺炎疫情引起党中央、国务院的高度重视，习近平总书记亲自指挥，亲自部署，做出一系列重要指示批示。全国人民迅速行动起来，打响了一场疫情防控的人民战争、总体战、阻击战。厦门大学认真学习领会习近平总书记重要讲话精神，全面贯彻落实党中央疫情防控工作部署，把师生身体健康和生命安全摆在首要位置，在教育部、福建省及厦门市的领导下做好疫情防控工作，努力把损失降到最低，把思想政治工作贯穿疫情防控全过程。

厦门大学是由爱国华侨领袖陈嘉庚先生倾资创办的大学，具有教育报国的光荣传统。疫情发生后，学校几十支科研团队在病毒裂解、病毒核酸提取试剂盒、病毒现场检测一体机、疫苗研制、AI（人工智能）疫情大数据分析、中医诊治等方面取得了一批重要研究成果，特别是新型冠状病毒抗体检测试剂盒获准上市并正式出口意大利、奥地利、荷兰和韩国等国家，为服务全国乃至全球疫情防控贡献了厦大力量；附属医院派出274位医护人员驰援湖北以及参与厦门市新冠肺炎医疗救治定点医院抗击新冠肺炎。广大科技工作者和医务人员做出的贡献，集中展示了新时代的科学家精神和医疗工作者的职业精神，体现出厦门大学作为一所即将迎来百年华诞的高等学府应有的时代担当。

疫情的发生同时也给人文社会科学工作者提出了一系列问题：文科教师应该以何种心态及姿态面对这场前所未有的疫情？是偏居一隅、人云亦云，还是肩担道义、授业解惑？厦门大学是一所以文科见长的综合性大学，在建校之初就明确"本大学以研究学术、培植人才并指导社会为目的"。如何发挥人文社会科学在理性思考、凝聚共识、坚定信心、社会动员及心理调适等方面的作用? 如何激发文科教师在特殊时期的积极性,让老师们把知识应用于抗疫中,将论文写在祖国大地上,向社会传递抗疫的信心与力量?

　　大学是时代精神的引领者。在特殊时期,让广大学生聆听到母校老师智慧而理性的声音,让学生不管身在何处都能感受到母校就在身边,让他们接受跨越时空的科学指引与人文熏陶,从而坚定信心,做好自我防护,进而成为贡献社会的重要力量,这也是高校立德树人、服务社会的使命所系。实际上,大学的灵魂在于创新,大学总是在面对困难和不确定中通过自己的创新本质去引领社会。突发的疫情在空间上阻隔了师生,却阻隔不了为人师者对学生的爱,阻隔不了学校对教与学的探索,反而为我们转变教育教学方式提供新的契机。

　　基于此,厦门大学在全面部署疫情防控工作的同时,充分发挥学校人文社会科学学科优势,聚焦疫情防控,在身心健康保护、公共危机管理、经济运行调整以及社会舆论引导等方面,及时组织相关学科领域的专家学者建言献策,多项咨询报告被中央及省市有关部门采纳。同时,学校在全国高校中率先推出"疫情防控的历史回望与现实思考"专题系列学术视频讲座,供疫情防控期间所有学生在线选修、学习。

　　习近平总书记强调,哲学社会科学是人们认识世界、改造世界的重要工具,是推动历史发展和社会进步的重要力量。人类社会每一次重大跃进,人类文明每一次重大发展,都离不开哲学社会科学的知识变革和思想先导。"疫情防控的历史回望与现实思考"专题系列学术视频讲座的推出,展现了学校人文社会科学服务国家、服务人民的情怀、担当与能力。面对突如其来的疫情,不同领域的专家学者引导师生及社会大众用科学知识指导抗疫,用历史文化启迪当下,用哲学思维增强理性,在战"疫"中践行初心使命,在考验中交出合格答卷。

　　回望历史,人类的发展史也是不断同疾病做斗争的历史,历史上每一次对新发流行性传染病的抗击,都经历了从未知到认知再到战胜的历程,在此过程中人类付出了巨大代价。世界各国与传染病做斗争的宝贵经验和教训不仅丰富了我们对传染病的认识,也成为我们今天正确对待传染病的基础。传统社会瘟疫治理的经验、古人面对传染病积极防治和修身的涵养功夫都会成为我们认识和防控疫情的重要内容。我们要汲取古人的涵养功夫精华,尤其要分析和反思人类社会的瘟疫治理,为新冠肺炎疫情的防控提供历史之鉴。

思考当下,既要解决个人防护问题,也要积极回应社会关切。新冠肺炎疫情暴发,个人如何自我防护,调适心理,做好健康管理?突发传染病防控的公共卫生伦理困境如何解决? 自媒体时代的海量信息如何甄别? 经济社会将受到哪些影响? 产业如何恢复运行?金融市场的悲观情绪如何克服? 这同样需要我们发出理性的声音。

这次疫情防控在客观上也进一步推动了人文社会科学的交叉研究。社会科学定类分析如何化解疫情研究的争议? 统计数据和统计方法如何描述并预测新冠肺炎发展趋势? 受新冠肺炎疫情影响,高校及时采用线上课堂的教育应急手段,促使教育界更加深入思考传统课堂教育与网络教育之间的关系,探讨传统教育方式的变革。

专题系列学术视频讲座,是老师们面对突如其来的疫情从不同学科角度进行的初步探索。面对复杂多变的疫情,这些研究最重要的不是下结论,而是师生在一起共同经历、共同研究、相互慰藉,是师生面对疫情"大考"的"共同作业"。教师是学生的引路人,通过师生一起探讨,积极启发学生进行科学思维训练和社会责任思考,传播科学精神和价值理想与担当情怀。正如习近平总书记在 2014 年与北京大学师生座谈时指出的:"要勤于学习、敏于求知,注重把所学知识内化于心,形成自己的见解,既要专攻博览,又要关心国家、关心人民、关心世界,学会担当社会责任。"

专题系列学术视频讲座,也是对厦门大学教学科研组织的一次创新。学校教学科研管理部门以疫情防控研究为契机,加快科研体制机制创新,将学术研究成果直接转化为课堂教学内容,不断推动跨学科交叉融合,建立跨院系合作机制,努力以一流的科研服务助推中国特色世界一流大学的建设。

目　录

附录

后记

中国传统社会的瘟疫治理

瘟疫是各种致病的细菌和病毒引发的传染性疾病。细菌或病毒早于人类存在，与人类社会的发展相向而行。有学者认为，瘟疫是人类自己在历史中创造的，"历史的发展总会造成疾病的产生，至少，在人类初步告别狩猎者部落而转向农耕后，人类就因圈养野生动物而染上它们的疾病。麻疹、天花和很多种类的细菌性疾病就是这方面的例子"①。在人类与瘟疫对话的过程中，瘟疫造成深重灾难。比如天花在 20 世纪夺走了 3 亿人的生命，相当于 20 世纪战争死亡人数的 3 倍以上。随着科学的飞速发展，瘟疫暴发频率降低，人们逐渐淡忘其在历史上所产生的巨大危害。但细菌和病毒并没有因为发明了抗生素和疫苗等而自行绝迹。进入 21 世纪以后，重大瘟疫不断暴发证明这一事实。2003 年初，SARS 突然降临神州大地。2009 年，甲型 H1N1 流感开始在墨西哥和美国加利福尼亚州、得克萨斯州暴发，并不断蔓延，出现疫情的国家和地区达到了 214 个，造成约 1.85 万人死亡。2014 年 2 月，埃博拉病毒暴发于西非。2019 年底，新型冠状病毒肺炎在武汉发现并暴发，至今仍在危机之中。现实告诉我们，危及全人类的瘟疫并没有尘封于历史保险箱中，随时可能进入人们的日常生活。瘟疫的发生及其治理不单单是医疗卫生问题，也是公共治理问题。历史上的每次重大瘟疫都给人类带来了深重的苦难与恐慌。由此可以追问的是，瘟疫为什么在当时发作？是什么造成了这一灾难？什么因素对瘟疫流传产生影响？瘟疫何以肆虐？如何救治瘟疫患者？历史上有哪些治理措施与经验教训？

---

① ［美］艾尔弗雷德·杰伊·布里特：《瘟疫与苦难——人类历史对流行性疾病的影响》（第 2 版），化学工业出版社 2008 年版，前言。

一、中国历史上的瘟疫形态与时空特征

(一)中国历史上的瘟疫发生与传播

根据前 7 世纪至 20 世纪初的相关资料,中国历史上发生了 700 多次的较大疫情。两汉到魏晋是中国传统社会的第一个疫情高峰期,与寒冷期的气候变化有一定关系。汉朝记载具有明确年代的疾疫有 32 起,北至匈奴所居的草原地带,南至交趾,都发生过瘟疫。尤其东汉末年,群雄并起,局势动荡,战乱不断,疫病发作频率最高。短短 30 年间,明确记载的瘟疫有 12 次之多,导致了严重的社会问题。居住于南阳的名医张仲景家族未能幸免,张仲景在《伤寒论》序言中哀叹:"余宗族素多,向余二百。建安纪年以来,犹未十稔,其死亡者,三分有二,伤寒十居其七。"[①]

两宋时期恰值全球冰期,疫病流行频率也很高。以北宋末年农民起义为主题的明代传奇小说《水浒传》就是以一场瘟疫开篇,引出梁山泊一百零八位英雄,可见历史记忆之深刻:"嘉祐三年上春间,天下瘟疫盛行,自江南直至两京,无一处人民不染此症。天下各州各府,雪片也似申奏将来。且说东京城里城外,军民无其太半。开封府主包待制亲将惠民和济局方,自出俸资合药,救治万民。那里医治得住,瘟疫越盛。文武百官商议,都向待漏院中聚会,伺候早朝,奏闻天子,专要祈祷,禳谢瘟疫。不因此事,如何教三十六员天罡下临凡世,七十二座地煞降在人间,哄动宋国乾坤,闹遍赵家社稷。"[②]《宋史·五行志》记载较大疫情有 30 多次,4 次发生在北宋,其余 20 余次发生在南宋。江南地区以人口集中、流动人口多而成为流行性疾病的高发区域。神宗熙宁八年(1075),"南方大疫,两浙贫富皆病,死者约十之五六"[③],浙西路"死者五十余万人"[④]。高宗绍兴元年(1131),大疫流行,平江府以北的河流中"流尸无算"[⑤]。

明代中叶进入小冰期阶段,人口较快增长,于是出现了疫情高发期。明末北方地区因寒冷期而长期干旱,民众涌向边疆空旷地区开拓,进入鼠疫自然疫

---

① (东汉)张仲景:《伤寒论》,人民卫生出版社 2005 年版。

② (元)施耐庵、(明)罗贯中:《水浒传》引首,中华书局 2009 年版。

③ (北宋)沈括:《梦溪笔谈》卷二十,《神奇》,上海书店 2003 年版。

④ (北宋)苏轼:《奏浙西灾伤第一状》,《苏东坡集·奏议集》卷七,万有文库本,商务印书馆 1934 年版,第 34 页。

⑤ (元)脱脱:《宋史》卷六二,《五行志一》下,中华书局 1985 年版。

源区,导致瘟疫大暴发。① 明末大疫大约经历了 3 次大规模暴发,持续 24 年左右,蔓延到了山西、河北、河南、山东等省,波及长江流域,与灾荒、战争成为加速明朝灭亡的因素之一。史书对这次瘟疫均有描述。(康熙)《重修武强县志》记载了该县发病情形:"瘟疫大作,人有肿脖者,三日即死。亲友不敢吊,吊遂传染,有死绝其门者。"② 崇祯十七年(1644),天津疫情暴发,"有一二日亡者,有朝染夕亡者,日每不下数百人,甚有全家全亡不留一人者。排门逐户,无一保全。……一人染疫,传及阖家,两月丧亡,至今转炽,城外遍地皆然,而城中尤甚,以致棺蒿充途,哀号满路"。康乾盛世虽然国力强盛,瘟疫仍肆虐民生,形成了中国历史上的又一个疫情高峰期。疫情的暴发造成严重的社会经济危机,乾隆二十一年(1756)的瘟疫对江南富庶地区的影响甚大,(民国)《震泽县志续》描述:"自春迄夏,天行大作,民死者相枕藉。棺木无办,以盐包、芦席裹尸甚众。"③

战争与瘟疫的发生关系密切。军队流行病学(military epidemiology)研究表明,由于军队人群具有生活高度集中、流动性大、任务特殊等特点,非常容易发生和传播疾病。尤其是在战争时期,医疗条件每况愈下、卫生环境脏乱不堪、兵士将领力倦神疲等因素,都会加大疫病暴发的风险。研究者认为,东汉末年的大瘟疫为"斑疹伤寒",是一种动物性虫媒病毒引起的。根据高热、出血和休克等临床病症推测是匈奴与汉王朝进行生物战的后遗症。西汉时期的匈奴为抵抗汉武帝的军事进攻,用沾染病毒的牛羊尸体污染汉军要经过的道路和河流上游。汉军触及和饮用这些牛羊尸体污染的水源发生瘟疫,又将瘟疫带回中原地区,引发了公元 1—4 世纪前后数百年间反复发作的"伤寒"。曹军在赤壁之战中失利与这种瘟疫发作有一定关系,"公至赤壁,与备战不利。于是大疫,吏士多死者,乃引军还"④。瘟疫随军流行,导致献帝建安二十二年(217)瘟疫大作,文学史上著名的"建安七子"中的徐干、陈琳、应场、刘桢等均在这场瘟疫中逝世,曹植写下《说疫气》描述惨状:"疠气流行,家家有僵尸之痛,室室有号泣之哀。或阖门而殪,或覆族而丧。"⑤

清代云南鼠疫扩散自乾隆年间开始流行,持续了 200 余年,呈现自西而

① 曹树基:《鼠疫流行与华北社会的变迁(1580—1644)》,《历史研究》1997 年第 1 期。
② (康熙)《重修武强县志》卷二,《灾祥》,清康熙刻本。
③ (民国)《震泽县志续》卷五,《艺能》,民国九年(1920)修抄本。
④ (西晋)陈寿:《三国志·魏书·武帝纪》,中华书局 2006 年版。
⑤ (魏)曹植:《说疫气》,《曹植集校注》,河北教育出版社 2013 年版,第 448～449 页。

东、自南而北的扩散。其中,在咸同年间因杜文秀起义导致了瘟疫暴发转折,如杨琼的《滇中琐记》描述:"滇中自大乱平后,迤南、迤西多病瘟,有红痰、痒子二症。中红痰者,死差缓;中痒子者,更宿即死。其传染初起及将衰时间可医治,至其盛行时,中者百难救一,死尸相藉,村户为墟。迤西之病瘟,人多自言见杨骠骑。杨骠骑者,名荣,杜文秀之骁将也,伪称骠骑将军。……病者言其扎营某处,其处瘟乃盛。或言明日移营某处,其处瘟且及。又见其执册籍兵,有名者必病,病必死。或见其拉夫,被拉者,有死有不死。迤南病者则见梁士美。士美,建水人,乱时,率乡团保全迤南诸郡县,亦骁将也。死而为鬼,如此之厉,亦滇民之劫数乎?"[1]军事攻占、驻扎或过境带来鼠疫细菌,对其扩散起了推动作用。战争结束后,鼠疫随着难民的回归,在短短的 20 年间扩散到云南全省。由此在 19 世纪晚期开始向南方沿海地区蔓延,首先到达广西,而后进入广东西部,1892 年广州周边地区暴发鼠疫。1894 年,香港暴发鼠疫,而后通过海上航线向广东、福建等地传播,进入汕头、厦门,1895 年扩散到福州。从此之后,连绵不断,鼠疫成为广西、广东、福建三地主要瘟疫,持续到 20 世纪 50 年代。更为严重者,香港暴发鼠疫后,头一年死亡人数 2547 人,其后两到三年间,每年有 1000～1500 人死亡,20 世纪 30 年代达到最高峰,波及亚洲、欧洲、美洲、非洲和澳洲的 60 多个国家和地区,死亡人数逾千万。其中最严重的是印度,在 1898—1918 年 20 年间,死亡人数竟高达 102.5 万余人。由此造成黑死病之后的第三次世界性鼠疫大流行。

(二)中国历史上的主要瘟疫种类

中国传统社会的主要瘟疫种类有伤寒、霍乱、天花、鼠疫、烂喉痧、白喉等。天花最早见之于南北朝史料,它是由天花病毒引起的烈性传染病,表现为严重的病毒血症,皮肤成批出现斑疹、丘疹等症状。天花通常由空气飞沫传播,未获免疫力者吸入带有天花病毒的飞沫后感染,潜伏 12～14 天后开始发作,具有高死亡率。晋葛洪最早对此类疫病有所记载。《肘后备急方》卷二《治伤寒时气瘟病方》:"比岁有病时行,仍发疮头面及身,须臾周匝,状如火疮,皆戴白浆,随决随生,不即治,剧者多死。治得瘥后,疮瘢紫黑,弥岁方灭。此恶毒之气。……以建武中于南阳击虏所得,仍呼为'虏疮'。"

霍乱有假霍乱和真霍乱之分。真霍乱(cholera)是由霍乱弧菌引起的烈性

---

① (清)杨琼:《滇中琐记》,方国瑜主编:《云南史料丛刊》,第 11 卷,云南大学出版社 2001 年版,第 251 页。

传染病,它和天花、鼠疫被列为人类的三大烈性传染病,称"19世纪的世界病"。真霍乱暴发于夏秋湿热季节,在中国南方流行甚广,日本医学界翻译为"虎列拉"。真霍乱主要通过食品、水和接触得以传播,症状为突发性的喷射式腹泻和呕吐,最终因严重脱水而死亡。嘉庆道光年间从印度传入,在温州、宁波等地暴发后往北方移动。① 真霍乱为外来瘟疫,在中国最早暴发时,死亡率极高。灾情严重地区死亡率为8%,一般地区为5%。② 如嘉兴名医徐子默记录,"道光辛巳(1821)夏秋间,忽起此病,其症或吐或泻,或吐泻并作……或半日即死,或夕发旦死,或旦发夕死"③。此时民众对于传染病的抵抗力大大降低,传染病就易形成流行病。赵钧在《过来语》中详细记载了温州疫病的反复发作:"余生七十年内,见过大疫三次,庚辰(1820)、甲午(1834)、甲寅(1854)。"④

鼠疫(plague)由鼠疫杆菌引起,一般先在鼠类间传播,而后传染给人,媒介为寄生在鼠类身上的跳蚤。在中国传播的鼠疫有多种,南方主要流行腺鼠疫,北方主要流行肺鼠疫。前者通常在夏季末开始流行,后者则流行于北方的冬季。一般而言,感染鼠疫后,如不及时治疗,在3～5天内因心力衰竭或继发性败血症或肺炎而死亡。腺鼠疫的死亡率为30%～70%,肺鼠疫的死亡率为90%以上。⑤ 鼠疫大约在元代传入中国,因容易感染,潜伏期短,死亡率高,成为明清社会至近代中国的主要瘟疫。而1910年鼠疫在中国东北的大暴发,则对中国现代医学产生了很重要的影响,奠定了中国的公共卫生基础,初步建立了中国现代防疫体系。

烂喉痧是中医的称呼,现代医学名称为猩红热(scarlet fever),由乙型溶血性链球菌引起的急性呼吸道传染病,多发于冬春季节,主要传播途径是空气飞沫,大约在雍正年间开始在中国出现并传播。白喉(diphtheria),由白喉杆菌引起的急性呼吸道传染病,大约在清代乾隆年间从外部传入中国,发作于秋

---

① 余云岫:《流行性霍乱与中国旧医学》,《中华医学杂志》1943年第6期;程恺礼:《霍乱在中国(1820—1930):传染病国际化的一面》,转引自刘翠溶、伊懋可主编:《积渐所至:中国环境史论文集》,"中研院"经济研究所1995年版。

② 余新忠:《清代江南瘟疫对人口之影响初探》,《中国人口科学》2001年第2期。

③ (清)徐子默:《吊脚痧方论》,(清)陈念祖:《陈修园医书七十二种》,第4册,锦章书局1955年版,第1961页。

④ (清)赵钧:《过来语》辑录,《近代史资料》,总41号,中华书局1980年版,第200页。

⑤ 曹树基:《鼠疫流行与华北社会的变迁(1580—1644)》,《历史研究》1997年第1期。

冬季节,主要通过空气飞沫传播。从猩红热和白喉的传播路径可以看出,海外贸易的发展,为新的瘟疫种类的传入提供了机会。因此,猩红热和白喉的出现并非偶然。从光绪年间开始,两种传染病逐渐成为中国常见的瘟疫种类,不时在各地流行。它们与真霍乱的传播发展有相似之处,是中国社会融入世界体系程度加深的反映,也是瘟疫全球化的一个环节。[①]

（三）中国历史上瘟疫发生的时空特征

瘟疫暴发的因素极为复杂,既有结构性的全球寒冷期因素,也有经济发展带来局部环境恶化,还有人口流动、族群迁移带来疾病。如果叠加内乱外患、国力衰落、战争等因素,瘟疫暴发就更密集,对社会的冲击力就越大。总体而言,越是时代往后推移,瘟疫发生的频率就越高,规模就越大。

瘟疫暴发以人口规模为基础。瘟疫的病原体要在某一地区长期保存下来,必须依托一定数量人口作为宿主。人口发展、人口密度、人口流动、瘟疫流行等呈现出正比关系,人口越多,密集度越大,流动性越强,瘟疫流行就越来越容易。瘟疫暴发也以一定经济发展为基础,也就是说,传统社会的生产力提高之后,对自然环境干扰得越深,瘟疫的种类就越多,瘟疫致病能力就越强,而且发生病毒交叉和疫病一体化的可能性就越大。

在传统社会,气候是影响瘟疫发生的重要自然条件。从长时段的全球环境过程看,存在温暖期和寒冷期交替发展的现象。瘟疫在寒冷期较为活跃,发生频率偏高。中国历史上也经历了多个寒冷期。[②] 受其影响,魏晋南北朝、南宋、明清为瘟疫高峰期,发生频率由此呈现螺旋式上升的趋势。[③]

就空间而言,中国历史上的瘟疫呈现出几个特征。首先,城市重于乡村,京畿地区和商品经济发达的城市是瘟疫频发区,尤其宋代以来城市人口规模扩大,水污染严重,生活垃圾增多,诱使了瘟疫的暴发与蔓延。其次,分布区域存在从黄河中下游向外扩展,从南到北和由东向西的扩展趋势。这与中国以农立国的经济特征有关。农耕经济以定居为基础,这为瘟疫流行提供了人口基础,因此瘟疫暴发区的移动趋势与农耕区域的拓展就合为一体。进入传统社会晚期,农业人口进入自然疫源地、边疆地带,疫灾重心也随之形成。最后,自然灾害与军事战争多发地区也往往是瘟疫多发区。瘟疫与自然灾害、饥荒、

---

① 程恺礼:《霍乱在中国(1820—1930):传染病国际化的一面》,转引自刘翠溶、伊懋可主编:《积渐所至:中国环境史论文集》,"中研院"经济研究所 1995 年版。

② 竺可桢:《中国近五千年来气候变迁的初步研究》,《中国科学》1973 年第 2 期。

③ 龚胜生:《中国疫灾的时空分布变迁规律》,《地理学报》2003 年第 6 期。

战争紧密相随,因为后三者直接削弱人群的抵抗能力和救治系统,甚至更为广泛传播病原体,产生地震、水旱灾、风灾、蝗灾—饥荒—战争—瘟疫的疫情链条,导致瘟疫流行。

二、中国传统社会瘟疫治理的措施与经验

(一)探索隔离救治的积极手段和措施

古代社会的医疗水平有限,对科学理论的认知能力不足,更多出于恐惧心理和保护自我的本能,不自觉地形成了避疫观念,客观上减少了病患者与健康人群的接触机会,切断了传播途径。《黄帝内经》提出注意"避其毒气"。秦汉时期的政府通过法律规定强制隔离患者,以保障其他未染时疫的人群的身体健康。1975年湖北云梦县睡虎地出土的秦简记载:"(1)疠者有辠(罪),定杀。定杀可(何)如? 生定杀水中之谓殹(也);或曰生埋,生埋之异事殹(也)。(2)甲有完城旦辠(罪),未断,今甲疠,问甲可(何)以论? 当迁疠所处之;或曰当迁迁所定杀。(3)城旦、鬼薪疠,可(何)论? 当迁疠迁所。""疠"即麻风,设置"疠迁所"等隔离机构,目的是对麻风患者进行强制收容甚至处死。

汉代对传染疾病设置专门医疗场所予以治疗。汉平帝元始二年(2)出现传染病,"民疾疫者,舍空邸第,为置医药"[1]。南北朝时期,由政府出面对瘟疫患者进行隔离治疗的例子也有不少。北魏世宗永平三年(510)平阳郡的离昌、襄陵二县大疫,从正月至四月,死者二千七百三十人,疫情严重,北魏宣武帝元恪下令设立隔离场所救治,"敕太常于闲敞之处,别立一馆,使京畿内外疾病之徒,咸令居处。严敕医署,分师疗治,考其能否,而行赏罚"。北周时期亦对疫疠予以隔离,《续高僧传》卷二《那连提黎耶舍传》:"又于汲郡西山建立三寺,依泉旁谷制极山美。又收养厉疾男女别坊,四事供承务令周给。"[2]隋朝开皇初年,辛公义担任岷州刺史,当地风俗畏惧瘟疫,若一人得疫,阖家逃避。辛公义身体力行执行积极的隔离治疗措施,"暑月疫时,病人或至数百,厅廊悉满。公义亲设一榻,独坐其间,终日连夕,对之理事。所得秩俸,尽用市药,为迎医疗之,躬劝其饮食,于是悉差"[3]。

坊市制度在唐朝后期就逐渐松动,商品经济活动在坊内频繁出现,传统封

---

① (东汉)班固:《汉书·平帝纪》,中华书局2007年版。

② (唐)释道宣:《续高僧传》,收入《大正新修大藏经》第50卷,台湾佛陀教育基金会1990年版,第433页。

③ (唐)魏征:《隋书》卷七三,《循吏·辛公义传》,中华书局1997年版。

闭式的中国城市逐渐发展为开放式的街市制,环境变化带来的卫生问题日渐突出,瘟疫传播的危险性也在增加。各级政府开始筹划设立固定的专门场所以备传染病隔离。1089年,苏东坡任官杭州,瘟疫大作,于是倡议捐资设立病坊,《续资治通鉴长编》卷四三五记载:"(苏轼)作饘粥药饵,遣吏挟医,分方治病,活者甚众。轼曰:杭,水陆之会,因疫病死,比他处常多。轼乃裒集羡缗,得二千,复发私橐,得金五十两,以作病坊,稍蓄钱粮以待之,名曰'安乐'。"[①]宋徽宗时期,开封府的吴居厚奏议在全国设立将理院,建立隔离制度,"乞诸路置将理院,兵马司差拨剩员三人、节级一名,一季一替,管勾本处应干事件,并委兵马司官提辖管勾,监司巡按点检。所建将理院,宜以病人轻重而异室处之,以防渐染。又作厨舍,以为汤药,饮食人宿舍及病人,分轻重异室,逐处可修居屋一十间以来,令转运司计置修盖"。[②] 崇宁初年,朝廷赐安乐病坊为"安济坊",将理院也一起并入安济坊,与居养院、漏泽园一起构筑成宋代的公立慈善体系,"诸城、寨、镇、市户及千以上有知监者,依各县增置居养院、安济坊、漏泽园"。安济坊制定奖惩措施,"安济坊亦募僧主之,三年医愈千人以上,特赐紫衣及度牒一道","医者,人给手历,以书所治瘥人,岁终考会人数,以为殿最"[③]。从制度上看,安济坊与现代公立医院相似,分科管理,有经费保障,为隔离瘟疫病人提供了基本条件。

明清大规模瘟疫发生后是否由官方设立隔离区医治未得其详,只有个别资料有所反映。如江苏丹徒县在乾隆五十年(1785)的瘟疫中,"其病者安置妙高僧舍,给药饵",地方官员"躬自检视,不以传染为嫌"。[④] 医者重视隔离病人,如立品在《治疫全书》中提出了"四不要"的隔离防护原则:"瘟疫盛行,递相传染之际……毋近病人床榻,染其秽污;毋凭死者尸棺,触其臭恶;毋食病家时菜;毋拾死人衣物。"因疫情需要,社会民众也自发采取隔离手段。康熙四十八年(1709),吴江县出现疫情,地方士人王谦为患者在"宅南隙地构草厂数十间处之"[⑤]。乾隆五十一年(1786)春,无锡大疫,地方士人张鹏翔"处以空室,至

① (南宋)李焘:《续资治通鉴长编》卷四三五,中华书局2004年版。

② 刘琳、刁忠民、舒大刚等校点:《宋会要辑稿》,《食货》六〇之三,上海古籍出版社2014年版。

③ 刘琳、刁忠民、舒大刚等校点:《宋会要辑稿》,《食货》六〇,上海古籍出版社2014年版。

④ (光绪)《丹徒县志》卷三六,《人物》,清光绪刻本。

⑤ (乾隆)《吴江县志》卷三七,《人物》,凤凰出版社2008年版。

数百人,予之食及药"①。

(二)形成救治瘟疫的中医治疗"激发机制"

在传统中国社会,中医是与传染病进行斗争的主要手段。大疫流行之际,医生积极投入防治之中,将自己的理论与实践结合在一起,发展出新的救治方案和应急药方,形成了学者们总结的"激发机制","古代疾病流行如此频繁复杂且危害巨大,历代医家目睹惨状不能不怦然心动,积极寻索治疗遏制之法,并创造出新的理论"②。

两汉时期瘟疫暴发频率极高,中央派遣大员带领医护人员和药物巡行疫区,为总结救治经验并形成药方提供了基础。比如元初六年(119)"遣光禄大夫将太医循行疾病"③,元嘉元年(424)"使光禄大夫将医药案行"④,建宁四年(171)"使中谒者巡行,致医药",熹平二年(173)"使使者巡行,致医药",光和二年(179)"使常侍、中谒者巡行,致医药"⑤。张仲景也是在前人经验积累并合理用药的基础上,借助参与东汉末年救治瘟疫的实践,得以撰写《伤寒杂病论》,奠定了中医"辨证论治"的理论基础。

东晋时期,葛洪等人面对瘟疫暴发,有选择性地确定伤寒药方以应对救治急需,"凡治伤寒方甚多,其有诸麻黄、葛根、桂枝、柴胡、青龙、白虎、四顺、四逆二十余方。并是至要者,而药难尽备,且诊候须明悉,别所在撰大方中,今唯载前四方,尤是急须者耳"。他已经深刻认识到瘟疫传染的机制,《肘后备急方》曰:"累年积月,渐就顿滞,以至于死,死后复传之旁人,乃至灭门。"⑥以"尸注""鬼注"指称瘟疫发生机制,不仅意识到疫病的病原体问题,而且具体指出了疫病病人在死后仍然具有传染性。《肘后备急方》还记载了众多防治疫病的药物以备预防。若以药物的使用方式分类,可分为烧熏类、悬挂类、随身携带类、口服类、鼻吸粉身类和饮用类药物。如太乙流金散可悬挂并可随身携带,大疫之年在中庭烧之;虎头杀鬼方除悬挂外,还置屋四角;老君神明白散随身携带,出门远行,防治疫病;辟瘟疫药干散方、辟天行疫疠方、辟山瘴恶气方、辟瘟疫病单行方均为口服类药物;赤散方为鼻吸粉身类药物;众多药材加酒所配制成的

① (光绪)《无锡金匮县志》卷二五,《行义》,凤凰出版社2011年版。
② 马伯英:《中国医学文化史》,上海人民出版社1994年版,第599页。
③ (南朝宋)范晔:《后汉书》卷五,《孝安帝纪》,中华书局2000年版。
④ (南朝宋)范晔:《后汉书》卷七,《孝桓帝纪》,中华书局2000年版。
⑤ (南朝宋)范晔:《后汉书》卷八,《灵帝纪》,中华书局2000年版。
⑥ (东晋)葛洪:《肘后备急方》卷一,《治尸注鬼注方》,天津科学技术出版社2011年版。

屠苏酒则是饮用类药物。隋初医者系统总结南北朝防治疫病经验并将其理论化,巢元方等撰于大业六年(610)的《诸病源候论》的《注病诸候》中载有多种注病,所谓"注病"就是"相注之病",有鬼注、转注、生注、死注、邪注、毒注、恶注、走注、温注、丧注、哭注、殃注、食注、水注、劳注的各种症状表述,揭示了疫病的产生原因、发病病源及传染特性。①

宋朝在全国设立医学和惠民药局,前者用于训练医官,后者用于储备药品,保证了瘟疫发生之际的医疗人员和药品供给。朝廷还颁发药方,用新医学知识防治疫病流行。宋太宗时期,将刚刚修撰完毕的《太平圣惠方》颁赐京城乃至全国各地,准许吏民传写留贮。宋朝重视救治瘟疫医生的选拔,非常关注诊治、散药、救治的衔接,对救治经过进行登记,称"上历"。宋哲宗元祐八年(1093)五月,大臣范祖禹还奏请派出太医局学生帮助散药救治瘟疫,"京城逐厢散药,所差使臣止是监督医生给散。小民既不知药所主疗,医生亦不看诊是何疾病。病者妄请,医者妄散,故饮药者多死。今疾疫方起,又重为药所误,实可悯伤。伏望圣慈,特降旨下太医局,从上差拨学生以代医生。令依先降朝旨分定地方,委使臣同学生就病患之家,令学生诊治,使臣上历散药"。② 南宋宁宗庆元元年(1195)两浙救疫之际,还特别强调选派"明脉"医官执行任务,并予以经费配置药材与煎煮人员,"州县合选委明脉医官,各分坊、巷、乡、保医治,其合用药材,于所委官从实支给,仍日支食钱五百文。其有全家疾患无人煎煮者,选募僧行若干,每日亦支钱三百文。并各置历抄劄全活人数,事毕保明旌赏"③。

明末各地发生疫情,医者发挥着重要作用。名医吴有性深入疫区诊治患者,撰写《瘟疫论》。地方官员为了预防瘟疫,制作方药散发。万历时期陕西巡抚毕懋康认为:"疫者,万病同证之谓也。不论时日早晚,人参败毒散极效。或九味羌活汤、香苏散皆可用,但须多服,方有效验。合动官银,令医生速为买办,合厂散数十帖,以济贫民。至夏间有感者为热病,败毒散加桂苓甘露饮神效。败毒散内不用人参,加石膏为佳,再令时医定夺,必不误也。"④进入清朝,刊刻医书或者公开药方成为救疗的常见方式,客观上推进了瘟疫救治理念的创新。康熙十七年(1678),苏州地方官员见周扬俊之《温热暑疫全书》具有医

---

① (隋)巢元方,刘晓峰点校:《诸病源候论》,人民军医出版社2006年版,第258~267页。

② (北宋)范祖禹:《范太史集》卷二四,文渊阁四库全书本。

③ 刘琳、刁忠民、舒大刚等校点:《宋会要辑稿》,《食货》五八,上海古籍出版社2014年版。

④ (清)陆曾禹:《钦定康济录》卷四,清乾隆刻本。

效,"命急付枣,以公同志"。① 乾隆四十九年(1784),南京孙宏智得到栗山的《伤寒瘟疫条辨》,按书施治有效,于是"创刻是书,捐赀而付梓人"②。清朝嘉道年间的真霍乱暴发,江南名医王士雄在1839年刊行了中国第一部关于霍乱的专著——《霍乱论》,此后一批医书相继问世,准确描述病因,寻求药方,推动了医治手段的进步。同治年间,国内医学人士就初步完成对真霍乱的病理和疗法的探索,促成新的卫生观念的形成。王士雄对环境与疫病有深刻认知,提出了有关居住与饮水的预防措施,"当此流离播越之际,卜居最直审慎,住房不论大小,必要开爽通气,扫除洁净";"食井中,每交夏,宜入白矾、雄黄之整块者","水缸内宜浸石菖蒲根、降香"。③ 其他医者认识到霍乱传播与水质污染恶化、蚊子苍蝇滋生叮咬之间的关系,"瘟疫大行,有红头青蝇千百为群,凡入人家,必有患瘟疫而亡者"④。

中国古代医家秉承中医传统,重视瘟疫治疗,诸多医著对于各种瘟疫都做了精辟论述,针对不同的瘟疫进行治疗经验总结,开展药方研制,并推广于民众,产生了较好的疗治效果,形成了有别于西方医界的治疫理论、防治理念和治疗方法。

(三)建立国家主导和民间自主的防控体系

瘟疫暴发是重大社会问题,往往导致大量民众病亡。一般说来,大规模疫情发生,官府会采取某种措施对疫病灾区开展救助。两汉时期地方官员与民间医者开展瘟疫救治。东汉光武帝建武十四年(38),会稽(今浙江绍兴)遭受大疫,钟离意被会稽太守黄谠任命为郡督邮负责瘟疫救治,钟离意"露车不冠,身循行病者门,入家,至赐与医药"。为了使民众信任官府颁发的药物,钟离意来到神庙为民祷祭,进而"召录医师百人合和草药。恐医小子或不良毒药剂贼害民命,先自吞尝,然后施行",经过此番展示后,"所临护四千余人并得差愈"⑤。瘟疫在短时间导致人口大量死亡,如何殡埋数目巨大的疫中死者成为严重的社会问题。为了平息瘟疫导致的社会动荡,汉代官府拨付经费安葬疫死者。汉平帝元始二年(2)下诏书,凡是在瘟疫中一户染病去世六人者,赐给

---

① (清)周扬俊:《温热暑疫全书·自序》,上海中医学院出版社1993年版,第3页。

② (清)朱续孜:《伤寒瘟疫条辨·跋》,《伤寒瘟疫条辨》,人民卫生出版社1986年版,第8~9页。

③ (清)王孟英:《随息居重订霍乱论》卷上,中国中医药出版社2008年版。

④ (清)汪期莲编:《瘟疫汇编》卷十五,《诸方备用·逐蝇驱疫法》,清道光刻本。

⑤ (北宋)李昉等:《太平御览》卷七二二,《方术部三·医二》,中华书局2000年版。

葬钱五千,四人以上者赐钱三千,二人以上者赐钱二千。这笔钱既是安葬费,也是补充家户再生能力的经济援助。

宋代以官府为主建设防疫体系。宋孝宗淳熙十四年(1187),"二月八日,浙江提举罗点言:本路州县疫气大作,居民传染,多是全家病患。臣遂就局修制汤剂给散,选官监督。各州职医巡门置历,抄劄病患人数,逐一医治。日具痊可人数,供申本司。其间病患缺食之家,亦已措置粥食接济"①。宋宁宗庆元元年(1195),临安再次大疫,宋宁宗下令官府承担抚恤经费,"三月十三日御笔:访闻民间病疫大作,令内藏库日下支拨钱二万贯付临安府,多差官于城内外询问疾病之家,贫不能自给者,量口数多寡支散医药钱。死而不能葬者给与棺殓。务要实惠及民,毋得徒为具文"②。开禧二年(1206),该制度仍有效运行,"已委官措置,可更选差一二员相与协济。临安府委通判稽考医药,所有药材疾速科拨见钱付铺户收买,毋令减克。其有病死无力殡瘗,于内藏库拨钱一十万贯,别差官抄劄,畀以棺梓"③。宋朝政府按照职责对执行救治任务的官员予以奖励,庆元元年(1195)的两浙救疫体系体现得较为完整,"自今疾疫颇盛,其他州县亦多有之。穷下之民,率无粥药,生以待毙。乞从朝廷给降度牒五百道,下本司或提举司变转,随州县饥疫轻重拨下,逐州委官分任其事,事毕考验区磨,以全活人数多寡,旌别闻奏,优与推赏"④。

明代政府制定了报灾制度,"报灾之法,洪武时不拘时限。弘治中,始限夏灾不得过五月终,秋灾不得过九月终。万历,又分为近地五月、七月,边地七月、九月"⑤。瘟疫纳入报灾系统。弘治年间,江西赣州府疫情由地方老人逐级得以汇报,"据江西布政司呈南安府申,大庾县老人甘文瑞等呈:'本县城市乡村军民男妇自弘治十六年正月中旬以来,多感喉风肿毒急症,辰病午死,或即时死,或在市买卖入门即死,一家三五口有之,六七口有之,男女痘疹死者不可胜数,家家遍染前灾。'上犹县老人李清秀等呈:'自弘治十五年十二月以来,本县坊厢、龙下、童子等里,耕牛、猪畜沾患时气,俱已突死。今年正月初旬,市井村团军民多感风痰、咽喉急症,朝病暮死,全家遍染,汤药无人,葬无虚日,凄

---

① 刘琳、刁忠民、舒大刚等校点:《宋会要辑稿》,《食货》五八,上海古籍出版社2014年版。
② 刘琳、刁忠民、舒大刚等校点:《宋会要辑稿》,《食货》五八,上海古籍出版社2014年版。
③ 刘琳、刁忠民、舒大刚等校点:《宋会要辑稿》,《食货》五八,上海古籍出版社2014年版。
④ 刘琳、刁忠民、舒大刚等校点:《宋会要辑稿》,《食货》五八,上海古籍出版社2014年版。
⑤ (清)张廷玉等:《明史》卷七十八,《食货》二,中华书局1974年版。

怆警惶,呈乞急救。'"①瘟疫暴发后,明代政府致力于善后工作,收埋尸体。成化七年(1471)"大疫流行,军民死者,枕藉于路。上闻而怜之,特诏顺天府、五城兵马司于京城崇文、宣武、安定、东直、西直、阜城六门郭外,各置漏泽园一所,收瘗遗尸。仍命通州、临清沿河有遗胔暴露者,巡河御史一体掩藏之"②。正统八年(1443)"巡按福建监察御史张淑言:福州府古田县自去冬十一月至今夏四月,境内疫疠,民男妇死者一千四百四十余口。已令有司瘗葬"。景泰七年(1456)"湖广黄梅县奏:境内今年春夏瘟疫大作,有一家死至三十九口,计三千四百余口;有全家灭绝者,计七百余户;有父母俱亡而子女出逃,人惧为所染,丐食则无门,假息则无所,悲哭恸地,实可哀怜。死亡者,已令里老新邻人等掩埋;缺食者,设法劝借赈恤"。嘉靖二十一年(1542)京师大疫,嘉靖皇帝下旨救疫,亲制《济疫小饮子方》颁行。据载:"礼部左侍郎孙承恩上言,迩者盛夏炎郁,散为疫疠,都城内外之民,僵仆相继……乞命太医院及顺天府惠民药局,依按方术预备药饵于都民辐辏之处,招谕散给。庶阽危贫困之人得以有济,虽有疠气不为灾矣。上曰:'顷闻疫气流行,朕甚悯焉。其令太医院差官,顺天府措药物,设法给惠。'"③

　　明末传统地方官员深受儒家道德理念的教化,深知"民之父母"的职守所在,在疫情发作时,只要政策到位,便积极配置资源予以救治。吏部员外郎邹元标在万历十八年(1590)上疏指出"今之人皆知救荒,而不知救疫",请求下令,"各省直有重大灾疫,许令各府州县,作速申文,合于抚按,即许便宜动支社仓积谷,及本部事例义输等银。病者或给衣食,或买药饵拯救;死者或买棺木,或设义冢殡埋"④。地方官员积极响应,河南巡抚钟化民整顿医生和药局,在乡村救治瘟疫患者达到13120名,"令有司查照原设惠民药局,选脉理精通者,大县二十余人,小县十余人,官置药材,依方修合,散居村落。凡遇有疾之人,即施对症之药,务使奄奄余息,得延人间未尽之年"⑤。乾隆二十一年(1756)的江南瘟疫,苏州的府县官员和地方医官积极作为,甚至以身殉职。"郡守张

---

①　(明)林俊:《见素集》卷二,《奏议》,四库明人文集丛刊本,上海古籍出版社1991年版。

②　《明实录·宪宗实录》卷九一,上海书店2015年版。

③　《明实录·世宗实录》卷二六一,上海书店2015年版。

④　(明)邹元标:《邹忠介公奏疏》卷二,续修四库全书,第481册,上海古籍出版社1997年版。

⑤　(明)钟化民:《赈豫纪略》,转引自李文海、夏明方主编:《中国荒政全书》,第1辑,北京古籍出版社2002年版,第279页。

公亲祷穹窿山,触暑而殂。"赵太守酉接任,设局元妙观,延医诊治,每日亲到施药。"①苏州知府赵酉延聘的名医 25 人,为了尽快控制疫情,"更番视病"②,其中,"医正祁正明亦染时疾死"③。在疫情蔓延的情形之下,官方救治系统昼夜不停地诊治患者,发挥突出作用。乾隆年间,震泽县按照苏州府指示,"奉宪设局,延聘名医,施诊施药,求医者丛集,自朝至二三更,无一息之停,如是两月,赖以全活者,计千有余人"④。

明清时期地方社会主要以士绅和民间力量组织人力、物力救治病患,其为抗击瘟疫的主力。明末绍兴士绅祁彪佳致仕在家,出资筹办病坊与药局。1636 年,他与 10 位医生签约,主持设立在寺庙中的药局,每日由两名医生轮值为患者免费诊疗开药,救治了约 1 万人。1641 年,祁彪佳为流民设立病坊,延聘 12 名医生轮流诊治。民间药店也成为提供药品的主要渠道,免费为患者提供药物。乾隆二十一年(1756)江南瘟疫暴发之际,死亡人数极为巨大,"沿门阖境,死者以累万计"⑤。大疫之际,因家内交叉感染,全家病故比比皆是,"小户有阖门待毙者"⑥。对此,官府与社会必须做出应对方案,否则死者一旦不予以及时处置,容易成为新的疫病传染源。地方士绅对此极为重视,纷纷捐资倡设地方组织对死者进行埋葬,(光绪)《丹徒县志》记载的陈志学即为典型例子,"其时贫不能殓,死者无归者,在在多有。志学仿古人掩骼埋藏之意,率先倡设会局,独立任为,不辞劳,不惜费,一时枯骨收埋不下二千余口"⑦。

(四)依托文化传统和礼俗信仰安抚民众心理

古代大规模的瘟疫不仅祸及个人生命安全和家庭延续,而且导致恐慌、焦虑、畏惧等社会心理问题。民众以寄托宗教信仰预防或舒缓瘟疫恐惧居多。1958 年夏,毛泽东从《人民日报》得知江西余江县消灭了血吸虫后,欣然写下名为《送瘟神》的诗歌,其中有句"借问瘟君欲何往?纸船明烛照天烧",诗中的

---

① (清)潘亦隽:《三松堂自订年谱》,见《三松堂集》,《清代诗文集汇编》,第 399 册,上海古籍出版社 2010 年版。
② (同治)《苏州府志》卷一四九,《杂记》,江苏古籍出版社 1991 年版。
③ (清)潘亦隽:《三松堂自订年谱》,见《三松堂集》,《清代诗文集汇编》,第 399 册,上海古籍出版社 2010 年版。
④ (民国)《震泽县志续》卷五,《艺能》,民国九年(1920)修抄本。
⑤ (清)邵登瀛:《温毒病论》,江苏科技出版社 1989 年版,第 406 页。
⑥ (同治)《苏州府志》卷一四九,《杂记》,江苏古籍出版社 1991 年版。
⑦ (光绪)《丹徒县志》卷三十六,《人物》,清光绪刻本。

"瘟君"与"纸船"犹如沿海地区仍有留存的、将瘟疫驱逐出境的宗教信仰仪式。

先秦至两汉已将瘟疫鬼神化①,东晋《肘后备急方》也指出,"年岁中有疠气兼挟鬼毒相注,名为'温病'"。于是在王朝礼仪制度中,特别设定了驱避瘟疫仪式。《周礼·春官》记载,"(季冬)遂令始难殴疫",东汉郑玄注解,"殴疫"就是"岁竟逐疫","难"就是后世的傩和傩祭。《周礼·夏官》记载方相氏执行"索室驱疫",方相氏为食鬼之神明,傩祭是由人戴着面具扮演方相氏四处巡游。从一定意义而言,逐鬼驱疫傩仪式具有集体心理治疗功能。宋朝的傩祭仪式有大小之分,《梦粱录》记载除夕夜举行大傩:"禁中除夜呈大驱傩仪,并系皇城司诸班直,戴面具,着绣画杂色衣装,手执金枪、银戟、画木刀剑、五色龙凤、五色旗帜,以教乐所伶工装将军、符使、判官、钟馗、六丁、六甲、神兵、五方鬼使、灶君、土地、门户、神尉等神,自禁中动鼓吹,驱祟出东华门外,转龙池湾,谓之'埋祟'而散。"②

明清儒家士大夫对傩祭驱疫持积极态度。明初宋濂专门撰写《广汉傩辞》以恢复古制,他在追溯周礼源流之余,认为"自汉自今,朝廷之傩虽废,而民间犹有存者",应该予以弘扬。当时民间傩礼形态为,"先腊一日,巷氓社隶,饰鬼神貌,御五色龙虎文衣,巡门击鼓而难(傩)之"。宋濂认为里社祝辞比较粗陋,特地作《广汉傩辞》以备举行仪式时使用。傩祭与乡社礼仪相结合是驱疫仪式在明代的重要转变,这与明初里甲体系下的社坛、厉坛制度有关,嘉靖年间,黄佐《泰泉乡礼》有较为详细的制度内容:"每社立厉坛一所,以祭无祀鬼神,每岁三祭……俱行傩礼,或十月不傩,而移于腊月,谓之大傩。凡傩用狂夫一人,蒙熊皮,黄金四目,鬼面,玄衣朱裳,执戈扬盾;又编茅苇为长鞭,黄冠一人执之;择童子年十岁以上、十二岁以下十二人,或二十四人,皆赤帻执桃木而噪,入各人家室逐疫,鸣鞭而出。各家或用醋炭以送疫。黄冠倡,童子和。"③

早期道教创立了一整套与驱逐瘟疫有关的仪式和符咒。《蜀记》记载,东汉末年,五斗米道创始人张道陵因患疟疾到神社中"避病疟"获得驱鬼之法,"张陵避病疟于丘社中,得咒鬼之术书,为是遂解使鬼法",出关后,张道陵以此法为民众驱疫,"时蜀中魔鬼数万,白昼为市,擅行疫疠,生民久罹其害。自六

---

① 李丰楙:《〈道藏〉所收早期道书的瘟疫观》,《"中研院"中国文哲研究集刊》1993 年第 3 期。

② (南宋)吴自牧:《梦粱录》卷六,《除夜》,浙江人民出版社 1984 年版。

③ (明)黄佐:《泰泉乡礼》卷五,《乡社》,清道光刻本。

天大魔推伏之后,陵斥其鬼众,散处西北不毛之地"。① 民间道教组织通过仪式和法术为民众治病,对在乱世和瘟疫面前的民间社会而言,起到了安定作用,吸引了大批信徒。葛洪在《抱朴子》中称:"吴越有禁咒之法,甚有明验,多炁耳。知之者可以入大疫之中,与病人同床而已不染。又以群从行数十人,皆使无所畏,此是炁可以禳天灾也。"②禁咒亦称"神祝",是由特定符号和特定音符所组成,也被认为是上天授予的神圣要语,可以用来召请真神替人除邪愈疾。道教在防治瘟疫时经常伴随使用咒语,通过咒语对鬼神进行命令或祈求,以求达到消灾灭祸和祛除邪祟的目的。唐代孙思邈的《千金翼方》的"禁瘟疫时行"和"禁疟病"等部分收录了诸多驱逐疫鬼的禁咒术,诸如"禁疫鬼文""禁温鬼法""咒疟鬼法""禁疟鬼法"等,就是道教驱疫的内容。与此同时,宋元道教法术强化瘟疫的隔离观念,《道法会元》记载为"隔瘟法":"凡邻家有时灾,恐不知忌炁息传染者,须当择一日,奏申行移如意,书篆符命镇断……望病人家向浇画地界,用画河开五路九宫断法禁之,牒檄官将守卫,再以和瘟符烧于灶中及池井水缸等处。"③道士向病人家室"浇画地界",用"断法禁之",禁止未患病者进入病人家的地界,客观上起到了隔离传染源的作用。

瘟疫被鬼神化之后,民众开始创造瘟神的形象。成书于元明之际的《三教搜神大全》记载五位被称作"五瘟使者"的神明,掌管春瘟的青袍张元伯,掌管夏瘟的红袍刘元达,掌管秋瘟的白袍赵公明,掌管冬瘟的黑袍钟仕贵,总管黄袍史文业。他们各司其职,轮流向人间散播瘟疫。相应地,宋元道教形成以"神符"斩杀传瘟使者的法术。

对于民间社会而言,民众信奉和祭拜能抗击瘟疫的神明,南宋出现了瘟神由"疫鬼"向疫鬼、瘟鬼的管理者身份转变的造神运动。温州崇拜的温琼就是一个例子,南宋道士黄公谨撰的《地祇上将温太保传补遗》记载了温琼由行瘟者到解困者的角色变化。④ 不过,明代宋濂所撰碑记中,温琼则进一步儒家化,"姓温氏,名琼,字永清,温之平阳人……十四岁通五经百氏及老释家言,二十六举进士不第,抚几叹曰:'吾生不能致君泽民,死当为泰山神,以降天下恶

---

① (东晋)葛洪:《神仙传》,上海古籍出版社 1990 年版,第 29~30 页。

② 王明:《抱朴子内篇校释(增订本)》,中华书局 1985 年版,第 114 页。

③ 《道法会元》卷二一九,《神霄断瘟大法》,《道藏》,第 30 册,文物出版社 1988 年版,第 366 页。

④ (南宋)黄公瑾:《地祇上将温太保传补遗》,《道藏》,第 18 册,文物出版社 1988 年版,第 95 页。

厉耳.'复制三十六神符授人曰：'持此能主地上鬼神.'说罢抑郁而亡"。晚清范祖述的《杭俗遗风》结合了秀才、行瘟者和瘟疫神三重角色："来省中乡试，寓中夜闻鬼下瘟药井中，思有以救万民，即以身投井，次日人见之捞起，浑身青色，因知受毒，由是封神。"民间称温琼为"温元帅"，诞辰或瘟疫时，迎其出会。"五月十八诞辰，十六出会，名曰'收瘟'。"

道教专门设立"断瘟疫醮""禳瘟疫醮"以预防或祛除瘟疫，诸多醮仪中，神霄派的送船科仪乃是宋元以降道教演行驱逐瘟疫、祛除疠病的一贯做法。《道法会元》收录了现存最早的遣瘟送船科仪文本——《神霄遣瘟送船仪》，该仪式将承载瘟部威神的"华船"放入江河水流中任其漂泊而去，借此表示将灾疫礼送出境、本域将迎来安康与祥和。明清地方官员请道教徒设坛建醮。民间社会也纷纷仿效官方行为，乾隆年间杭州举办活动："江乡好鬼兼好巫，土风不与荆楚殊。天中节过喝暑徂，居民疫疠气弗苏。遂有好事阛阓徒，排门竞率官钱租。富室不惜捐锱铢，贫家典鬻搜簪襦。倡言羽士齐筵铺，醮请预免罪疾虞。肇冬播鼓喧街衢，大击铃钹吹笙竽。旗纛羽卫争前驱，金舆咿轧迎神趋。雄毅黝古将军呼，晳少者郎容者姑。纸人竹马手执俱，龙舟尾后双夹挟。采棚灯戏穷笑娱，道流诞怪为神谀。降神十日忘晨晡，村风效尤耳目濡。异神出入城厢隅，走聚童孺攒妖妹。十十五五腾欢呼，神弦一散寂若无。安居祈号诚何须，但闻病者仍嗟吁。"[1]

现代医学告诉我们，瘟疫的发生与鬼神的作祟没有任何关系，以现代知识审视中国传统社会的各种有关瘟鬼和瘟神的信仰观念、宗教活动与礼俗仪式，似乎是非常荒诞的事情，有悖于现代文明理念。不过，回到历史情境，回到瘟疫暴发的现场，这可能就是一种积极防疫的心理安慰。如果剥离礼俗信仰形式中的迷信成分，可以看到，驱瘟防疫活动成为日常生活的周期性行为之后，民众在祭拜仪式中产生敬畏之心，不断地重温遭遇瘟疫的历史记忆，从而可以汲取惨痛教训，在思想观念上筑造了防治瘟疫的无形防线。

三、传统社会的瘟疫治理对当下抗疫的启示

纵观历史，瘟疫始终威胁和考验着人类社会，也推动了全球公共卫生和治疗应对体系的不断进步。从制度层面上讲，现代医疗制度的特征是国家介入

---

[1] （清）刘凤诰：《乙巳六月书事》，见（清）张应昌：《清诗铎》卷二四，《鬼神》，中华书局1960年版，第890页。

地方组织进行统一规划,在国家的调配、管理及某些强制性规定的主导下,发挥社会的各种力量控制和治疗传染病的作用。中国传统医疗模式受国家职能和行政能力等多重因素的影响,以"避"和"治"的救治理念和技术手段为主,与以西方历史进程为基础而建立的现代医疗理论有所分歧。到了清代末期,传统社会的救治方式已经不适应现代国家公共治理的转型需求,逐渐淡出了近代国家所建立的瘟疫防护系统。

人类是在与瘟疫的对抗中完善自我,归纳中国传统社会的瘟疫治理的应对原则,均是针对瘟疫流行的基本条件而行的,与现代防疫理论一脉相承。瘟疫流行需满足三个基本条件:致病力较强的病原体、足够数量的易感人群、有利的疫病传播途径。传统社会的隔离措施在一定程度上发挥了阻断传染源,消灭病菌、病毒宿主的作用。建立以医生为主体的救治群体,延医设局,及时研制和发送急需药方,则在减少易感人群和控制瘟疫扩散上发挥了很大作用。尤其中医理论讲究预防,通过刊刻医书的方式普及防治瘟疫的医治理念与医药知识,也在一定程度上提高了瘟疫易感人群的免疫能力和防护意识。与此同时,传统社会瘟疫治理的制度性经验措施尤为重要,即建立以国家力量为主导的防控体系之余,通过各种机制动员民间自主救治能力,促成社会智慧的充分运用,在治理瘟疫中发挥出最大的社会合力效果。

中华民族在历史上经历过很多瘟疫灾害,在磨难中成长、从磨难中奋起。当前疫情依然严峻复杂,防控处在最吃劲的关键阶段。回顾传统社会的瘟疫治理措施,意在使我们铭记这场灾难,并可以在总结经验教训中再次成熟起来,以此推动国家治理体系的现代化进程。

张侃 厦门大学人文学院历史系教授、系主任,教育部历史学类专业教学指导委员会委员。主要研究领域为中国近现代经济史、区域社会史。主持完成多项国家社科基金、福建省社科基金项目。在核心期刊发表学术论文 30 余篇,独撰或合作出版专著 5 部、教材 2 部。获教育部人文社科优秀成果三等奖(2019)、福建省哲学社会科学优秀成果一等奖(2000、2019)、国家级优秀教学成果二等奖(2005)、福建省优秀教学成果一等奖(2004)。被评为厦门大学首届"我最喜欢的十大老师"(2013)。

(收稿日期:2020 年 2 月 25 日)

经世安民：“中国之治”的传统文化资源

中国文化的特质之一是以民为本，民本是治国的核心理念，经世安民是中国文明绵延五千年的关键所在。经世安民在中国文化中的实践之举是“配天”，其主张为“德配天地”；唯有如此，政治才有合法性基础。《尚书·周书·泰誓》有言：“民之所欲，天必从之。”《孟子集注》有言：“民为邦本。”《尚书·大禹谟》有言：“德惟善政，政在养民。”《尚书·周书·蔡仲之命》有言：“皇天无亲，惟德是辅。”“德治天下”是中国治理文化的核心所在，国家与人民，社会与自然，都以“德”相通。这个“德”本身是人的理性自觉，人通过对自己的有效约束与调适来与人，与社会，与自然相和谐，如此才能天地人三才相安。《太平经》亦曰：“治国之道，乃以民为本也。无民，君与臣无可治，无可理也，是故古者大圣贤共治事，但旦夕专以民为大急，忧其民也。”①治国的要务在于安民，因此君臣当勤力同心为之。

经世安民，其意通于治国理政。治国与理政乃同义反复，但意义有所不同。“治”，《说文解字》解为“治水”；“理”为“治玉”。水为至柔之物，玉乃刚硬之物，刚柔并济是治国理政内在之义。治水与理玉都是创造性工作，治水乃得良田，百姓方可富庶；理玉乃得娱神之效，玉乃通神之灵物，以精美之玉器敬献上天，以求国阜民安。如此可知，经世安民本质上是敬天保民之举，是天人合一的实践性操作，当慎重为之。

这次新冠肺炎疫情暴发以来，党中央、国务院迅速建立起全国联防联控的举国体制，践行“以人民为中心”的发展理念，体现传统“以百姓心为心”的经世安民思想，充分展示社会主义制度集中力量办大事的优越性，无论是七天分离病毒毒株并研制出试剂，还是十五天建成有两千五百张床位的两所专业化医院；无论是全国各省医疗机构迅速驰援武汉，还是全国从城市到乡村迅速行动起来，识大体顾大局，一方有难，八方支援。此外，中国还以负责任的大国为

---

① 王明：《太平经合校》，中华书局1960年版，第151页。

训,果断采取措施防止疫情蔓延到他国,切实践履"人类命运共同体"理念,向世界卫生组织、世界各国及时通报,紧密合作,坚决打赢疫情防控阻击战。这是当代"中国之治"的典证,是中华优秀文化基因在当代国家治理上的表现,是历代经世安民智慧的当代延续。中国素来追求天下大治,重温传统的经世安民思想意蕴,可以更加坚定地将"中国之治"推向深入,以向世界贡献中国价值、中国主张和中国方案。

"中国之治"是十九届四中全会以来对"推进国家治理体系和治理能力现代化"的理论创新,也体现道路自信、制度自信、理论自信与文化自信。"'中国之治'取法中国古代'大同'思想。'大道之行,天下为公。''中国之治'植根于中国大地,具有深厚的中华文化根基"①,以"经世安民"为核心的治道是"中国之治"的重要思想资源。

一、天下盛世:经世安民的终极目标

中国的盛世非唐朝莫属,当时的新罗王金真德的《太平诗》广为流传。

> 大唐开鸿业,巍巍皇猷昌。
>
> 止戈戎衣定,修文继百王。
>
> 统天崇雨施,理物体含章。
>
> 深仁谐日月,抚运迈时康。
>
> 幡旗既赫赫,钲鼓何锽锽。
>
> 外夷违命者,翦覆被天殃。
>
> 和风凝宇宙,遐迩竞呈祥。
>
> 四时调玉烛,七曜巡万方。
>
> 维岳降宰辅,维帝用忠良。
>
> 三五咸一德,昭我皇家唐。②

诗中盛赞大唐的盛世气象,即不尚武力,而修文为要;和谐天地,国运昌明;声威赫赫,四海升平;天降吉祥,四时和序;臣民忠良,上下一心。太平是中国先民对理想社会的期待与想象。新时代的中国正以从未有过的气派走近世界舞台的中央。党和政府适时提出"构建人类命运共同体"的理念,这是对传

---

① 张弥、刘宗涛:《开辟"中国之治"新境界的四重意蕴》,http://www.rmlt.com.cn/2019/1128/562820.shtml? ivk_sa=1023197a[2020-02-19]。

② 周振甫主编:《唐诗宋词元曲全集·全唐诗·第十五册》,黄山书社1999年版,第5838页。

统太平理想的继承与提升。太平即"大平"。在太平社会里，没有压迫，只有自由、平等、民主、繁荣、富强的幸福生活。《周易·乾卦·彖》："乾道变化，各正性命，保合太和，乃利贞。首出庶物，万国咸宁。""太和"是太平的价值判断，指向最理想最彻底的和谐，和谐的基础是顺应天道变化，使天下万物葆以各得性命的正常状态，彼此之间又能够保持合作共生的和谐状态，这才是大吉大利。"保合太和"之论认为"太平""太和"之世可"致"，"致"的过程便是"正性命"与"保合和"。前者，强调个体的主观努力，主动顺应天道变化，安身立命，防止私欲膨胀、妄图凌驾于天道之上而不得善终；后者，强调将良好的开端保持以终，与他者和环境保持合作协同，不要忘乎所以，损人利己，而要共生互助，久久为功而利贞。"利贞"的状态便是万物繁庶、天下太平。公羊学提出"三世"说，认为人类社会发展沿着据乱世、升平世、太平世的次序进行。据乱世是衰世，社会大乱，百姓疾苦；升平世是社会治乱参半，分分合合，总体上社会相对和平稳定，百姓对未来社会有了期盼；太平世则是永享太平，不再有苦难，属于理想社会。这一学说深刻影响康有为。康有为糅合《春秋公羊传》"三世"说及《礼记·礼运》的"小康""大同"观，认为升平世乃小康社会，太平世则如大同世界，他认为二者对应为君主专制、君民共主。

　　道家对"太平世"的追求颇为深入且持久。在道家看来，"道"可以"安平"。《道德经》第三十五章云："执大象，天下往；往而不害，安平太。"[1]老子将道与社会太平结合起来论述，他认为：社会的管理者当操持大道，方能吸引天下百姓归附；百姓们在有道明君指引下，能够不受天灾与人祸，过上安宁、和平、康泰的生活。社会安定了，才能实施"平"的方略，即下文所言损益之道；经过"平"的调迁，最终实现太和。如此看来，"平"既是理想社会的应有状态，也是实现这种状态的方法，即平天下。老子认为圣人是有道的管理者，能够顺应民心，对百姓的意见，无论对与不对，都能够倾听，以父母对子女的关爱呵护之心来对待，这应当是民主最集中的表征了。就公平而言，老子反对弱肉强食，强调人道主义。追求以"三宝"作为政治伦理。《道德经》第七十七章说：

　　　　天之道，其犹张弓与！高者抑之，下者举之；有余者损之，不足者补之。天之道，损有余而补不足。人之道则不然，损不足以奉有余。孰能有余以奉天下，唯有道者。是以圣人为而不恃，功成而不处，其不欲见贤。[2]

---

① （魏）王弼注，楼宇烈校释：《老子道德经注校释》，中华书局2008年版，第87～88页。

② （魏）王弼注，楼宇烈校释：《老子道德经注校释》，中华书局2008年版，第186页。

　　管理者心中装着百姓的利益，效法天道追求均衡，体现人性的光辉，即尽心作为而不恃己能，功业成就了，却不去占有，因为他没有展示自己贤能的心意，一切都是自然而然罢了。老子希望管理者能够禀行抑与举、损与补的双向操作，以至社会太平，其所谓经世安民，以"太平"为念。

　　道教以养生著称，以"道"立学，以"道"立教，注重社会养生。在道教看来，社会是个体养生的环境。为了更好地养生，道家道教自然而然地提出自己的社会理想。《道德经》一书最早探究明示"小国寡民"式的社会理想模式，其旨在于指导为道者见素抱朴，道法自然，修持玄德，建构"无为而治"的社会运行模式。在这种社会里，人人以道德自觉来维护社会秩序，从而过上"甘其食，美其服，乐其俗，安其居"的美好生活。这种生活的实质就是人与自然、人与人、人与社会的深度和谐。老庄道家的社会理想为道教所继承，发展成为对"太平世"的追求。早期道教经典《太平经》以"太平"来命名，目的在于实现理想的"太平"世界。《太平经》还论证了"太平世"存在的客观依据——"太平气"。该书卷四十八《三合相通诀》借天师回答真人关于太平气的问题时说："太者，大也。乃言其积大行如天，凡事大也，无复大于天者也。平者，乃言其治平均，凡事悉理，无复奸私也；平者，比若地居下，主执平也。气者，乃言天气悦喜下生，地气悦喜上养；气之法行于天下地上，阴阳相得，交而为和，与中和气三合，共养凡物，三气相爱相通，无复有害。太者，大也；平者正也；气者，主养以通和也；得此以治，太平而和且大正也。"①道门中人认为太平气具有治理平均、公正无私、相爱相通、无复有害的特征，由太平气派生的君、臣、民三者应该像日月星辰那样彼此相应，就能达到"父慈，母爱，子孝，妻顺，兄良，弟慕，邻里悉思乐为善"，"民不知复为凶恶，家家人人，自敕自治，故可无刑罚而治也。上人中人下人共行之，天下立平不移时"的效果②。《老子想尔注》也认为："治国之君务修道德，忠臣辅佐务在行道。道普德溢，太平至矣。吏民怀慕，则易治矣。"③由此可见，道门中人对"太平世"怀有强烈的感性期望与深刻的理性思索。

　　难能可贵的是，道教不仅倡导"太平世"的社会理想，而且切实地实践这一理想。早期道教教派——五斗米道就设立过"义舍"。在社会动荡年代，这种

---

①　王明：《太平经合校》，中华书局 1960 年版，第 148 页。

②　王明：《太平经合校》，中华书局 1960 年版，第 409 页。

③　饶宗颐：《老子想尔注校正》，上海古籍出版社 1991 年版，第 38 页。

制度无疑是民众的避风港,适应了下层民众对理想社会的现实渴求,具有广泛的社会基础。据《三国志·张鲁传》载:"诸祭酒皆作义舍,如今之亭传。又置义米肉,县(悬)于义舍,行路者量腹取足。"令人惊讶的是,这一制度并不以层层的领导管理或法治制约,而是以神学信仰唤醒民众的内在的道德自觉:"若过多,鬼道辄病之。犯法者,三原,然后乃行刑。不置长吏。皆以祭酒为治,民夷便乐之。"①如果有过或得病,则设立"净室","使病人处其中思过"。"有过者","当治道百步,则罪除"②。这样的制度既有内心自省,又有现实的改过规范,无疑有利于安顿生命,关怀性灵,使民众的物质生活和精神生活有所依托。因此五斗米道能保一方乐土达三十年之久。"贞观之治"拥有光辉业绩,也是道教社会思想实践的典范。这一成就的取得与宰相魏徵提倡的道教治国理念分不开。《贞观政要·卷八》记载,道士魏徵上疏曰:"伏愿取鉴于隋,去奢去约,亲忠远佞,以为当今无事,行畴昔之恭俭,则尽善尽美矣。"③道家道教的治国理念全依托在"身国共治"的理论模式中,它寄望于君民的道德自觉,认为如此则可政安民治。"一言止杀"的丘处机,不辞万里跋涉之苦,劝成吉思汗爱民为本。这既是丘处机自身宗教信仰的必然举动,也是其社会理想的自觉践履。《元史·释老传》记载了丘处机与成吉思汗对话的核心内容:"及问为治之门,则对以敬天爱民为本。问长生久视之道,则告以清心寡欲为要。太祖深契其言。"④由此可见,道门中人试图建构并实践其理想的社会模式,希望人们不再劳心于生命的安顿,因为有"以百姓之心为心"的君王圣主秉持"无为而治"理念施政,为实现"长生久视"营造良好的社会环境。

二、身国共治：经世安民的核心理路

身国共治是经世安民的理想境界,不仅治理主体本身能够身体康健,社会百姓也能健康长寿,收致彼此良好的互动效果,且这一效果直接体现在国家的长治久安上。稽考养生的原始意义,不难发现中国养生学的发端与国家治理在源头上本就交融一体。

(一)端神靖身,乃治之本也,寿之征:个体养生与社会养生的统一

"养生",从词源角度看,起初并不单纯在"护养生命以健康长寿"这一现代

---

① (西晋)陈寿:《三国志·卷八·张鲁传》,中华书局1959年版,第263页。

② (西晋)陈寿:《三国志·卷八·张鲁传》,中华书局1959年版,第264页。

③ (唐)吴兢:《贞观政要》,上海古籍出版社1978年版,第249页。

④ (明)宋濂等撰:《元史》,中华书局1999年版,第3026页。

意义上使用。"养生"一词最早出现在《庄子》一书中。《庄子》内篇专列《养生主》一节,足见庄子对"养生"的重视,不过,他是在较广含义上使用"养生"一词,侧重在生存智慧方面。书中说文惠君对庖丁解牛的高超技艺发出"道进乎技"的感叹,自称"吾闻庖丁之言,得养生焉"①。这使人联想起《庄子·达生》中周威王向田开之问治国之道的事:"闻之夫子曰:善养生者,若牧羊然,视其后者而鞭之。"②田开之认为养生与牧羊的道理是共通的,于牧羊而言,鞭策落后的羊;于养生而言,补足自己身心上的短板,克服不足,方可趋于康健。如此,不难理解庄子养生理想包含治身理国双重含义。就国君而言,理国应当无为,无为方可治身。道家讲究"无为而治",不仅治国如此,养生亦然。《庄子·让王》中第三次提到养生,其理国之意味十分浓厚:"道之真以治身,其绪余以为国家,其土苴以治天下。由此观之,帝王之功,圣人之余事,非所以完身养生也。今世俗之君子,多危身弃生以殉物,岂不悲哉。"③道家并不将养生与治国等量齐观,而以养生为前提,认为道的真切入手处在于管理好自身,其次是治国,最次才是治天下。在圣人看来,帝王治世之功勋是多余的事,不能因此而使自我身心置于困境。然而现实社会的那些君子们,在追名逐利中使自我身心置于危险之境地,真是可悲呀。在道家看来,不懂养生之道,就不懂治国之理,养生与治国道理是一致的。《吕氏春秋》发扬了"身国共治"的思想,认为"昔者先圣王,成其身而天下成,治其身而天下治",明确提出,"治身与治国,一理之术也"④。《淮南子·诠言训》以历史的眼光,以否定的方式表达同样的理念,"未尝闻身治而国乱者也,未尝闻身乱而国治者也"⑤。随后的《太平经》承继这一理念,认为"端神靖身,乃治之本也,寿之征也"⑥。可见,治身是治国的根本与着力点。

(二)"身国共治":社会治理与养生意蕴的美妙统一

"身国共治"不仅是养生范式,也是社会治理的最佳理念。养生可以治国,治国可以养生,一体两面,不可分离。养生是治国的基础,治国是养生的合理延伸。养生为本,治国为末。社会(国家)治理的根本目的在于使人民安居乐

① 陈鼓应:《庄子今注今译》,中华书局1983年版,第96页。
② 陈鼓应:《庄子今注今译》,中华书局1983年版,第475页。
③ 陈鼓应:《庄子今注今译》,中华书局1983年版,第751页。
④ 谷应声:《吕氏春秋白话今译》,中国书店1992年版,第33页。
⑤ 刘康德撰:《淮南子直解》,复旦大学出版社2001年版,第738页。
⑥ 王明:《太平经合校》,中华书局1960年版,第12页。

业,尽其天年,这恰恰是养生的究竟。养生是目的,治国是手段。养生的实践必然引发对社会治理的思考,社会治理必然以养生为导向,两者乃良性互动关系。

1. 以身观身:将养生之理扩充为治国之道

其一,养生之理通于治国的说法由来已久。《道德经》第十三章云:"贵以身为天下,若可寄天下;爱以身为天下,若可托天下。"①能够以"贵身"的态度去对待天下事,才可以把天下寄托给他;能够以"爱身"的态度推及天下,才可以将天下交付给他。老子认为,理想的社会治理者,首先应该懂得"贵身"和"爱身",然后"以身观身",感同身受,推己及人,社会安有不治之理? 可见,要达到这样的理想境地,必须修养身心,使自己成为自己的主人,自己可以控制自己,做到平淡素朴、清静无为、无私不争。以此心境治世,身心可健,国家可理。仔细斟酌行文中的"为"字,发现它包含"治理"的意蕴;从另一个角度看,"以身为天下"也可理解为"把身体当作天下",即身体与天下"齐同"。既然如此,能够贵身也就能够贵天下,以贵天下的精神来管理天下,天下自然可以谐和、兴盛、繁荣。这就说明,《道德经》中确有"仿养生之理以治国"的含义。

其二,养生之理通于治国之道有其道理。一方面,治国是养生的应然延续。养生,通常又称修身,是治国的基础;身不修不养不足以治国。由养生推而广之,可以治国。老子提出"五修论",即修之于身,修之于家,修之于乡,修之于邦,修之于天下;认为从修身开始,最终可以实现天下大治。《庄子》继承这一思想,进而提出"内圣外王之道",这里的"内圣"着重指养生中的养性方面,"外王"则侧重于"治国"方面。老庄在身国共治思想方面都强调修身为本,养生为基。养生与治国的最高原则都是对道的遵循。明万历间的道士王一清则称"古之圣王,道治天下,静以修身,动必顺理",又说"若以其道举之于政,内以修身,外以治国"②。圣王之圣哲就体现在以道治天下,道治天下的要义正在于对内静以修身,对外动以治国,其理一也。修身与治国是道行天下的一体两面。葛洪甚至因此认为养生胜过为王,"尚我身之全,虽高官重权,金玉成山,娇艳万计,非我所有也"③。在他看来,与身体的整全相比,高官厚禄、美色财富都是外在的,并不是自我应当有的。这与老子所说"名与身孰多"一致,都

---

① (魏)王弼注,楼宇烈校释:《老子道德经注校释》,中华书局 2008 年版,第 29 页。
② 王一清:《〈道德经〉释词·叙道德经旨意总论》,《道藏辑要·第五册》,新文丰出版公司 1986 年版,第 2030、2032 页。
③ 王明:《抱朴子内篇校释》,中华书局 1985 年版,第 254 页。

认为生命高于一切外在事物,应当高扬生命自主意识,于是他倡导"我命在我不在天"的自主精神。究其实质,生命出于道并归于道。人的能动性体现在对生命历程的把握。通过养生来治国,以获四两拨千斤的功效。葛洪就是既入世又出世的典型,他推崇身国共治,讲究长生与功业两不误。他还以黄老为例申明自己的立场:"夫体道以匠物,宝德以长生者,黄老是也。黄帝既治世致太平,而又升仙,则未可谓之后于尧舜也。老子既兼综礼教,而又久视,则未可谓之为减于周礼也。"①黄帝、老子既能经世济民,又能飞举升仙。相较于儒家尧舜的汲汲治世,他们更为高明。儒道兼修的葛洪,其理想在于"内宝养身之道,外则和光于世。治身而身长修,治国而国太平"②。养生是生命长存于世的依托,是核心;但养生又不能仅仅只为延续生命,而应当发挥生命的价值,最核心的便是治国,是建功立业,服务苍生。

治身与治国之所以共通乃在于,尊道贵德是万物存在的根本依据。唐末的杜光庭将"身国共治"思想表述为"经国理身"。他的《道德真经广圣义》一书指出:"夫此道德二字者,宣道德生畜之源,经国理身之妙,莫不尽此也。"③杜氏继承唐代"身国共治"的治理原则——无为,总结指出:"理国执无为之道,民复朴而还淳,理身执无为之行,则神全而气王,气王者延年,神全者升玄,理国修身之要也。"治国无为,则与民休息;理身无为,则精气自盈。在修身与理国的关系上,杜氏的认识是十分精辟的。他强调理国者应先理其身,理身则应先理其心。"圣人之理,以身观身,身正则天下皆正,身理则天下皆理""理身之道,先理其心,心之理也,必在乎道。得道则心理,失道则心乱。心理则谦让,心乱则交争"④。不管是修身,还是理国,要做到"无为",就必须"理心","心"理了,就能身安国治。心是治身治国的关键,修身在于修心,修心在于自我管理,引导自我将道的原则与方法深切地贯彻于社会实践中。

养生与治国又是生命护养的一体两面。养生的过程就是治国的过程。明清时期,内丹心性学进一步发展,道门"身国共治"的思潮复归养生主旨。冈一

---

① 王明:《抱朴子内篇校释》,中华书局1985年版,第188页。

② 王明:《抱朴子内篇校释》,中华书局1985年版,第148页。

③ (唐)杜光庭:《道德真经广圣义》,《道藏·第十四册》,文物出版社、天津古籍出版社、上海书店1996年联合出版,第314页。

④ (唐)杜光庭:《道德真经广圣义》,《道藏·第十四册》,文物出版社、天津古籍出版社、上海书店1996年联合出版,第314、380、491、404页。

得就持"身治世宁"思想①，认为治身可医世，这是对老庄道家"修身治国"思想的回归。他说："盖绝身气世气一气也……故可即身以持世。"②他还认为，身世共治才是道："成己成物，皆道中之事。万物名正性命，而后道之量于是乎全。遗世独立，不可以言道。"③道门并不避世，相反主张，如果社会及每一个体都能行大道，又何须治理。闵一得进一步阐述"治身可以医世"的理论："惟愿学者纯以调心虚寂之门，调至四胸怀清静而天都泰安，调至坤腹能泰而闾阎富庶，调至四肢通畅而四夷安靖。如是体调而身安，身安而世治，功效捷如响。"他深信，只要如此就可以"内则用以治身，外则用以治世"④。《太平经》早就提出"天人互病"的思想："天地病之，故使人亦病之，人无病，即天无病也；人半病之，既天半病之，人悉大小有病，即天悉病之矣。"⑤闵氏发挥这一思想，指出天人共治的途径："吾人一身之中，具五行之正气，应五方之分野，察其病之源，攻其病之方，合人世之全于一身，内不见我，外不见世。过者损之，不及者益之，郁者散之，顽者化之，逆者顺之。病不可悉数，医道亦不可殚述。消息盈虚，名视其症而理之。人或有病，以吾身之阴阳运化之；世或有病，亦以吾身之阴阳调摄之。"⑥闵氏以为，经过个人身心的调理可以作用于世，以己身之正气化世之邪气，只要"用志不分，以之医世，出神入化。近则一家一村，远则一县一郡。推其极则四大部洲，无不调摄于此方寸之中。消其灾，则无水火、成兵、虫蝗、疫疬。正其趋向，则俗无不化，人无不新，发安物阜，熙熙然如登春台，小用之则小效，大用之则大效"⑦。他相信人能感天动地，个体的修行，能够发挥宇宙整个场域的自调适机理。其实质无非是人间有正气，只要人人都发愿力，世上的问题，都能理顺。此种理想的现代意义在于，教人胸怀大格局，从自身修身着手，从而影响整个社会；一个人的影响或许微小，但是更多人都努力了，这个影响就会越来越大，社会就会充满正能量，如此，人类共同的理想终有实现的一天。

---

① 《持世陀罗尼经法》，《藏外道书·第十册》，巴蜀书社 1992 年版，第 558 页。
② 《持世陀罗尼经法》，《藏外道书·第十册》，巴蜀书社 1992 年版，第 577 页。
③ 《吕祖师三尼医世说述》，《藏外道书·第十册》，巴蜀书社 1992 年版，第 347 页。
④ 《吕祖师三尼医世说述》，《藏外道书·第十册》，巴蜀书社 1992 年版，第 356 页。
⑤ 王明：《太平经合校》，中华书局 1960 年版，第 355 页。
⑥ 《吕祖师三尼医世功诀》，《藏外道书·第十册》，巴蜀书社 1992 年版，第 361 页。
⑦ 《吕祖师三尼医世说述管窥》，《藏外道书·第十册》，巴蜀书社 1992 年版，第 356～357 页。

2. 治国安民：以治国之道反哺养生之行

治国如同治身，治国的根本目标正在于安顿生命，为生命活动提供良好的社会环境，奉履治国之道也能启发养生之行，治国当慎重，牵一发而动全身，治国之无为，正是养生之清静。因此，就目的与方法而言，治国实践与养生活动是共时的，是共通的。

其一，治国之道可用于养生。行治国之道可以实现养生，因为治国之道与养生之道原就共通，治国以养生为终极目的。治国当以养生为先，养生之道无它，自然无为而已；治国之道无它，清静无为而已。自然之道静，则天地万物生。治国之道静，则黎民百姓安。懂养生之道，则懂治国之道。从这个意义上说，治国应当效法养生。《老子河上公章句》所论是"身国共治"理念的典范，该书用汉代流行的黄老学派无为治国、清静养生的观点来解释《道德经》，认为天道与人事相通，治国与治身之道相同，二者皆本于清虚无为的自然之道。认为可道之道是"经术政教之道也"；常道是"自然长生之道也。常道当以无为养神，无事安民，含光藏晖，灭迹匿端，不可称道"。养生与治国皆统于道，是道的两个功用，但养生之道似乎更内在，更根本。比如"人学治世，圣人学治身，守道真也"[1]，圣人比一般人高明的地方就在于能抓住根本，以治身为基，治国自在其中。"圣人守大道，则下万民移心归往也，治身则天降神明，往来于己。万物归往而不伤害，则国家安宁而致太平矣。治身不害，神明，则身体安而长寿。"[2]

其二，治国当以养生为目的。《太平经》是道教早期经典，以致太平为目标，广泛地运用"身国互喻"来为"身国共治"提供理论依据。《王者无忧法》曰："夫帝王，天下心也；群臣，股肱也；百姓，手足也。心愁，则股肱妄为，手足行运不休止，百姓流荡。"[3]该文提倡治国治身不可烦，"治国烦则下乱，治身烦则精散"[4]。《太平经》可用于解这个愁烦："吾文以疗天地之病，解帝王之愁苦。"[5]该经以治国至治身，治国为上，治身为次："上士学道，辅佐帝王，当好生积功，乃久长。中士学道，欲度其家。下士学道，才脱其驱。"[6]追求长生是道门中人

---

① 王卡点校：《老子道德经河上公章句》，中华书局 1993 年版，第 250 页。
② 王卡点校：《老子道德经河上公章句》，中华书局 1993 年版，第 139 页。
③ 王明：《太平经合校》，中华书局 1960 年版，第 659 页。
④ 王卡点校：《老子道德经河上公章句》，中华书局 1993 年版，第 235 页。
⑤ 王明：《太平经合校》，中华书局 1960 年版，第 726 页。
⑥ 王明：《太平经合校》，中华书局 1960 年版，第 724 页。

的基本目标,但在动荡年代,道教的社会责任意识往往比自我意识更强烈。这种思想的时代情结在于"救世",核心目标在于救世致太平,"此三者(君臣民)常当腹心,不失铢分,使同一忧,合成一象,立致太平,延年不疑矣"①。此时道门重视治世,因为社会处于动荡,人们迫切希望社会安定以休养生息,因此有道之士应当以治国为任,辅佐帝王,实现社会的长治久安,而不拘泥于个人的长生。

历代道士中不乏以道辅佐帝王之人,他们期望帝王实践"身国共治"之道,如此不仅国可大治,而且自身可以长生。北宋道士苏澄隐,宋太祖问他养生之道,他回答道:"臣之养生,不过精思炼气尔,帝王则异于是。老子曰:'我无为而民自化,我无欲而民自正。'无为无欲,凝神太和。昔黄帝、唐尧享国永年,得此道也。"②他认为帝王应该无为凝神,才是治国之道。陈抟是自认为"非仙即帝"的传奇式人物,在宋初的政治生活中扮演着帝王之师的角色。宋太宗曾问他"恳求济世安民之术",他写下"远近轻重"四个字,解释说:"远者,远招贤士;近者,近去佞臣;轻者,轻赋万民;重者,重赏三军。"③宋太宗还曾问陈抟:"若昔尧舜之为天下,今可至否?"陈抟回答说:"土阶三尺,茅茨不剪,其迹似不可及,然能以清静为治,即今之尧舜也。"④

元朝的丘处机不辞辛劳西行万里,以养生治国之道力劝成吉思汗切勿杀伐过多而成为千古美谈。他谈养生时强调要节欲,认为世人恣情于声、色、味、情,则散气伤身,而学道之士则"去声色,以清静为娱;屏滋味,以恬淡为美……去奢屏欲,固精守神,唯炼乎阳,是致阴消而阳全,则升乎天而为仙,如火炎上也"。他谈治国以养生为基:"陛下修行之法无他,当外修阴德,内固精神耳。恤民保众,使天下怀安则为外行,省欲保神为乎内行。"外行治国,重修阴德,内行养生,重固精神,内外兼修方可成就一代明主。丘处机还以神仙诱饵,启发成吉思汗以"身国共治"为处事范式:"行善进道则升天为之仙;作恶背道,则入地为之鬼……帝王悉天人谪降人间,若行善修福,则升天之时位逾前职,不行善修福则反是。天人有功微行薄者,再令下世修福济民,方得高位。昔轩辕氏

① 王明:《太平经合校》,中华书局 1960 年版,第 19 页。
② (明)宋濂等撰:《宋史·卷四六一·方技上》,中华书局 1977 年版,第 13511 页。
③ (元)张辂:《太华希夷志》,《道藏·第五册》,文物出版社、天津古籍出版社、上海书店 1996 年联合出版,第 738 页。
④ 赵道一:《历世真仙体道通鉴》卷四七,《道藏·第五册》,文物出版社、天津古籍出版社、上海书店 1996 年联合出版,第 368～369 页。

天命降世，一世为民，再世为臣，三世为君，济世安民，累功积德，数尽升天而位尊于昔。"①可见道门中人相信治国者积德可以长生，国治则更多人可以长生，这就是道门理身理国论的独特意涵。

三、中庸德方：经世安民的根本要领

中庸思想是中国先贤对处理人与自然、人与社会、人与自我身心各关系最佳方式的理性结晶，表现为国人处理问题的世界观和方法论，就其运思程式而言，可称其为圣贤修身治世的道德境界与思维方法。我们可以将其视为经世安民主体实现自我完善和垂范世人的根本方法。借鉴社会学家米德的主我与客我理论，"中庸"的根本要领可以表述为：经世安民的主体在自我心灵世界中时时开展自我对话，即要求实然的我（主我）与应然的我（客我）在修身成圣的精神感召下，不断地反省，推动自我朝适应社会、完善自我的理想境界（即"内圣外王"）前进的思维升华过程与方法的统称。中庸正是管窥儒家修身成圣的窗口。

（一）"致中和"展示了中庸在经世安民中的基本功能

理解中庸之为圣贤经世安民的根本方法，必须先理解"中庸"二字。"中"通常有两种含义：一个是中心；另一个是内，与外相对。"庸"也有两种含义：一个是用；一个是常，平常。汉代经学家郑玄《目录》有载："曰'中庸'者，以其记中和之为用也。庸，用也。"又说："庸，常也。用中为常道也。""中"与"庸"结合起来的含义也有两种：一种是用中的道理；一种是内心的平常。综合起来，中庸指用中的道理不在内心之外或刻意遵循，而应化为内心的平常。②

除了调节内心使之平常以外，中庸也是与外界环境互动的方式。《礼记·中庸》不但赋予"中"新的内容——以"仁"为核心，以"礼"为外在形式的伦理道德观，更丰富以"喜怒哀乐之未发谓之中"的含义，将"中"与人所固有的含而未发的内心状态联系起来。"中庸"贯通圣贤所谓的"内外之道"，一方面"中"是内在的，指人内心的主观态度；另一方面"中庸"又是外在的，表现为外在行为的"中节"、合礼。③

① （金）耶律楚材：《玄风庆会录》，《道藏·第三册》，文物出版社、天津古籍出版社、上海书店 1996 年联合出版，第 388 页。

② 陈天林：《中庸：中国传统和谐文化的基本精神》，《社会主义研究》2006 年第 5 期。

③ 王轶楠：《和谐心理学发微——中庸视角下的上下级共生之道》，中国社会科学出版社 2009 年版，第 32～33 页。

中庸以人的内在要求为出发点和根本价值依据，符合中国传统经世安民内向性的主要特征；中庸者也要在外部环境中寻求"中节"，使内在要求在现有的外在条件下达到最适当的平衡点，以"致中和"。由此可见，中庸体现一切治理活动共有的社会性和互动性。内心的"中"、外在的"节"体现人的社会性，最后的结果"致中和"则是治理主体的自我互动和与社会互动的成果。

（二）天命、诚明、时机凸显中庸化解矛盾与冲突的方法论价值

中国传统社会的诸多冲突中都包含两种对立的因素，中庸之道的要点就在于包含"度"的思想和对立面统一、转化的思想。作为经世安民的重要方式，中庸是人们对内调节个人情绪和认识、对外调整个人行动的重要方法，使冲突的对立面达到"致中和"的内外平和的状态。

中庸之道的本质在于用中和致和："和也者，天下之达道也。致中和，天地位焉，万物育焉。"[①]在儒家看来，中庸的本体论根据是宇宙对万物的包容与协和，明白这一点就是"知命"，就能自觉达到天人合一。[②]《中庸》中除了引用孔子及其在《诗经》中的言论，其余内容有一半与"诚"有关："诚者，天之道也；诚之者，人之道也。"[③]因此，《中庸》将其作为沟通天道、达于人道的环节。[④]除了"命"与"诚"，孟子又指出中庸的核心在"中"，"中"之难点在于"时"，"时"又时时刻刻在变化，"时中"意味着因时制宜。正是在这个意义上，梁启超称中庸为"流动哲学"。[⑤]所以，我们将从"命""诚""时"这三者来解释中庸解决冲突的能力。

1.用顺应天命来解决天道与人事的冲突

自有人类社会以来，人与自然的关系，即人事与天道的关系，始终是人们关注的焦点。在生产力发展的不同阶段，人们对天道认识也不同。通常，各民族发展的初期都会对天（道）怀有敬畏。这种敬畏，在人类理性的发展过程中，逐渐地由畏天、敬天发展到则天、制天，直至人定胜天的观念产生。近代以来，中外都随着科技进步而滋生征服自然的错误信念。殷鉴昭昭，几乎与中华文

---

① （宋）朱熹：《四书章句集注》，中华书局2011年版，第20页。

② 晁乐红：《中庸与中道——先秦儒家与亚里士多德伦理思想比较研究》，人民出版社2010年版，第31页。

③ （宋）朱熹：《四书章句集注》，中华书局2011年版，第32页。

④ 晁乐红：《中庸与中道——先秦儒家与亚里士多德伦理思想比较研究》，人民出版社2010年版，第38页。

⑤ 梁启超：《孔子》，中华书局1963年版，第54页。

明同时出现的古巴比伦文明和玛雅文明,虽然曾经辉煌过,却都因无节制地滥用自然资源而导致灰灭,只有一直秉持"敬天保民"观念的中华文明延续至今,中华文明的绵延与儒家顺应天命、敬天法祖等观念有关联。我们的祖先特别注重根据自然规律来利用自然,讲究人与自然的和谐共处,讲究仁及万物。

首先,从对内的思想认识方面来说,中庸之道认为整个宇宙是圆融、有序的统一体。《中庸》曰:"致中和,天地位焉,万物育焉。"①在中庸之道笼罩下,人类与天地万物能够共生共存,相互协调,"儒家心目中的物质世界主要的不是物理、化学意义上的物质世界,而是一个包括人在内的富有生命力的、生机盎然的、既有物质又有精神的世界"②。《中庸》曰:"唯天下至诚,为能尽其性;能尽其性,则能尽人之性;能尽人之性,则能尽物之性;能尽物之性,则可以赞天地之化育;可以赞天地之化育,则可以与天地参矣。"③从这个角度看,人与物质是统一的,"人事"与"天道"也相互融合、统一。这种中庸内诚外和思想将人与自然统一起来,强调两者的共同共生,超越两者对立的冲突。

其次,从对外引导个人行动方面来说,中庸将保护自然与改造自然统一起来。《论语·述而》载,孔子"钓而不纲,弋不射宿",钓鱼不用大网截流捕鱼,射鸟不射归巢的宿鸟,体现了保护环境的意识。孟子主张:"不违农时,谷不可胜食也;数罟不入洿池,鱼鳖不可胜食也;斧斤以时入山林,材木不可胜用也。"④荀子说:"圣王之制也:草木荣华滋硕之时,则斧斤不入山林,不夭其生,不绝其长也。鼋鼍、鱼鳖、鳅鳝孕别之时,罔罟毒药不入泽,不夭其生,不绝其长也。春耕、夏耘、秋收、冬藏,四者不失时,故五谷不绝,而百姓有余食也。污池、渊沼、川泽,谨其时禁,故鱼鳖优多,而百姓有余用也。斩伐养长不失其时,故山林不童,而百姓有余材也。"⑤人首先要顺应自然,因应自然的节律来开展耕作渔猎活动,如此,就能有用不完的自然资源。显然,这种饱含着中庸思想的天命观体现利用自然资源的同时保护自然资源的原理,一方面保护自然"天道",一方面满足"人事"需求,使这两方面冲突达到"致中和"的双赢状态。

2.以"诚"来超越礼的形式与内容的冲突

古代中国是典型的宗法社会,维持宗法社会运作的基本手段是礼乐,追根

---

① (宋)朱熹:《四书章句集注》,中华书局 2011 年版,第 18 页。
② 徐儒宗:《中庸论》,浙江古籍出版社 2003 年版,第 481 页。
③ (宋)朱熹:《四书章句集注》,中华书局 2011 年版,第 32 页。
④ (清)焦循:《孟子正义》,河北人民出版社 1988 年版,第 32 页。
⑤ 王先谦:《荀子集解》,中华书局 1988 年版,第 165 页。

溯源,周公制礼作乐的目的就是建立一整套适合宗法社会需要的社会规范。广义的礼仪包括内容和形式两部分,《论语·卫灵公》所谓"君子义以为质,礼以行之,孙以出之,信以成之"。君子以义为内在品质,以礼作为行动规范。可见,礼既包含"义"的实质,又要用"礼"的形式来表达。春秋战国出现礼崩乐坏的情况,总体上表现为人们往往只在形式上拘泥于礼法,内心却失去对礼法的敬畏,以至于僭礼越制的情况经常出现,甚至"牺象不出门,嘉乐不野合"[1],连礼的形式都不当回事。总之,礼的形式与内容两方面都出现巨大冲突。

《中庸》说,"诚者,物之始终,不诚无物"。可见,"诚"是真实,[2]是物质存在的根本属性。"诚"即宇宙万物之实,要求人们从内在认识方面承认事物的客观性,承认礼的内容的真实存在。礼起源于祭祀,后来又为维护社会等级和规范而制定,所以"礼"的内容就是客观存在的自然规律和社会制度。《中庸》认为"诚则形,形则著,著则明,明则动,动则变,变则化",即"诚"是从内向外,自律的过程。"诚"使人们从内在承认礼的内容,也就承认礼存在的合理性。

《中庸》认为"诚"是诚实,是一切德行之本。《说文解字》更是直接把"诚"解为"信"[3]。荀子则把"诚"看作实践仁义的手段,《荀子·不苟》提出"唯仁之为守,唯义之为行",认为只要守住仁德,奉行道义就能帮助内心达到"诚"的状态;"诚"是由外向内的,他律的,需要将客观规范内化。"诚"这种由外向内的转换,就要求人们从外在行为方面奉行礼的形式,约束和规范自己的行为。形式是内容的载体和依托,因此才有"子贡欲去告朔之饩羊"这样的事,孔子却说"赐也,尔爱其羊,我爱其礼",明确表态礼义重于礼物,礼的形式都维护不了,内容就可想而知了。

"诚"从内在思想方面承认礼的内容存在的合理性,从外在行为方面遵循礼仪规范,调和礼的形式与内容的冲突。正如《论语·八佾》强调"祭如在,祭神如神在"。这里的"如"字体现用"诚"来超越礼的内容与形式冲突的中庸内向传播方法。祭祀者要内心诚敬,认为神明存在,承认礼的内容;依据外在礼仪规范进行祭祀,表达诚意。这样才既不失礼,又使内心平常,达到内外中和的状态。

---

① 张宗友注译:《左传》,中州古籍出版社 2010 年版,第 360 页。
② 徐儒宗:《中庸论》,浙江古籍出版社 2003 年版,第 399 页。
③ (汉)许慎:《说文解字》,中华书局 1963 年版,第 92 页。

3.用时机来解决入世与出世的冲突

中庸之道自始至终包含"时中"的内容,使其本身具有可以随时变通的内在机制,这决定其蕴含的基本原理永远可以适应时代的变化发展而调整更新,指导人们的思想和行动。① 因此,从内在的思维来看,中庸包含"因时而变"的自我调适机制,要求人们根据外在境遇的改变而调整自己的认识,因时制宜。在仕隐冲突的问题上,《论语·先进》中,孔子主张"以道事君,不可则止"②,《论语·卫灵公》中,孔子称"邦有道则仕,邦无道,则可卷而怀之"③,主张政治家要据时势变化从内在调整策略。

《论语·阳货》记载,阳货责问孔子:"好从事而亟失时,可谓知乎?"④意思是说,不能把握时机而做事,能称得上智慧吗?这个"时",意思是"机会",指社会变化发展过程中出现的机遇。《中庸》载孔子曰:"君子之中庸也,君子而时中。"⑤孔子认为君子能遵循中庸之道,按照事物与时发展的实际情况把握与之相应的客观规律。可见,作为时机的"时"把社会发展的客观规律和人生的选择联系起来,从外在给予人们把握时机、转变境遇的可能。《周易·系辞上》谓"君子之道,或出或处,或默或语",选择出仕还是归隐,关键看时机,根据时变来选择外在的行为方式。

从孔子的人生际遇看,他是成功的教育家,但绝不是成功的政治家。在礼坏乐崩的春秋末世,孔子汲汲于恢复周初礼乐制度的行为并不合时宜,其政治主张也得不到认同和施展。因此,孔子的仕途多有坎坷,长期颠沛流离,甚至被荷蓧丈人、长沮、桀溺、楚狂接舆等隐逸之人嘲讽、诘难。⑥ 徐复观先生认为,面对个人理想和社会现实的冲突时,孔子解决仕与隐的方法是,有机会便积极地去改造它(达则兼善天下),没有机会便消极地保存自己(穷则独善其身),绝没有非与现实政治共存亡不可的意思。⑦ "穷则独善其身"这一思想体现在环境变化时用"时"来调节内心思想、使之平和的修身养性方法,"达则兼善天下"则是用"时"来把握机遇,以适当的方式转化外在的境遇。总之,《周

---

① 徐儒宗:《中庸论》,浙江古籍出版社 2003 年版,第 203 页。
② (宋)朱熹:《四书章句集注》,中华书局 2011 年版,第 128 页。
③ (宋)朱熹:《四书章句集注》,中华书局 2011 年版,第 163 页。
④ (宋)朱熹:《四书章句集注》,中华书局 2011 年版,第 175 页。
⑤ (宋)朱熹:《四书章句集注》,中华书局 2011 年版,第 19 页。
⑥ 桑东辉:《内在与超越——孔子中庸思想阐微》,《集美大学学报》2007 年第 2 期。
⑦ 徐复观:《中国思想史论集》,上海书店 2004 年版,第 98 页。

易·大有·象》中所说的"应乎天而时行"是作为中庸方法论表现之一的"时中"的内涵。

中庸是中国传统文化的核心思想方法。一方面调节内在的态度，使之平常；另一方面，又使外在行为的"中节"合于礼。诸多二律背反的冲突模式，如天人冲突、礼的内容形式冲突、仕隐冲突，这些冲突关系中实含有相互依存、彼此互动的内涵。命、诚、时都是在中庸方法统摄的指导下，针对不同类型的冲突选取的不同解决思路。无论如何，中庸对矛盾冲突的化解都源于主体对天命的顺应思想取向，对诚明境界的不懈努力以及发挥主观能动性，实现对"时中"的充分运用，展示出中庸作为调节内心，实现身心、人际、社会和谐的方法论价值。

四、修真为本：经世安民的逻辑起点

修身是中华传统文化的基本价值取向。无论是鸿博大儒，还是普通儒生，古代儒家知识分子都强调道德修养以及自我道德体系的建构。《大学》开宗明义"大学之道，在明明德，在亲民，在止于至善"[①]，明确提出教育的要旨在于光明自我德性，造就新民，以"至善"为永不停歇的追求目标；还要将这样的目标推广到全社会。《大学》接着又说："自天子以至于庶人，壹是皆以修身为本。"[②]儒门中人倡导，无论是高高在上的天子，还是普罗大众，都要以修身为做人的根本要求，以之作为实现自己的人生目标和培育高尚情操的必由之路。

（一）修己安人："内圣外王"的本质要义

《论语·宪问》提倡"修己以敬""修己以安人""修己以安百姓"[③]，修己亦即修身，是立身处事之本，有了修身方可以致远。"修"，《说文解字注》："修，饰也……此云'修，饰也'者，合本义引申意而兼举之。不去其尘垢，不可谓之修。不加以缛采，不可谓之修。"[④]"修"的初始意义重在强调外在的修饰，并无关涉内在的精神境界的意涵。余英时亦指出："'修身'最初源于古代'礼'传统，是外在的修饰，但孔子之后已转化为一种内在的道德实践。"[⑤]礼具有的礼仪与礼义两个层面，追求这两个层面的内在协调，因此，修身就自然具有内心与外

---

① （宋）朱熹：《四书章句集注》，中华书局 2011 年版，第 4 页。
② （宋）朱熹：《四书章句集注》，中华书局 2011 年版，第 5 页。
③ 杨伯峻译注：《论语译注》，中华书局 2006 年版，第 179 页。
④ （汉）许慎撰，（清）段玉裁注：《说文解字》，中国戏剧出版社 2008 年版，第 1182～1183 页。
⑤ 余英时：《士与中国文化》，上海人民出版社 1987 年版，第 125 页。

在交往一致的意涵。君子以人格魅力作为影响和感召天下万民的重要手段，修身成为儒家教民化俗的着手处和归结点。孟子、荀子直接强调以"修身"为治国平天下的政治事功，孟子曰"修其身而天下平"①，荀子曰"请问为国？曰：闻修身，未尝闻为国也"②。

杜维明指出："在儒家传统中，最崇高的理想人格是圣王。在这个理想背后的信念是人必须自我修身，以成为一个为人楷模的道德导师。"③"内圣外王"是儒家的行为范式与价值追求，修身不过是"内圣外王"的缩略表达，修身必先研读四书五经这些经典作品，确立修身的信念，有了这个信仰，君子圣人的人格于其中涵养，事功不过就是外显的功夫了。修身的意义与价值，即《大学》所言："欲治其国者，先齐其家。欲齐其家者，先修其身。欲修其身，先正其心。欲正其心者，先诚其意……身修而后家齐，家齐而后国治。国治而后天下平。"④在以修身、齐家、治国为三大内容递进建构的华夏文化传播系统中，修身是基点，是核心。作为国学的基本概念，修身体现应用国学的旨趣，应用国学的出发点是自我修身，社会事功（安人，安百姓）蕴含其中，因此，修身就成为终身的任务。

修身何以是内圣外王追求的着力点？因为修身本质上是主体自身自由自然地开展心灵的自我对话，是主体将自我分为主体与客体并进行类似于人际沟通的对话的过程，这一过程贯穿于生活的始终。只不过，修身更强调士人自觉地将圣贤的形象（包括口耳相传的有关圣贤的言行举止的全方位的记忆）作为理想自我的榜样加以省思，以反省当下，不断地改善自己，升华自己。其实，修身，也就是德润其身之意，它以尧舜禹等圣贤为榜样，以"修己"的道德自律为基本模式，以"仁"为核心，以"礼"为社会交往的判断标准，以"博学""正己""尚义""中和""多思""慎独""重节""重行"为立身处世的主要内容，以立"圣人之德"为最高精神境界作为人生价值最高的思想追求，是完善的修身成圣的思想体系。

（二）修齐治平：内圣外王的进身阶梯

国学"修身"为本的旨趣有深厚的人性论基础，也形成德润其身的下手处，强调从自省到自悟的升华过程，注重"仁""礼"并行的圣功之路。国学的实践

---

① 杨伯峻：《孟子译注》，中华书局1962年版，第338页。

② 王先谦：《荀子集解》，中华书局1988年版，第234页。

③ 杜维明：《一阳来复》，上海文艺出版社1997年版，第144页。

④ （宋）朱熹：《四书章句集注》，中华书局2011年版，第5页。

层面,强调修身的操作意向性,因为"政者,正也;子率以正,孰敢不正",孔子坚信,"其身正,无令则行,其身不正,有令不行"。修身是经世安民的根本。

1."为仁由己":修身讲究自觉自主

应用国学的修身取向强调自主性与自觉性。孔子曾强调,"为仁由己,而由人乎哉"①"我欲仁,斯仁至矣"②"人能弘道,非道弘人"③。孔子希望世人发挥主观能动性来完善自己的德性,他相信,只要努力追求,持之以恒,"仁"就能在点滴进步中达到理想目标。"仁"作为修身的指向与落脚点,是儒家的核心信仰。孔子强调"仁"是"为"出来的,需要自我去开发,主体要努力地追问自己内心深处,为什么圣贤可以做的,我做不到呢?圣贤是为人之楷模,作为士人,自己必当效法之。效法就要有铁肩担道义的愿望,以弘道为指向,在弘道的过程中发扬"仁"心。这一发扬"仁"的修身过程,在自我内心千百次的对话中进行,这体现修身内向传播的持续性。此外,儒门中人也明了,修身的进程中肯定会遇到挑战。孟子说,"有人于此,其待我以横逆,则君子必自反也"④,别人对我不好,关键不是追究他人,而要通过反观内省,充分调动自我的主体性,在增强德性中逐渐增强感染力与亲和力,以消解一切不愉快。修身的要旨在于时刻注重自身,把解决问题的着力点放在自我身上,以修身的深层涵化效应而生成的亲和力去感召他人,自然而然发挥出修身的社会功能;这反映出,修身作为自我品格的生成之路必当产生外在的社会效应。这是将"修身"作为齐家治国平天下的起点并始终坚持的原因所在。

2."克己复礼":修身彰显自我约束

修身的核心在于修正,即克服自己知性、德性上的不足,简言之,即是"克己",本质上是要清心寡欲,以做自己的主人,不为欲望所主宰。在克己的过程中,当主动"约之以礼",在礼的标准中端正自己。孔子就强调,"仁"不是抽象的,而在于尊礼的日常生活实践中,"克己复礼为仁"。孟子提倡"养心莫善于寡欲",修身核心是纯正自我的心灵意志,确立起匡扶社会道义的雄心壮志,而不为五斗米折腰,所以"克己""寡欲"在宋明理学家那里受到极大关注。南宋朱熹就曾极力强调"克之克之而又克之,以至于一旦豁然欲尽而理纯"⑤,如此

---

① 杨伯峻译注:《论语译注》,中华书局 2006 年版,第 138 页。

② 杨伯峻译注:《论语译注》,中华书局 2006 年版,第 85 页。

③ 杨伯峻译注:《论语译注》,中华书局 2006 年版,第 190 页。

④ 杨伯峻译注:《孟子译注》,中华书局 1962 年版,第 197 页。

⑤ (宋)朱熹:《克斋记》,《朱熹文集·第八册》,德富文教基金会 2000 年版,第 3868 页。

看来,克己是明理的基本路径。同样的,王阳明也认为"若不用克己工夫,终日只是说话而已,天理终不自见,私欲亦终不自见"①,他以反面论证的方式,以达从正面肯定克己方可去欲见天理的观点。概而言之,克己是修身的起点,而现天理是修身的归宿。儒家的修身是不断扩充与超越的过程,即不断地扬弃不同于禽兽的自为性,克服本能欲望,超越小我的得失,以理性引导感性,在道义与诱惑面前,甚至不惜舍生取义。可见,儒家修身的内向性操持非常重视社会性与群体性,先人后己,牺牲自己也在所不惜。

3. 慎独尽性:修身涵养"清静至诚"的内在超越

儒家的修身意向在传扬中出现"饿死事小,失节事大"的极端思想,漠视人的基本生存需求,显现其内向传播的保守一面。修身诚然是为了完善人的自觉与主体,通过"自省""慎独"来实现"尽性""至诚"。明代理学家吴与弼提倡的"静观涵养"与此意涵相通。他说"习静日同禅""静观万物生生意""无穷身外事,逐一静中思"……他主张在静中体味蓄养心性,通过涵养清静的功夫修持来感受天地的盎然生意,来消解世事对内心的干扰,于平常心中览知事理。② 这种注重自身化解一切不合道义的事项的努力,显然是可贵的,体现坚忍的意志,然而过分强调容易导致整个民族深闭固拒、抱残守缺,最终影响修身内在取向的事功开显。总之,修身应当做到可信、可行、可爱三者统一,修身实践的魅力才能彰显。

儒家修身的意向是大自由、大解脱,求"随心所欲不逾矩"的潇洒之境。后世对"存天理,灭人欲"的误读与误解,使修身蒙上阴影。"存天理"彰显士人高远追求,以理来惩忿制欲的精神自主,"灭人欲"的目标是约束过分沉迷声色犬马的生活,放纵欲望,终将害人害己。将这一高远的思想进行庸俗化理解,就会压抑普通百姓基本生活追求的欲望,催生以理杀人的悲剧。那些贞节牌坊,扼制了多少人对幸福生活的向往,制造了无数人间悲剧。因此,光大阐扬儒家(尤其是先秦儒家)修身尽性的基本指向,释放人之自由天性,天人合一才有可能。儒家"修身"为特色的内向操持,其实质是要成人成己,成为圣贤君子,成为快乐幸福的人。

五、共生交往:经世安民的天下胸襟

卢德之认为:"中国发展的本质是中国共享文明的发展,中国崛起的本质

---

① 陈荣捷:《王阳明传习录详注集评》,华东师范大学出版社 2009 年版,第 57 页。
② 张俊相:《吴与弼的人格修养论》,《求是学刊》1994 年第 2 期。

是中国共享文明的崛起。"①共享文明是人类共同的终极的文明观,不共享必失败。中国共享文明观是其中突出的组成部分,中国的"道通天下"与"天下一家"等观念都包含共享精神。究其实质,中华共享文明观当源于共生意识。中华文明有强烈的生命关怀意识,强调守一、抱一,强调整体的重要性;强调个体融入集体才能获得永存。中国人的家国情怀、天下体系正是集体、整体意识的体现。共生即生生,使每个生命都有其生存的权力与价值,且生命与生命之间既竞争又合作,竞合本是生命的本真状态。

(一)共生:人类文明交往范式的应然选择

"共生"概念于 1879 年由德国真菌学家德贝里提出,现代生物学家认为共生即两种不同的生物密切地、专性地生活在一起的生存方式。20 世纪中叶以来,共生观念在经济学、社会学、政治学、哲学等领域得到广泛关注。就哲学视域而言,共生被阐述为事物间或单元之间形成的广泛和谐统一、相互促进、共生共荣的命运关系,表现为多元共存、异类同生、互利共生等现象,呈现出本原性、自组织性、共进性、开放性、可塑性等特征。② 换言之,共生是事物存在的终极方式。事物经过自然演进最终达到共生,此为最佳生存方式,无法共生的事物将逐渐消亡。这一进程是自组织的适应过程,不应人为干预,人力的使用当遵循"辅万物之自然而不敢为"的原则,充当事物共生方式建构的促进力量。共生讲究事物的共同进展,使相关方在协同中各自发展,而不遵从丛林法则。同时,有活力的共生系统应当是开放的,共生的程度可以不断增加,而不只是世外桃源般的周而复始运作。正因为开放,共生系统是可塑的,可以不断跃升。人类当前面临的问题,任何国家都不能自外于其中,应是在共生的原则下,共同面对,人类才能有光明的未来。从这个意义上讲,共生正是人类相处的最优方式,自然也是交往(传播)的理想样态。日本学者尾关周二在 20 世纪90 年代就从"交往"(communication)角度反省当时日本社会面临的校园"欺侮"问题、信息时代的电子共同体影响问题、日本的国际化问题以及人与自然的关系问题,倡导"共生的理想"。其著作专设《共生与共同的理论——超越"自由主义"》一章。他认同井上达夫的共生观:"'共生',是走向异质者开放的社会结合方式。它不是限于内部和睦的共存共荣,而是相互承认不同生活方

---

① 卢德之:《论共享文明——兼论人类文明协同发展的新形态》,东方出版社 2017 年版,第 188 页。

② 李思强:《共生构建说》,中国社会科学出版社 2004 年版,第 134～136 页。

式的人们之自由活动和参与的机会,积极地建立起相互关系的一种社会结合。"①共生是竞赛关系,而非竞争关系,因为后者容易产生过激倾向。他着重区别共同与共生的差异,认为共同强调的是当事者具有相同的价值、规范和目标;共生则以肯定异质为前提,即便价值、规范和目标有差异,当事方也能建立"相互生存"的关系。当然,两者并不矛盾,而是相互协调的,或者说一定程度上也是共生关系:"对于约束共同体内部的人际关系,必须用'共生的共同'理念加以积极的解释,而对于不同共同体之间的人际关系,则有必要用'共同的共生'理念加以解释。"②

（二）从"生生之德"到"生生之厚"：儒道对人类永续行为的省思

群经之首《周易》提出"日新之谓盛德,生生之谓易""天地之大德曰生"等观念。《易》虽有"变易""简易""不易"三意,但其精神内核应该落实在"生"上,"变易"强调"变"是为了更好地"生";"简易"表明"易"之趋向在于去繁就简,为"生"减负;"不易"则反映出《易》内在的"生"有其一以贯之的原则,一切都应当以尊生为最高原则,此为"生生"之要义。《辞海》认为"生生"是"指变化和新事物的产生","生"字复用,强调"生生不息"之意,这生生不息的本体是易。直观而言,万物生于天地之间,易道（天地）是万有生命创生之源。易道之广大在于"生生",亦即就起源而言是不断创造生命,从过程而言,使生者生,即赋予万有以自己的生命活力,使宇宙间充溢蓬勃生机。后世直接提出,"生生之谓德"即生生之德。因为日新体现为盛德,朱熹称"德者,得也。得其道于心而不失之谓也"③。有得于易道而为生,即为德。因此,德的基本义正是"生生",能使生命成其为生命的力量。从引申义而言,战国时期"德"字形为上"直"下"心",故直道而行为德,自然哲学意义上的德衍生出伦理意义上和价值意义上的"德",为人生天地间确立规范。周敦颐的《太极图说》在阐述阴阳、动静、五行之意后指出:"圣人定之以中正仁义,而主静（自注云,无欲故静）,立人极焉。故圣人与天地合其德,日月合其明,四时合其序,鬼神合其凶吉。君子修之吉,小人悖之凶。"圣人的高明之处在于法天象地,以其德与天地之德交相辉映,为人间确立共生共存之道,即"立人极"。从这个角度讲,《周易》乃至整个中华的文化元

---

① ［日］尾关周二著,卞崇道等译:《共生的理想:现代交往与共生、共同的思想》,中国编译出版社1996年版,第120页。

② ［日］尾关周二著,卞崇道等译:《共生的理想:现代交往与共生、共同的思想》,中国编译出版社1996年版,第133页。

③ （宋）朱熹撰:《四书章句集注》,辽宁教育出版社1998年版,第98页。

典都在探讨人类社会的共生之道,儒家之仁义、道家之自然、佛家之慈悲都为人类确立"共生法则",可称之为"共生交往观"。雷蒙·威廉斯曾明确认为:"关于传播的任何真实理论都是关于共同体的理论。大众传播的技术,只要我们判定它缺乏共同体的条件,或者以不完整的共同体为条件,那么这些条件就与真正的传播理论互不相干。"①以此观之,中国先人提出的以"生生"为思想特质的共生交往观才是人类交往理论的胚胎,拥有发展成为人类文明和谐共生理论的势能。中国人在先秦的轴心时代就确立"配天"的立身处事意识,他们在自己编织的"意义之网"中以自己的方式生活着。格尔茨认同韦伯的观点,"文化就是这样一些由人自己编织的意义之网"②,他认为不同民族、不同国度的人在自己经营的文化(即意义之网)中进行着信息的传递,意义的建构与解释基于此而展开。中国人一出生就处在以"生生"(共生)为核心的意义之网中,以中和、共享为社会规范,因此延续至今。这是华夏文明绵延五千年而不中断的内在文化基因,以维护共生作为行事的最高准则。

老子继承《周易》的"生生"思想,加以发挥并指出"生生"过程应当避免"生生之厚"。王弼本《道德经》第五十章云:

> 出生入死。生之徒十有三,死之徒十有三。人之生动之死地,亦十有三。夫何故?以其生生之厚。盖闻善摄生者,陆行不遇兕虎,入军不被甲兵,兕无所投其角,虎无所措其爪,兵无所容其刃。夫何故?以其无死地。③

根据高明的《帛书老子校注》,帛书甲乙本当作"出生入死。生之徒十有三,死之徒十有三,而民生生,动皆之死之十有三。夫何故?以其生生也"。傅奕本不同处有"而民之生生而动,动皆之死地,亦十有三"一句。河上公本不同处有"以其求生之厚也"句。高明认为帛书语义为上。此章"生生""表达厚自奉养之义",如韩非子所解:"凡民之生,生而生者固动,动尽则损也;而动不止,是损而不止也;损而不止则生尽,生尽之谓死。"④

---

① [英]雷蒙·威廉斯著,高晓玲译:《文化与社会》,吉林出版集团有限责任公司 2011 年版,第 327 页。

② [美]克利福德·格尔茨著,韩莉译:《文化的解释》,译林出版社 2008 年版,第 5 页。

③ (魏)王弼注,楼宇烈校释:《老子道德经注校释》,中华书局 2008 年版,第 134 页。

④ 赵沛注说:《韩非子》,河南大学出版社 2008 年版,第 186 页。

王弼注曰：

　　取其生道，全生之极，十分有三耳；取死之道，全死之极，亦十分有三耳。而民生生之厚，更之无生之地焉。善摄生者，无以生为生，故无死地也。①

河上公注曰：

　　言生死之类各有十三，谓九窍四关也。其生也，目不妄视，耳不妄听，鼻不妄嗅，口不妄言，（舌不妄）味，手不妄持，足不妄行，精不妄施。其死也反是。人之求生，动作反之十三死（地）也。问何故？动之死地也。（言人）所以动之死地者，以其求生活之事太厚，违道忤天，妄行失纪。②

　　两注释对"十有三"的理解各异，但对"生生"的理解一致。因为"生"本自然，"生生"当以生为生，时时把"生"放在心中，无法忘"生"，自然就执着于"生"，本欲养生反而害生，就不美了。因此，后世文本加上"之厚"，突出"生生"之过。生命本是天成自然，人当辅之自然而"不敢为"。"生生"太着意于"生"而因此采取行动，则易陷于死地。老子常警示后人："勇于敢则杀，勇于不敢则活。此两者，或利或害。天之所恶，孰知其故？是以圣人犹难之。"③"勇于敢"者，即"生生"之谓。人当何以为"生"呢？老子还明言："天长地久。天地之所以能长且久者，以其不自生，故能长生。是以圣人后其身而身先，外其身而身存。非以其无私邪？故能成其私。"④人的长生在于效法天地的"不自生"，只有无私（我），才能从根本上"成私"，成就自我。《道德经》第十三章从反面来启发世人："吾所以有大患者，为吾有身，及吾无身，吾有何患！故贵以身为天下，若可寄天下；爱以身为天下，若可托天下。"一个人所以有"大患"，因为私心自用，或师心自用，困于一己之私，见利忘义，以自我一利害为标准，反而是为自己当下最大的后患。只有赢得天下者，才能藏己于天下。一我一天下，一天下即一我。不分彼此，则共生无碍。以至于天下太平了，老百姓也没有想起"我"的存在。《道德经》第十七章曰"功成事遂，百姓皆谓我自然"，这样的"我"才是真正的成功。这样的成功之道，用《道德经》第十六章的话说是"知常容，容乃

---

①　（魏）王弼注，楼宇烈校释：《老子道德经注校释》，中华书局 2008 年版，第 135 页。
②　王卡点校：《老子道德经河上公章句》，中华书局 1993 年版，第 192 页。
③　（魏）王弼注，楼宇烈校释：《老子道德经注校释》，中华书局 2008 年版，第 181 页。
④　（魏）王弼注，楼宇烈校释：《老子道德经注校释》，中华书局 2008 年版，第 19 页。

公，公乃王，王乃天，天乃道，道乃久，没身不殆。"这种"没身不殆"的效果，其实是"为无为"的结果。因为"知常"，因为合道。具体做法是：懂得道与人是母子关系，人源于道，当尊道而行。守道不失，方能"没身不殆"。对此，《道德经》第五十二章指出："塞其兑，闭其门，终身不勤。开其兑，济其事，终身不救。见小曰明，守柔曰强。用其光，复归其明，无遗身殃，是为习常。"①这里的"习常"可以理解为"因习常道"。

当然，《道德经》认定的"生生"与易经的"生生"的基本含义应当一致。将"生生"完全理解为厚养自身，是受后世"生生之厚"的表述影响而反推的结果。相近时代的话语含义相近，老子的"生生"应当在"使生以生"这一指向上。我们还可以从《庄子》书中找到佐证，《庄子·大宗师》云"杀生者不死，生生者不生""道能使万物死灭而自己却不死，能使万物生息而自己却不生"②。庄子学派从历时性和发生学的角度强调使生者生这本原性意义上论述"道"的创生功能。老子更强调共时性意义上生与生都能保有生命的尊严，实现共生。在"反者道之动"的思路下老子发扬出以往相对忽视的方面，那"生生"并非只有"生生不息"一个结果，也可能出现过犹不及的情况，"动"而使"生"陷于"死地"。老子强调以静制动，以静为根本，对"动"保持敬畏，动则可能不懂"复"，无法复归其根，即静，就会陷于死地。因此，老子的"生生"更关注"生生"的负面作用。所以，不能直接将"生生"等同于"生生之厚"。其实，"生生之薄"又何尝不是危生之径。让生命能够如其内在禀性一样延续，关系到生命主体的明道，知道，体道，悟道，与道合真，这何其艰难。

《道德经》第七十五章王弼本作"民之轻死，以其求生之厚，是以轻死"，帛书甲乙本与之相同。但景龙碑本、敦煌辛本、遂州碑本、苏辙本、吴澄、彭耜本却作"人（民）之轻死，以其生生之厚"。易顺鼎认为原文当为"生生之厚"，因为"生生之厚"是谓"通生生之情以自厚也"。高明引劳健所言："此章'生'字，义皆如生聚之'生'。旧说或解如生死、生命之'生'，非也。"他认为"民为求其厚生，虽死而逐利不厌"，老子的本意当是"保持清静恬淡之生活，胜过于富贵豪华的厚生"。不过，后文略有差别。王本为："夫唯无以生为者，是贤于贵生。"帛书为："夫唯无以生为者，是贤贵生。"③众所周知，老子反对有为，追求无为。

---

① （魏）王弼注，楼宇烈校释：《老子道德经注校释》，中华书局2008年版，第139～140页。
② 方勇：《庄子》，商务印书馆2018年版，第115页。
③ 高明：《帛书老子校注》，中华书局1996年版，第195～196页。

在养生语境下，无以生为即是不以生为意，才是胜于"贵生"。老子贵生，实践中却以不执念的方式来体现"生"的尊贵。在老子看来，"生"都派生于"道"，因此，在"道"的视角与胸襟之下，生与生都反映"道"的光辉，应当和谐共生于"道"之中。老子也知道，人作为物，也不必然会自觉自然自足地以"道"的方式来共生，往往会因受"生生之厚"的诱惑而损人利己，导致社会关系的异化，导致春秋战国时那样相互残杀的害生之行为。因此，《道德经》第五十九章呼吁圣人、百姓都执守"无为"，以"治人事天莫若啬"的方式来自我约束。李零认为："生生，即从生到死的过渡期，经常是介于二者之间，动不动就会死掉，也占三分之一。"[①]在李零看来，新生与走向死亡，也就是孩童与老人，各占三分之一，青年壮年占三分之一。老子更关心的是这部分人，因为这部分人是社会的中坚力量，他们如何处理"生生"关系，不仅关系自身的"生"，也影响他人的"生"，更长远地影响社会和世界的"生"，正所谓少年强而国强。尹振环认为"死地"是战争之险境，而"人民绝无此等条件维持生命，只有极少数的王公、圣人才有资格讲究不进入'死地'。所以，这是老子向侯王献上的'执生术'"。他认为"生生"是为了生存下去，或为了谋生，而不得不当兵打仗而进入死地。[②]《孙子兵法·九地》说："投之亡地而后存，陷入死地而后生。"尹振环从生活角度理解"生生"，就局部章节而言，有其道理，但整本《道德经》，显然强调的是保生安身之道，希望侯王与百姓都遵道而行，方可安身，即"生生"。观乎本章前后，并不谈战争，因此，应当是从哲理上谈"善摄生（执生）"问题。

　　求生或生生在《道德经》的语境中表现为人对"生"的过于执着而导致对生的自我残害。因为"执者失之，为者败之"。养生当以顺自然为要，老子的养生是广义的，即"善摄生"，追求人与自然的和谐，我无伤物心，物无伤我意；人与社会的和谐，人际关系不起冲突，自然用不着兵器，也挨不到兵刃。

　　儒道两家都盛赞天地化育之功，都珍惜"生"之宝贵。儒家强调"自强不息"的"生生"观，让生命在奉献社会中闪耀光芒。道家强调"厚德载物"的"生生"观，强调忘我以载物，更重视生命的内在质量，不以功业为怀地效法自然之道，不把人间的功名利禄当成衡量成就的标准，把作为道的化身而真心实意地享受人生作为幸福人生的根本要求。享受生命的荣耀，参悟道尊德贵这一要旨，以含德之厚为根本路径，以生为道路，将出生入死的生命流转当成日出日

---

①　李零：《我们的经典·人往低处走》，三联书店2014年版，第160页。
②　尹振环：《帛书老子再疏义》，商务印书馆2007年版，第80~84页。

落那么自然,当生命结束的时候就能含笑九泉,因为生命的元素必将以另外的方式存在,"通天下一气耳"!

儒道互补,同一个"生生",儒家看到的是"生生"的不息气象,道家看到的是"生生"的"大患"所在。生命的存在,不仅需要儒家奋发有为地进取,也需要道家清虚自处地守中。进退有度,时中为法,共生为念,诚为大道。

综上所述,"生生"可理解为"共生",从关联性思维出发,将个体与集体、本国与外国都置于"道"这一共通的理想的和谐之境。其实质是坚信人类与万物一样是多元一体的,是多样性的统一。在全球化的时代,个体、组织、国家都不可能独善其身,只有追求"共生",追求全球共同治理,将治身与治世有机地统一起来。共生强调主体间性,强调间性传播,强调的是相关方的彼此依赖,公与私保持必要的张力,如同太极一般,阴中有阳、阳中有阴,在动态流转中维护阴与阳的相辅相生的关系。"共生"内在意味着竞合,竞争与合作同在。不合作的竞争会打破平衡,威胁双方的安全。因此,双方或多方关系中,应追求共同安全。"共生"可以从字面上理解为"共同生存",所以,"共生"交往观当是人类最理想的方案,不共生,即共亡。

诸子学,"其根本问题在于文明重建的依据与路向之争,涉及如何评价周文、文明建构的基本原则及路径、对精英群体的定位等等。对这些问题链的不同解答,构成诸子不同的思想谱系"①。道家正是与法儒墨这一周文影响系统之外的南方不同文明形态。道家的思想家们围绕"道"设想了一种新的文明秩序,就是无序列的序列,无名义的名义,无造作的操作,这是一种最朴素的文明形态,提倡最弱的政治运作与最稀薄的价值体系,指向一种反文明建构的思路。与建构不同,强调"无为";与教化不同,强调"无言"。无为与无言都可以"无",其中心已不在执政者,而在作为文明主体的社会本身。

应用国学继承发扬传统国学涵养心性,探索华夏文明长存之道,回应新时代的新问题,为培养时代新人应运而生。应用国学本质上是对传统国学的创造性转化与创新性发展。应用国学基于国学的当代应用,强调以"道法自然"的总原则促成天人和谐,既继承传统,吸收往来,又开辟未来。只有从根本上信守"尊道贵德"的文明生活方式,人类文明才能行稳致远,人类文明交往才能和谐共生。应用国学下的新儒道学可以应对当今世界面临的脱序危险,启发世人,人类不尊重"生生之德",各国不强调"生生之厚",人类文明交流就必然

① 方勇:《四论"新子学"》,《光明日报》2018年10月13日。

处处充满冲突，必将遭受毁灭性打击。因此，应用国学应当追求发扬老学"生生之厚"的忧患意识，努力再出发，发扬华夏文明五千年进程中积淀的文明共存之道，再倡"共生交往观"，为世界的和平安宁贡献自己的智慧。

六、德配天地：经世安民的理想范式

《道德经》曾被朱元璋称为"王者之上师，臣民之极宝"，其中蕴藏"君人南面之术"，蕴藏治国安邦的道理与方法。这种理法，从根本上说是尊道贵德，而就操作性层面而言，可以表述为"德配天地"，或者浓缩为《道德经》中所说的"配天"。

（一）配天，古之极：老子对上古治国安邦智慧的扬弃

《道德经》第六十八章提出立命处事、化解冲突、克敌制胜的根本法宝，认为"配天"正是"古之极"，是古代经世安民的完整表达：

> 善为士者不武，善战者不怒，善胜敌者不与，善用人者为之下。是谓不争之德，是谓用人之力，是谓配天古之极。[1]

帛书《老子》甲乙本均作"之力"，高明认为帛书为佳。"配天"，即"合于天道"。许永璋也认为："极力赞扬不争之德，顺乎自然与天道合一，故能配天。配天是人道之最高准则。"[2]王弼本"配天，古之极"句，帛书本"极"后有"也"，甲本脱一"配"字。俞樾以韵为由，"疑'古'字为衍文。是'古谓配天之极'六字为句，与上文'是谓不争之德，是谓用人之力'文法一律。其衍'古'字者，'古'即'天'也。"马其昶甚至认为此句应为"是谓配天极"。高明以帛书为据认为："当读作'是谓配天，古之极也'。"[3]徐志钧认为第二处"用人"应指古时杀人以祭，"配天"则指祭祀时以祖先配享。[4]《篇海类编》"配，侑也"，配享之意，为祭祀的次要对象。金文《害夫簋》所谓"用配皇天"，正是此意。徐志钧把用人解为"杀人以牲"，虽然那个时代有这种做法，但老子以慈心济世，本章既然讲"善"，讲"不争"，自然不会赞成这种惨绝人寰的做法。笔者以为"用人"不是以人祭天，虽然老子的时代遗存某些上古思想，但总体上，老子都做了哲学的升华。此外，君王无为而让臣有为，此方为用人之道。为君之道在于选贤任能，

---

① （魏）王弼注，楼宇烈校释：《老子道德经注校释》，中华书局2008年版，第171~172页。
② 许结、许永璋：《老子诗学宇宙》，黄山书社1992年版，第296页。
③ 高明：《帛书老子校注》，中华书局1996年版，第167~168页。
④ 徐志钧：《老子帛书校注》，凤凰出版社2016年版，第236~237页。

以"用人之力"。如此说来，后世加上"之力"并非没有道理。刘笑敢赞成高明的观点，指出："此处帛书本作'用人'是一般的用人、待人之道，但传世本作'用人之力'则意狭窄，变成了仅借用别人之力，又会产生用计谋利用别人的歧义。"①

"配天"在《道德经》中只见一处，考察前后语境，强调的是人的系列"善行"，即"善行无辙迹"之意。盛赞人的"不争"即能"用人"；实现关系的协调，这是"配天"之举，此种举动是上古修身治世的极致，是保合太和之意。就《道德经》角度看，要配合天道，符合天道；强调"君王之行政施教符合于客观自然的运行规律"②。宋徽宗认为："无为为之之谓天，不争而用人，故可以配天则至矣，不可以有加矣。故曰：古之极，极至也。"③此种解释体现道家顺天，辅自然不敢为的谨慎心态。董思靖《道德真经集解》云："惟其不争而为下，则去智与故，循天之理，乃与天同德。"④

赵汀阳注意到"配天"对于中华文明的意义，认为"配天的观念是中国思想的基本原则之一"⑤；他认为这是中国人的信仰形式，"即人道与天道的相配，所谓配天，凡是达到配天的存在皆为神圣存在，也就成为信仰。中国的精神信仰之所以隐而不显，是因为被默认而不知……以配天为存在原则的中国就是中国的神圣信念"⑥。

《玉篇》认为："配，匹也，对也，合也。"配天之"配"当为"合"之意，在《道德经》的语境中，还有"法"之意。这一点与《尚书·君奭》所说的"故殷礼陟配天，多历年所"，意思相近。蔡沈说："故殷先王终以德配天，而享国长久也。"⑦配天即以德配天，要求君王行德政以顺天。配"天"，因为这里的"天"并不只是自然的"天"，而是道德的"天"，精神境界的"天"。"配天"，就完整性而言，当是"配天地"的缩写。对此《中庸》讲得明白："博厚配地，高明配天，悠久无疆。"孔

① 刘笑敢：《老子古今》，中国社会科学出版社 2006 年版，第 661 页。

② 辛战军：《老子译注》，中华书局 2008 年版，第 266 页。

③ （宋）赵佶：《宋徽宗御解道德真经》，熊铁基、陈红星主编：《老子集成·第三卷》，宗教文化出版社 2011 年版，第 299 页。

④ 董思靖：《道德真经集解》，熊铁基、陈红星主编：《老子集成·第三卷》，宗教文化出版社 2011 年版，第 388 页。

⑤ 赵汀阳：《惠此中国：作为一个神性概念的中国》，中信出版社 2016 年版，第 12 页。

⑥ 赵汀阳：《惠此中国：作为一个神性概念的中国》，中信出版社 2016 年版，第 17 页。

⑦ （宋）蔡沈注：《四书五经·上·书经集传》，天津古籍书店 1988 年版，第 108 页。

颖达疏："言圣人功业高明，配偶于天，与天同功，能覆物也。"①地之载物，与天之覆物，两者匹配，久久为功。只不过，由于天之高、之远、之明为世人所景仰，相对于地之低、之近、之平相比，天无疑更具神圣性，因此，日常中常极言天而隐去地。《中庸》明确指出："天地之道：博也，厚也，高也，明也，悠也，久也。"朱熹亦解之曰："言天地之道，诚一不贰，故能各极所盛，而有下物之功。"②正所谓孤阴不生，独阳不长，阴阳和合，天地交泰，万物生焉。因此，"配天"从整体上讲，当是法地、法天、法道、法自然思想的表征，其实质乃人与自然的和谐共处。人唯有"配天"才能长治久安。苏轼《兴龙节功德疏文》言："伏愿皇帝陛下，配天而治，如日之中，安乐延年。"

《庄子·天地》说"啮缺可以配天乎"，郭象注曰："谓为天子。"当代庄学专家方勇认为"配天"即为"王天下"③，后世有以祖配祭天的做法。《汉书·郊祀志下》："王者尊其考，欲配天，缘考之意，欲尊祖，推而上之，遂及始祖。是以周公郊祀后稷以配天。"如此配天，以自己的先祖与天帝同在而获得天帝垂怜的良苦用心。唐玄宗注《道德经》第六十八章曰："善胜是不争之德，为下是用人之力，能如此者，可以配天称帝，是古之极要道也。"④显然唐玄宗是从做天子的角度阐述天子当具备尚德理事，有善胜以慈，善用人以下，这是自古以来有天下的"要道"。因为"配天"的核心意涵是君王体天道民心，以道治国，不以智治国，社会才能富强安康。要做到这一点，君王就应体道，将"惟道是从"作为信仰，在实践中做到"唯施是畏"，以敦促自己始终走在康庄大道上。

（二）配天，德之及：儒家对德治天下的追求

《中庸》第三十一章重在阐述"配天"的内涵：

> 唯天下至圣，为能聪明睿知，足以有临也；宽裕温柔，足以有容也；发强刚毅，足以有执也；齐庄中正，足以有敬也；文理密察，足以有别也。溥博渊泉，而时出之。溥博如天，渊泉如渊。见而民莫不敬，言而民莫不信，行而民莫不说。是以声名洋溢乎中国，施及蛮貊。舟车所至，人力所通，天之所覆，地之所载，日月所照，霜露所队，凡有血气者莫不尊亲，故曰

---

① （汉）郑玄注：《礼记正义》，山东画报出版社2004年版，第1583页。
② （宋）朱熹：《四书章句集注》，中华书局2011年版，第35～36页。
③ 方勇译注：《庄子》，商务印书馆2018年版，第202页。
④ 朱俊红整理：《〈道德经〉四帝注》，海南出版社2012年版，第355页。

配天。①

朱熹认为聪明睿知的至圣方能君临天下，这样的至圣具备仁（宽裕温柔）、义（发强刚毅）、礼（齐庄中正）、知（文理密察）四德。这四德含蓄充积于内必发之于外，所以取得民敬、民信、民悦的政治传播效果，这不仅能泽被中国，而且可以延及四夷，乃至天下一切万有，莫不与之"尊亲"，呈现天下和谐的气象。这样的气象可称为"配天"——"配天"总体上是施政理念。朱熹释之曰："配天，言其德之及，广大如天也。"强调集道统与政统于一身的君王，注重自己行为之谨信，注意施政理念之顺天应人，唯有如此，才能获得天命所归。

范阳张九成认为，配天是"凡有血气，无不尊亲，是与天地并立于两间，而造化天下矣，故曰'配天'。配，非比也，并也"②。张氏将"配"理解为"并"，突出一切有情，尤其是人，能与天一同创造天下。此理解贵突出中华文化心物相合的观念，并未因道或理的存在而忽视人的能动性与创造性，而是强调人在遵循道与理的前提下，创造性地发挥才能，与天共创天下。有了人以后，这个天下就是人与天共同创造的天下，"天人合一"，方能行"中庸"，至大治。

总的看来，"配天"是儒道两家共同的观念，尤其在强调政权的合法性与永续性时，只有与天相配才能获得存在依据，相反则必败。配天的"配"凸显人的能动性——人要主动去配，而不是天去配人，正所谓"人能弘道，非道弘人"。作为道的显在者，天亦如此；人则可以如《阴符经》所言，"观天之道，执天之行"，进而运用自然规律以养生治世。

值得注意的是，儒家更强调天命，道家更强调天道。儒家注重人文理性，突出主观取向，道家更倾向自然理性，突出客观取向，如《毛公鼎》："丕显文武……配我有周，膺受天命。"文与武都强调其文治武功，建立道德模范与丰功伟业；周公制礼作乐形成的礼乐制度，彰显人伦精义，催生影响中国文化数千年的礼教文明，"礼者别贵贱序尊卑者也"，"礼之用，和为贵"，使"天命"逐渐转向"人文化之"。道家努力将"天命"转向"天道"——"天命"之"命"的本意是令，强调以外在的威严而产生逼迫，欲使人顺服。"天道"则强调道通为一，万物背后皆有"道"，人身上都是"性"。人应当保持天性，效法自然之无为自在，人最终获得解放与自由。老子将天与人并举，突出人的尊严。刘绪义说："老子所言之天比孔子要进步得多，不再是春秋观念中的最高范畴，而是实指自然

---

① （宋）朱熹：《四书章句集注》，中华书局 2011 年版，第 39 页。
② （宋）卫湜撰，杨少涵校理：《中庸集说》，漓江出版社 2011 年版，第 320～321 页。

界的广大天空,剔除了天的观念中的神学内涵,具有了科学意味。"①对天本来面目的敬畏,体现人自己的尊严。《庄子》的主张更彻底,其《大宗师》倡导"不以人助天",《秋水》倡导"无以人灭天",清醒地认识到可能给天带来的伤害,终会伤害到人自身。

　　总之,"德配天地"是中华先贤探索华夏文明长存之道的思想结晶,它既强调以"道法自然"总原则实现天人和谐,又关注人类文明实践中产生的"文明之恶"——失道,即以人道的有为代替天道的无为所埋下的祸根。因此,只有从根本上发扬"尊道贵德"的文明生活方式,人类的文明才能行稳致远。"德配天地"的再次提出有其深刻的时代意义。当今世界面临脱序的危险,如果人类不能复归"配天"的轨道,若个人或各国皆一味"损不足以奉有余",必将使人类文明遭受毁灭性打击。因此,应用国学坚持儒道倡导的"行于大道"的精神旗帜,努力阐扬传统文化中的文明共存之道——用《道德经》第八十一章的表述是"既以为人,己愈有;既以与人,己愈多";用孔子《论语·雍也》的表述是"己欲立而立人,己欲达而达人"——为世界的和平安宁,贡献自己的智慧。

　　谢清果　厦门大学新闻传播学院教授、博士生导师,厦门大学传播研究所所长,华夏传播研究会会长,《中华文化与传播研究》《华夏传播研究》主编。
基金资助:国家社科基金一般项目"华夏文明传播的观念基础、理论体系与当代实践研究"(19BXW056)。

(收稿日期:2020 年 2 月 28 日)

---

①　刘绪义:《天人视界:先秦诸子发生学研究》,人民出版社 2009 年版,第 100 页。

朱熹的"格物致知"与涵养工夫

　　说起宋代的朱熹,大家都有所知,他是中国古代继孔子之后最为重要的思想家、哲学家,所谓北有孔子,南有朱子。他祖籍江西婺源,出生于福建尤溪,曾任厦门同安县主簿,长期生活在武夷山,是地地道道的福建人,因而作为厦门大学的学生不能不知道朱熹。

　　朱熹的学术涉及诸多方面,史书上称朱熹"博极群书,自经史著述而外,凡夫诸子、佛老、天文、地理之学,无不涉猎而讲究也"。今天侧重讲他的工夫论,讲的是道德修养方面的学问。这是朱熹学术很重要的一个方面。

　　朱熹一生最重要的贡献是整理和注释"四书",即《大学》《中庸》《论语》《孟子》,编成了《四书章句集注》。今天讲儒学,在很大程度上就是讲朱熹《四书章句集注》所整理和注释的"四书",当然,"四书"之外,儒家还有"五经",即《诗》《书》《礼》《易》《春秋》。

　　朱熹致力于"四书"研究,尤其是对《大学》最为用力,直到临终前几天还在修改《大学》的"诚意章"。"诚意章"非常重要。《大学》讲"格物,致知,诚意,正心,修身,齐家,治国,平天下",按照朱熹的说法,《大学》以"格物致知"为先。但是在他之前的学者都认为应该从"诚意正心"开始。

　　对此,朱熹进一步认为,"格物致知"是知的问题,"诚意正心"是行的问题,而行要比知更为重要,更加根本,但要行得好,还是要从"格物致知"开始。也就是说,《大学》以"格物致知"为先,但是以"诚意正心"为本。

　　朱熹注释《大学》,不仅讲《大学》"格物,致知,诚意,正心,修身,齐家,治国,平天下"以"格物致知"为先,最重要的是他还特地为《大学》编写了"格物致知"补传。经朱熹整理过的《大学》有经有传,而原来《大学》讲"格物致知"只有经没有传。也就是说,在朱熹整理的《大学》本子里,"格物致知"传是朱熹加进去的。朱熹的学问之所以能被后人接受,主要是因为他增加的"格物致知"补传被之后的学者认同,但也因而受到各种批评。所以,朱熹的思想是以格物致知论为特色的,且对后世影响最大。

朱熹除了讲《大学》以"格物致知"为先之外,还在注释《大学》的过程中特别强调了"敬"。按照今天的话讲,相当于敬业的"敬",就是要有"敬"的品德。《大学》文本里没有"敬"字,但朱熹特别强调"敬",认为敬是"涵养本原之功,是所以为格物致知之本"。

为此,朱熹吸取了北宋程颢、程颐即二程所说的"涵养须用敬,进学则在致知",把"敬""涵养"与"格物致知"统一起来,认为"敬""涵养"为"格物致知"之本。这实际上就是学术上多年来一直讨论的《中庸》所谓"尊德性"与"道问学"的关系问题,直到今天的学校教育、为人处事也经常会涉及德性与知识的关系问题。

朱熹所讲的"格物致知",不仅是提升个人道德修养方面的工夫,而且还包括了对于外部事物的研究,二者是相互联系的。也就是说,道德修养与读书学习是联系在一起的。

朱熹从小就对自然界事物感兴趣,而且长期生活在南方武夷山地区,对山清水秀的自然界很感兴趣,长期从事自然研究。因此,他在儒学经典的诠释中,在授徒讲学过程中,对自然界事物都有所论述。今天讲儒学、传播弘扬儒学,不要忽视历代儒家学者对于自然知识的重视和论述。

下面分四个方面来讲述朱熹的工夫论思想:第一,《大学》的"格物致知"补传;第二,"敬"为格物致知之本;第三,"涵养须用敬,进学则在致知";第四,"格物致知"与自然研究。

一、《大学》的"格物致知"补传

我们先讲《大学》的"格物致知"补传。朱熹把原本的《大学》分成经、传两个部分:第一部分是经,朱熹认为是孔子讲的;第二部分是传,朱熹认为是曾子作的,是对经的解释。

先看经的部分。《大学》一开始便是"《大学》之道,在明明德,在亲民,在止于至善"。朱熹把"明明德""亲民""止于至善"这三句说成是《大学》的"三纲"。这与董仲舒所说"三纲五常"的"三纲",即"君为臣纲、父为子纲、夫为妻纲",不是一回事。

关于"明明德",是有不同解释的。从字面上说,明德是好的品德,要彰显发扬出来,这就是"明明德"。问题是人的好品德到底是社会规定的,还是人们内心中原本就有的? 人的好品德到底是教给的,还是自身就有的? 比如,大家都认为上了公共汽车就应该给老人让座,有人不知道,我们就要教他,也就是说,好品德是后天受教育而来的。

另一种观点认为,人原本就有好品德。孟子说人有恻隐之心,一个小孩掉到井里去了,每个人都为之而生恻隐之心。恻隐之心是受教育而来的,还是他天生就有的?人有善良之心、爱人之心,这个心到底是受教育而来的,还是内心本来就有的?孟子说"无恻隐之心,非人也",就是说这个恻隐之心原本就有。

既然人天生就有恻隐之心,为什么在现实中不是每个人看到小孩掉到井里都一定会有恻隐之心。我们看到报纸上披露,有人要跳楼,大家说你跳下来吧,真正有恻隐之心的人都不在场,那怎么解释?正是因为有这样的问题,我们才要把每个人内心固有的恻隐之心激发出来,而"明明德"就是要把自己内心原本就有的明德激发而彰显出来。

所谓"亲民",朱熹注释为"新民"。每个人原本都有明德,应当把它激发出来,然而,仅仅这样做还不够,还要"己欲立而立人,己欲达而达人",推己及人,让其他每个人都变成一个好人,这叫"新民"。

《大学》原字是"亲民",凭什么要注释成"新民"?因为朱熹在整理《大学》时发现,《大学》里有所谓"《康诰》曰'作新民'"的说法。既然"亲民"是经,那么后面就应当有传,对经做出解释,所以朱熹就用传里的"新民"二字注释经里的"亲民"。后来王阳明说朱熹注释得不对,认为"亲"就是爱,"亲民"就是爱民,怎么会是"新民"呢?到底哪一个注释合理,我们可以做进一步讨论。

"止于至善",按照今天的话说,就是要做就做到最好,凡事都要做到极致,这是"格物致知"的精髓。比如,大家都来听课,就要听到最认真,集中精力,把时间充分利用起来。凡事都要做到极致,这就叫"止于至善"。以上就是《大学》的前三句,"三纲"。

接着是"八目",顺序是"格物""致知""诚意""正心""修身""齐家""治国""平天下",这八个方面可简化为"格致诚正修齐治平"。这八个方面中,修身在中间,对修身、齐家、治国、平天下来说,修身是根本,而修身的具体做法在于格物、致知、诚意、正心。

修身怎么修?《论语》讲"吾日三省吾身",经常反省自己是不是修身?闭目养神是不是修身?在家里浇花、种草、听音乐还有听讲座是不是修身?在朱熹看来,修身就是《大学》所说,格物、致知、诚意、正心,就是"格致诚正"。

《大学》在讲"三纲""八目"的基础上,朱熹明确提出"以修身为本"。朱熹认为,这是相对于天下国家而言,修身为本,天下国家是末。但这并不是说天下国家不重要。魏晋南北朝时期有重本轻末之说。当时的人们喜欢讲本末问题，凡事抓住本，比较轻视末。宋代人不这样看，他们认为这是体用关系。什么叫本末？什么叫体用？

比如说，一个人的精气神，这当然是本，就是体，肉体是末，也就是用，能说肉体不重要吗？但在魏晋南北朝时期，人们认为末不重要。1983年，我从华东师大哲学系本科毕业，在硬座火车上碰到华东政法学院学法律的毕业生，我们辩论到底哲学重要还是法律重要。我说哲学是本，法律就是末。他不服气，非得辩，最后他辩不了了。应该说哲学与法律都重要，只是有本末的差异。

宋代人把本末说成是体用关系，就是人的精气神和骨肉的关系。没有骨肉，也就没有精气神；没有精气神，光有一身骨肉，不过行尸走肉而已，也不算什么事。所以两个都很重要，但从根本上说，精气神为本、为体，骨肉为末、为用。在这个意义上说，修身为本，天下国家是末，并不是说天下国家可以不要了，而是说，修身是体，天下国家是用，是要通过修身，达到治国、平天下，把事情做好。

以修身为本，修身就是格物、致知、诚意、正心。朱熹说："大学之道，虽以诚意正心为本，而必以格物致知为先。"也就是说，《大学》讲"明明德""亲民""止于至善"三纲，讲"格致诚正修齐治平"八目，最根本的是"诚意正心"，最为重要。不少人听过王阳明讲"知行合一"，朱熹却要将知行分个先后，认为这样才能真正做得好。如果不将知行分个先后，就不知从哪里下手。

从哪里下手呢？以"格物致知"为先，就是要从"格物致知"下手，讲的是知在先，但最重要的是"诚意正心"，是行，在这个方面，王阳明和朱熹是一样的，都强调行的重要性。但是，朱熹较多思考如何"诚意正心"、如何行的问题，因而提出"诚意正心"为本，但一定要以"格物致知"为先，同时还应当说，虽然以"格物致知"为先，但要"诚意正心"为本，归根到底是要行。

朱熹讲《大学》"以修身为本"，那么，修身的目的是什么呢？修身的目的在于"明明德"。朱熹特别对"明明德"做了深入阐释。前面我们提出了一个问题，人的好品德到底是社会规定的，还是人们内心中原本就有的？人的好品德到底是教给的，还是自身就有的？朱熹说，明德是"人之所得乎天"，也就是说，好品德是老天给的。

而且在朱熹看来，不仅人有明德，天下万事万物都有共同的德性，都是老天给的。生活在世上的每个人，他们的能力、品行、知识虽有高低之差，但最初的明德都是老天赋予的。这个"明德"，在朱熹看来，就是指人的心，讲的是每个人原本都有老天赋予的"明德"之心,性善论就是说每个人原本都应该有仁爱之心,"明德"之心。

朱熹认为,人之心原本不仅是"明德"之心,而且还具众理,具备天下万事万物的共同道理。有人说这是圣人吧,只有圣人之心才可能具众理。但在朱熹看来,每个人的心原本都具备众理,这并不是说,人无所不知,而是说人人都有"明德"之心,因而能够由"明德"之心而去认知万事万物之理,从而能够应对各种事件的发生,并不是说只要有"明德"之心就够了。

朱熹说,人之心原本就是"明德"之心,而且还具众理,可是有些人可能会说,那我怎么会不知道呢?也有人会问,既然人人原本都有仁爱之心,为什么还会有人干坏事,为非作歹?对于这样的问题,朱熹回答说,这是由于"为气禀所拘,人欲所蔽"。

什么叫气禀所拘?就是气质不行。有的学生考上大学,自以为太牛了,第一年基本就是玩掉了,什么书都不看,太高兴了,为什么呢?因为他们家祖宗十八代就出那么一个大学生,能够光宗耀祖当然开心。而有的人,今天考上大学,明天该干什么干什么,因为他的父母兄弟姐妹好几个大学生,他是最后才考上大学的,一点面子也没有,所以他第二天就去看书了。

考上了大学,高兴了三年,突然想到快要毕业了,这才开始抓紧时间读书;到那时,即使累得趴下,也无济于事。这就叫气禀所拘。在现实中,人与人的确有很多差异性,有的人天生就是学数学的,有些人学了一辈子,即使是非常努力,也未必能学好。可能有大脑生理结构的差异,更多是个人成长所处的家庭环境、社会环境等多方面影响了人的品性。

除了气禀所拘,还有人欲所蔽。老百姓经常会说某某小孩小时候多好多好,后来被一些人带坏了,叫交友不慎,这会使我们想到孟母三迁。人欲多了,好不好?过去一直有人批评朱熹讲"存天理,灭人欲"压制人的欲望。但有一点可以肯定,人欲多了,心就乱,头脑容易发昏,容易过头,这就是所谓"为气禀所拘,人欲所蔽,则有时而昏"。

原来人有善良之心,能够知天下根本之事;即使不知道明天会不会下雨,但也知道下雨的时候,什么事情该做,什么事情不该做。这些原本就知道的,但因为气禀所拘,人欲所蔽,有时昏了头。

我们讲反腐,那些被逮到监狱里的人往往自称是一时糊涂,昏了头了。其实,他们的心像明镜似的,进了监狱,方知后悔。为什么会后悔?因为还有良心,良心没有泯灭,心还是明亮的、明净的,只是那个心管不住自己。

昏头了,怎么办?"学者当因其所发而遂明之",就是要根据其具体情况,通过格物致知,将其内心之明德激发而显现出来,"以复其初也",恢复其最初的明德,正如被污泥裹着的珍珠,将它擦拭干净,让它恢复明亮。

《大学》讲"三纲",明明德,亲民,止于至善,最重要的是明明德。明明德跟"八目"是什么关系?朱熹说:"格物、致知、诚意、正心、修身者,明明德之事也。"格物、致知、诚意、正心、修身,这五个方面都是"明明德",是本、是体,后面齐家、治国、平天下,则是末、是用。

只要"明明德"了,回复到了善良本心,你自然会去做。但不等于说我身修好了,家庭就能摆平,国家就能治理好,这不一定,还要去学习。不过,这些都好办,没有学不会的。所以,要齐家、治国、平天下,先要修身;而修身,就是要"明明德",就要格物、致知、诚意、正心。

朱熹说:"格物、致知,便是要知得分明;诚意、正心、修身,便是要行得分明。"格物致知是知,诚意正心是行。通过格物、致知,我们知道了什么是好东西,什么是坏东西,什么东西是臭的,什么东西是漂亮的,这就是知。你觉得这个东西是好东西,就得喜欢;这个东西不是好东西,就要厌恶。厌恶坏的、臭的东西,就是"恶恶臭";喜欢好的、漂亮的东西,就是"好好色"。这就叫"诚意"。

朱熹既重视"格物",又强调"诚意"。他说:"格物是梦觉关,格得来是觉,格不得只是梦;诚意是善恶关,诚得来是善,诚不得只是恶。"我们格物,格得来就是一切都明白了,也就知道什么是善,什么是恶,就是觉;格不来就是一团糨糊,善恶不分,还没睡醒,就是梦。所以"格物是梦觉关",这个好理解。

那么,为什么"诚意是善恶关"呢?通过格物,明白了这个事是对的,我就去做,那个事不对,我就不做,这就是诚意,就是善;明知道这个事是对的,应该做,但我不做,那个事不对的,不该做,但我偏要做,这就是不诚,就是恶。所以"诚意是善恶关,诚得来是善,诚不得只是恶"。

朱熹讲《大学》"以修身为本",而修身就是要"明明德",要格物、致知、诚意、正心,要以"诚意正心"为本,以"格物致知"为先,所以朱熹特别重视"格物致知"。朱熹注释《大学》,最重要的是为"格物致知"增补了传。

这就是:"所谓致知在格物者,言欲致吾之知,在即物而穷其理也。盖人心之灵莫不有知,而天下之物莫不有理,惟于理有未穷,故其知有不尽也。是以《大学》始教,必使学者即凡天下之物,莫不因其已知之理而益穷之,以求至乎其极。至于用力之久,而一旦豁然贯通焉,则众物之表里精粗无不到,而吾心之全体大用无不明矣。"

　　这就是朱熹为《大学》所做的"格物致知"补传。这个补传非常重要,是了解朱熹的最关键的资料。下面我做些解释。

　　"致知在格物",这是《大学》经里的一句话,按朱熹的解释就是,我们要明白我们内心原本就有的知识道理,就必须去"格物",而所谓"格物",就是"即物而穷其理"。关于"格物"的"格"字,有不同解释。朱熹认为,"格物"就是要研究各种事物,彻底弄明白事物的道理。

　　什么叫"致吾之知"? 前面说过,朱熹认为,人的心原本就具有众理,原本就明明白白,但是现在糊涂了,要把内心原本就有的知识道理明白起来,就要"即物而穷其理",弄明白事物的道理。

　　与朱熹不同,与朱熹同时代的陆九渊和明代的王阳明认为,既然人的本心是良心良知,那我们就去把它找回来,这与弄明白事物的道理没有关系,而是要通过静坐,扫除私心杂念,从而觉悟到内心原本就有的道理。朱熹不这样,他认为要明白心中的道理,只能去"即物而穷其理"。

　　问题是,弄明白心中的道理,为什么只能去"即物而穷其理"? 事物的道理与内心的道理是什么关系呢? 朱熹认为,老天爷在产生天下万物和人的时候,把同一个道理都赋予了人与万物,所以,人内心的道理和天下万物的道理都是同一个道理。

　　既然是同一个道理,我为什么要去格物,还不如格心来得方便。朱熹认为,仅仅格内心是不够的,应当七分向内,三分向外。为什么还要三分向外? 为什么不能直接向内去找寻自己的本心? 因为人心为气禀所拘、人欲所蔽,本身有缺陷,所以只是向内去找寻本心是找不全的,还得三分向外找寻。既然天下万物的道理和内心的道理都是天赋予的,都是同一个道理,那么就没必要全部花在向内找寻上,既可以向内找寻,也可以向外格物。

　　朱熹特别强调格物必须穷理,要穷尽事物的道理,因为事物的道理要通过深入研究才能完全明白,所以,格物就是要把每一个事物都弄得明明白白,进而穷尽其道理。同样,修身就是要把每件事情都干好,把每天的事情都干到最好,止于至善。

　　前面说的,浇花、种草、听音乐算不算修身? 如果浇花三心二意那不叫修身,就算是读书,如果三心二意,那也不叫读书。如果浇花时,一心一意,想到这个花大概要多少水合适,什么时候浇合适,你很认真地对待这个事情,这叫敬业,其中包含了"格物",包含了"即物而穷其理",这就是修身了。修身不只是空出时间来读书学习,反省自己,而是把每天的每件事都尽力做好,并且能够明白其中的道理。

朱熹说"欲致吾之知,在即物而穷其理",那么,为什么通过"即物而穷其理"可以"致吾之知"呢?朱熹说:"盖人心之灵莫不有知,而天下之物莫不有理,惟于理有未穷,故其知有不尽也。"就是说,人心原本就具有众理,因此都有知,而天下的所有事物都有道理,只是由于没有完全懂得这些道理,因此"知有不尽"。那怎么办呢?所以,"《大学》始教,必使学者即凡天下之物"。

这里的"学者"不只是指读书人,而是指所有的人,只要去接触天下之物,而不只是关注自己的内心,"因其已知之理而益穷之",依据自己的已知之理,不断地思考,明白天下之物的道理,并且越来越深入,"以求至乎其极",做到最好,止于至善。"至于用力之久",最后总会有一天突然豁然贯通,就像王阳明经历了不同凡响的人生在龙场突然悟道一样。

经历了长时期的"格物","即物而穷其理","今日格一物,明日格一物",最后达到豁然贯通,也就达到了"众物之表里精粗无不到,而吾心之全体大用无不明",也就是说,把天下万物的道理都弄明白了,而且你的心也跟明镜似的,是非善恶清清楚楚。这就是"格物致知"。

二、"敬"为格物致知之本

讲"格物致知",要明白天下万物的道理,这里有个态度问题,就是要认真对待,要一心一意,这就是"敬"。前面说过,朱熹认为敬是"涵养本原之功,是所以为格物致知之本",也就是今天人们所讲的,态度决定一切,要有敬业精神。

朱熹讲"格物致知",同时也讲"敬",甚至他还说:"'敬'字工夫,乃圣门第一义。"什么是"敬"?朱熹说:"'主一之谓敬',只是心专一,不以他念乱之。每遇事,与至诚专一做去,即是主一之义。""敬"就是"主一",就是"专一",一心一意,心无旁骛;"不以他念乱之",不去胡思乱想,这就是敬业。以这样的态度,无论做什么事都会成功。

其实,"格物致知"与"敬"是联系在一起的,是不可分的。遇到事情,认认真真、一心一意地去做,这就是"敬"。"格物致知"就是认认真真、一心一意地去做,如果不是认认真真、一心一意地去做,那就不叫"格物致知"。也就是说,"敬"是"格物致知"之根本。同样,做任何事,如果不是认真去做,三心二意,那就不叫做事。

关于"敬"字,有很多内涵。朱熹除了讲"主一""专一"为"敬",还说:"只是要收敛此心,莫要走作,走作便是不敬。须要持敬。"这里讲"敬",就是要"收敛此心"。所谓"收敛此心",就是讲要收收心,不要这也想做,那也想做,要有所收敛。比如,我们到这里来听课,如果你的脑袋里还装着其他事情,想七想八,尤其是想到听这样的课有什么用;而另一个人专心致志,心无旁骛,最后你们花的时间一样,用的精力一样,取得的效果却是相差太远。

每一天都差那么一点,人与人的差距就是这样形成的。所以,人与人的差距,重要的不在于是否输在起跑线上,不在于人的智商、情商的高低,也不在于是否要忙得昏天黑地,更不在于是否有人帮忙、运气好坏,最重要的在于做事的时候能否认认真真、一心一意、"收敛此心",在于"敬"。至于如何才能做到如此,则要靠修养,尤其要从小培养。

关于"敬",朱熹还说:"敬有甚物?只如'畏'字相似。不是块然兀坐,耳无闻,目无见,全不省事之谓。只收敛身心,整齐纯一,不慌地放纵,便是敬。""敬"不是说有个"敬"的样子,装着很认真,很专注,这个不是"敬"。"敬"要由衷地敬畏,不是装模作样地静坐着,耳无闻,目无见,脑袋什么都不想,而是要对每一件事情有敬畏感,老老实实地收敛此心,整齐纯一,不放纵自己,这才是"敬"。

朱熹非常强调"敬",不仅讲"'敬'字工夫,乃圣门第一义",而且还说,"'敬'字是彻头彻尾工夫"。什么叫"彻头彻尾"?就是"成始而成终",就是自始至终都要"敬",就是从小学到大学自始至终一辈子都要认真做好每一件事情。古代的学问分小学、大学。八岁入小学,教他洒扫应对,待人接物,学习"六艺"(礼、乐、射、御、书、数);到了十五岁,则入大学,教他格物、致知、诚意、正心、修身、齐家、治国、平天下。

朱熹说,入小学,如果不讲"敬",就不能"涵养本原,而谨夫洒扫应对进退之节,与夫六艺之教";入大学,如果不讲"敬",就不能"开发聪明、进德修业,而致夫明德、新民之功也",也就实现不了"明明德""亲民"。所以无论是小学还是大学,"敬"不仅是最根本的,而且是贯穿始终的。

所以,朱熹讲"持敬是穷理之本"。《大学》讲"三纲""八目",从"格物致知"开始,而"格物致知"要以敬为本。首先得态度认真,要一心一意,不要有私心杂念,要"主一"。想得太多了,事情就容易做砸;事情做砸了,对谁都不好。不要过多地考虑得失问题,专心专意把事情做好,态度是第一的。否则,若是没有"主一",书中所讲的道理、他人所讲的道理,就不能成为自己明白的道理;与此相反,若是有了"主一",书中所讲的道理、他人所讲的道理,就能够明白,就能成为自己的道理。

朱熹甚至还说:"《大学》须自格物入,格物从敬入最好。"也就是说,《大学》从"格物致知"开始,而格物致知最好从"敬"入手,敬最为重要。当今人们说态度决定一切,这种说法与朱熹有相通之处。中国人做事强调态度,强调"敬"的工夫,朱熹在这个方面讲了很多。

我们今天还说要用心做事,重要的不是在做,而是有没有用心;不能只是看上去忙忙碌碌,却是心不在焉。当今,人人都在做事,一天到晚忙得很,累得很,但用心的却很少,所以是瞎忙活,什么事都没做成,什么事都没做好。只有用心做,一心一意,专心致志,才能把事做成,把事做好,而且精益求精。我们讲工匠精神,其实就是要用心。做事的能力都差不多,差别就在于认真不认真,在于是否一心一意,是否有"敬"。所以,根本就在"敬"字,不在于能力的高低。

三、"涵养须用敬,进学则在致知"

朱熹既认为《大学》"三纲""八目"以"修身"为本,而修身以"诚意正心"为本,必须从"格物致知"开始,又进一步认为"格物致知"以"敬"为本,所以,他既讲"格物致知"又讲"敬",尤为重视"敬"。于是,他把二程所说的"涵养须用敬,进学则在致知"看作为学的宗旨,这也就是朱熹工夫论的根本基点。

"涵养须用敬,进学则在致知",讲的是修身包括两个最基本的方面:一方面是涵养,一方面是进学。涵养就是要讲"敬",要在"敬"中提高自己的涵养;进学则要"格物致知",在"格物致知"中不断提升自己的学问。朱熹对二者的关系,做了深入的分析。

第一,朱熹说:"涵养、穷索,二者不可废一。"也就是说,涵养与格物穷理二者不可偏废,缺一不可。在格物穷理时,必须认真对待,一心一意,要"敬",而所谓"敬",就是要认认真真、一心一意地格物穷理,而不是什么都不干,先"敬"会儿,然后再格物穷理,也不是先胡乱地把事做了,然后再"敬"。就像我们来听讲座,并不是先认真一会儿,然后再来听,也不是听完讲座后再来认真,而是在听的时候,认认真真、一心一意,听与认真,这二者没法分。

所以朱熹说:"以敬为本,敬却不是将来做一个事。今人多先安一个'敬'字在这里,如何做得?敬只是提起这心,莫教放散;恁地则心便自明。这里便穷理、格物。"也就是说,以"敬"为本,并不是把"敬"当作一件事情来做,不能说我正在做"敬"这件事。所谓"敬",就是在做事时要用心,要认认真真,不要心散了，心不在焉；而用心去做事，就是格物穷理。

当然，为了要认真用心地做事，在事前需要先调适一下自己的心情，让自己静一静，但这是"静"，而不是"敬"；只有认真地调适自己的心情，认真地"静"，这才是"敬"。"敬"本身不是一件事情，而是体现在做事的过程中，是在做事时始终一心一意，只是有这颗心，用心去做，不要让它散了，所以，用心与做事二者不可分，涵养与格物穷理二者不可分，这也就是朱熹所说"涵养、穷索，二者不可废一"。

第二，朱熹不仅说涵养与格物穷理二者不可分，而且还说"二事互相发"，他说："学者工夫，唯在居敬、穷理二事。此二事互相发。能穷理，则居敬工夫日益进；能居敬，则穷理工夫日益密。"既要居敬又要穷理，二者似乎是两件事，居敬是居敬，穷理是穷理，但实际上是同一件事的两个方面，缺一不可。而且，居敬与穷理"互相发"。也就是说，要穷理，必须"敬"，越是能穷理，就越是能够"敬"。

我们反反复复地讲做事要认真，但还是认真不起来，那怎么办呢？那就接着做，继续做，事情做多了，自然就会越来越用心。同样，不断地格物穷理，"今日格一物，明日格一物"，不仅明白的道理越来越多，而且也越来越能够专心致志，而越是能够专心致志地格物穷理，格物穷理的工夫也就越好，这就是朱熹说的"能穷理，则居敬工夫日益进；能居敬，则穷理工夫日益密"，"二事互相发"。

《中庸》说："君子尊德性而道问学。"什么意思呢？朱熹解释说："尊德性，所以存心而极乎道体之大也。道问学，所以致知而尽乎道体之细也。二者修德凝道之大端也。"也就是说，要成为君子，必须从"尊德性"和"道问学"两个方面入手，提升自己的道德。"尊德性"就是要"存心"，就是《孟子》说的"存其心，养其性"，存养好老天赋予我们每个人的善良心性；"道问学"就是要格物致知，以达到"众物之表里精粗无不到，而吾心之全体大用无不明"。

朱熹认为，"尊德性"和"道问学"这二者是"修德凝道之大端"，是修养道德的下手处。这也就是朱熹所说的"涵养、穷索，二者不可废一""居敬、穷理二事互相发"。当然，有人会问，"尊德性"和"道问学"，哪个更为根本？《中庸》说"尊德性而道问学"，朱熹认为，只能说"尊德性"为本，也就是说"涵养"为本，"敬"为本，但是有了本，不等于可以不要那个末，因为二者不可分，"二事互相发"，二者缺一不可。

四、"格物致知"与自然研究

朱熹工夫论既讲"格物致知",又讲"敬",并且认为"敬"为格物致知之本,因而较为重视"敬",但实际上,朱熹较多地讲"格物致知",这是因为以前的儒者不太讲"格物致知",而且"格物致知"涉及的问题较多,甚至在朱熹看来,还包括对自然界事物的研究。朱熹的"格物",既包括向内的对自己心、性、情的体察,也包括向外的对社会道德、政治乃至自然界事物的考察,所以又与中国古代科技有关系。我长期从事中国科技史的研究,对朱熹关于格物致知与科技的关系有点体会。

朱熹"格物"的范围很广,包含了对自然的研究。朱熹说:"天地中间,上是天,下是地,中间有许多日月星辰、山川草木、人物禽兽,此皆形而下之器也。……所谓格物,便是要就这形而下之器,穷得那形而上之道理而已。"在朱熹看来,"格物"包括研究天地、日月星辰、山川草木、人物禽兽等自然界事物,"格物"就是"就这形而下之器,穷得那形而上之道理"。道理是看不见的,我们看到的只是物,但要明白其中的道理,就只能去"格物"。

但有人会说儒家研究道德,朱熹除了研究道德又去研究自然界事物,是不是儒家正宗?儒家到底研不研究自然界的东西?我想,现在越来越多的人认为儒家喜欢研究自然界,因为儒家经典中也有许多有关日月星辰、山川地理、鸟兽草木方面的知识。《诗经》不是有"关关雎鸠,在河之洲"吗?假如今天的老师能知道雎鸠是什么鸟,并且把那个鸟的标本搬来给你们上课,结果会怎样?

"关关"是鸟的叫声。"在河之洲",这个河是黄河还是长江?洲是河中的小岛,是哪一个岛?这些知识都是需要讲清楚的。可是,今天的老师没法这样讲。当然还有一些学者很关注这些东西,对此很有研究。正是因为儒家经典中有这些东西,引起后人的关注和研究,从而有了对自然科学的研究,并且引领中国古代科技在宋代达到了最高峰。

据说孔子也喜欢讲天地日月星辰。我最近写了一篇文章讲"为政以德",孔子说"为政以德,譬如北辰",北辰就是天的北极。孔子说,北极不会动,但星星绕着它转,这就是讲为政者要有德性。孔子为什么讲北极而不举其他例子?因为他很熟悉这个天象,而且孔子认为,道德与这个天象很相像。我想象他当时一定带领着学生在夜晚观看北辰,指着天的北面说,北辰就在那个地方;而且他们会观察相当长的时间,看到了周围的星星绕着北辰慢慢地转。

有没有这个事实？我想是存在的。今天可能没有人会这样通过观察北辰来讲"为政以德"，但朱熹做过这样的事。他给弟子讲"为政以德"，大多时间在讲北辰到底在哪个位置，是指北极星还是北极星附近。为此，大家争吵不休，有的说是指北极星，有的说不是，最后有人说，朱熹家的楼上有一个浑天仪，可以用来观测，从而确定北辰在哪个位置。朱熹家里居然有一个浑天仪，干什么用的？是用来观测天象的，还是用来讲儒家经典的？

朱熹还说："至若万物之荣悴与夫动植大小，这底是可以如何使，那底是可以如何用，车之可以行陆，舟之可以行水，皆所当理会。"自然界的动植物有兴有衰，有大有小，这个可以做什么用，那个可以做什么用，车为什么只在陆上走而不可在水上行，船为什么只在水上行而不可在陆上走，这些都有道理，都很重要。因为在朱熹看来，这些道理归根结底都是老天赋予的，与做人的道理是同一个道理。

有人说，这些道理与做人没关系，但朱熹认为有关系。明代的王阳明也觉得没关系，他说，他早年听朱熹的，去看竹子，看了很多天，也没有看出做人的道理，结果还得了病。研究自然界事物能不能明白做人的道理，这还可以讨论，但是，研究自然界事物，可以生发出自然科学，这是可以肯定的。

朱熹说："虽草木亦有理存焉。一草一木，岂不可以格。如麻麦稻粱，甚时种，甚时收，地之肥，地之硗，厚薄不同，此宜植某物，亦皆有理。"一草一木有草木的道理，麻麦稻粱这个东西，什么时候种，什么时候收，土地是肥还是瘦，适合种什么庄稼，这些都有道理，都要去格，都要去研究。

问题是，朱熹为什么会对自然界事物感兴趣而进行研究呢？

第一，这与他小时候的兴趣有关。他四五岁的时候，父亲带他出去玩，指着天说，这是天；朱熹居然问道："天之外有什么东西？"朱熹想象天就像墙壁，当然要知道墙壁之外有什么东西。后来这个问题一直困扰着他，直至晚年。宋代科技非常发达，人们除了读四书五经，还会对自然界事物感兴趣，这并不足为怪。朱熹一辈子非常喜欢研究天文，并且懂得很多，应当说，这跟他小时候的兴趣有关。

第二，与儒学所倡导的"博学于文"有关。《论语》讲"博学于文，约之以礼"，就是什么书都要读，《中庸》也说要"博学之、审问之、慎思之、明辨之"。在中国古代，人们还特别强调儒者"耻一物之不知"，以不知一事一物为羞耻。在古人心目中，儒者是无所不知的，什么都要懂，如果你不懂，那就应当感到羞耻。所以要博学，当然也包括要研究自然界的事物。

第三，注经的需要。儒家经典中有不少包含科技知识的著作，比如《尚书·禹贡》就讲了大禹治水之后，全国分为九个区域以及各个区域的自然、地理情况，包括水利工程、河流、土壤、植被以及贡品的进贡水路等，是地理学著作。《礼记·月令》按照一年中季节的变化顺序，对各个季节、月份的不同礼仪做了详细的规定，告诉我们各个季节应该干哪些事。

《周礼》有《考工记》，有人说《周礼》的《冬官》丢失了，汉代人就补了《考工记》，其中对各种手工技术规范做了详细的叙述，涉及马车及其各个部件的制作、青铜器物的原料配比和制作、皮革及其制品的制作工艺，等等。其实，在中国古代，儒学代表了中华民族文化的一切，不仅仅有道德，也包括科技、农业、医药学等。朱熹既然要注经，就得什么都要懂，什么都要研究。

第四，朱熹研究自然界事物，还与他的为官有关。朱熹一辈子大多数时间都在做学问，很少当官，偶尔几次到外面当官，还非常认真。他写的多篇《劝农文》告诉老百姓如何深耕细耙、改良土壤，如何适时播种、不误农时，如何施肥、田间管理，如何兴修水利，如何因地制宜、多种经营，包含了丰富的农业科技知识。

作为儒家学者，朱熹不是专门的自然科学家，但在自然科学方面，却有很多创新的东西。

朱熹的科学创新之一是他认为，地是"气"而悬空在宇宙中。朱熹说："天运不息，昼夜辗转，故地摧在中间。使天有一息之停，则地须陷下。惟天运转之急，故凝结得许多渣滓在中间。"

在朱熹之前，中国天文学家赞同汉代张衡的说法，认为宇宙像个鸡蛋，地像蛋黄在中间；至于这个地为什么不会往下坠落，回答是，这是由于宇宙中有水，这个地浮在水上。但问题是，这个地浮在水上，太阳西下时如何落到水中，早晨又如何从水升起？张衡无法解决这个问题。

宋代人的思辨能力有了很大的提高，朱熹认为，地不是浮在水上，而是悬空在宇宙中，因为宇宙中的"气"旋转得非常快，所以地就能悬浮在中间。这个解释，把地浮在水上的问题解决了，是朱熹在前人浑天说的基础上的创新，后来我们才接受了西方的太阳中心说。

朱熹的另一个科学创新是高山的形成。他认为，山之所以会有波浪的形状，原因在于，山原来在海底，由于海浪而形成了波浪的形状，后来从海底升起。当然，这里猜测的成分多一点，但它说明了一个问题，就是说，现在的地是从海底升上来的，这个观念很重要。

朱熹还从高山上有海蛎壳、螺蚌壳，推断高山原本在水里，后来上升为高山。古代西方人看到很多山上有贝壳，认为这可能是洪水上涨，淹没了高山，后来洪水退去，在山上留下贝壳，这是受基督教大洪水之说影响。中国人则认为，山上有贝壳，是由于山从海底升起。

朱熹说："今高山上多有石上蛎壳之类，是低处成高。又蛎须生于泥沙中，今乃在石上，则是柔化为刚。"又说："常见高山有螺蚌壳，或生石中，此石即旧日之土，螺蚌即水中之物。下者却变而为高，柔者变而为刚，此事思之至深，有可验者。"认为高山是从海底升起而成。

现代科学认为，高山的形成在于地质板块的挤压，从板块的挤压中升起，比较接近朱熹的思想。当然，朱熹是依据《周易》的思想，以为能上就会下，有下就会有上，这也是猜想。但是这个猜想比西方所谓大洪水之说先进一些。所以，朱熹关于高山从海底升起而成的说法，受到科学史家们的重视。

朱熹讲"格物致知"，原本主要是就道德修养的工夫论而言，但是，"格物致知"又包括研究自然界的事物，所以朱熹对自然界的事物也有所研究，并有所创新。更为重要的是，朱熹所讲的"格物致知"自明代随着西方科学的进入中国，而越来越多地与自然科学融合起来。

明代科学家徐光启写了一本《农政全书》，并且还提出了"格物穷理之学"的概念。他认为，传到中国的西方科学，凡是数理化，都可称为"格物穷理之学"。后来，西方的科学著作期刊，其中的 science，被翻译成"格物"，"格物"就成了"科学"。这是朱熹的"格物"，包括格自然之物在内，而不是王阳明的"格物"，只是格我们的内心。

直到 1897 年，康有为编著《日本书目志》，其中的"理学门"列举了《科学入门》《科学之原理》等书目，最早使用了"科学"一词。我们今天讲在中国"科学"一词的来源，一定要追溯到朱熹所讲的"格物"。

五、结论

总之，朱熹的工夫论以是以"涵养须用敬，进学则在致知"作为修身工夫的宗旨。

我们经常讲"修身、齐家、治国、平天下"，而以"修身"为本，朱熹认为，修身则以"诚意正心"为本，又必须以"格物致知"为先，而"格物致知"以"涵养"为本，以"敬"为本，所以，既要讲"格物致知"又要讲"涵养"，尤为要讲"敬"。这就是"涵养须用敬，进学则在致知"，就是朱熹工夫论的根本基点。

朱熹的思想以格物致知论为重要特色,讲即物穷理,按照这一说法,修身应当从"格物致知"做起,既要向内心求索,并以此为主,又要求向外格物穷理,尤其是要读书学习,通过读书学习,明白做人的道理。当然,学习而明理,不只是读书、不只是向他人请教,更多的是要在工作中学习,在生活中学习,在做事中学习,无论做任何事,都要看作是学习而明理的过程。

与此同时,学习应当认真,一心一意,不能心不在焉,在学习中磨炼自己。这样,才能一边做事,一边学习,一边磨炼自己,提升自己,修养自己。眼下,大家都在防控新型冠状病毒疫情,对于我们学生而言,不仅要学做事,同时也是在学做人,从而磨炼自己,提升自己,使自己有更多的收获。

从朱熹的工夫论可以看出,学习可以非常广泛。朱熹讲"格物致知",讲包括对自然界事物的研究,也就是说,研究自然界事物应当成为我们为学修身不可或缺的一部分,不要把今天称为自然科学的部分与人的修身分割开来。

从《论语》看,孔子的确很少讲到自然界的事物,但从孔子教学所用的教材看,儒家"五经"包含了丰富的有关自然界事物的知识。所以,修身从"格物致知"做起,从广泛的学习做起,通过认真学习,明白做人的道理,来加深对儒学的体会,从而修养自己,这是每个人都能够做到的。我想,从朱熹的"涵养须用敬,进学则在致知"中,我们可以真切地感受到在做事中学会做人、做事与做人联系在一起的深刻内涵。

参考文献

[1]朱熹:《四书章句集注》,中华书局 2011 年版。

[2]陈来:《朱子哲学研究》,华东师范大学出版社 2008 年版。

[3]乐爱国:《朱子格物致知论研究》,岳麓书社 2010 年版。

乐爱国　厦门大学人文学院哲学系教授、博士生导师,国际儒学联合会理事,中国哲学史学会理事,中国孔子学会理事,中国朱子学会常务理事。研究领域包括中国哲学、儒家哲学、朱熹理学、道教思想史、中国古代哲学与科技。主持过教育部哲学社会科学重大课题攻关项目、国家社科基金项目等。发表学术论文 200 余篇,出版专著 20 余部。目前正主持 2019 年国家社科基金后期重点项目"朱熹《论语》学阐释:问题与新意"。

（收稿日期:2020 年 2 月 21 日）

疾病可以改变历史么?

——清季中国通商口岸的传染病流行、防治及其省思

　　2020 年春节的这场蔓延全国各地,波及世界部分国家和地区的新冠肺炎,可以说来势汹汹。关于这种传染性疾病的讨论与报道也可以说铺天盖地,参与讨论的人包括医务工作者、政府决策者、病患人员,还有一些来自不同学科的专家学者,历史学研究者也有参与其中。比如 2020 年 1 月 24 日,南开大学余新忠教授专门就"中国历史上的瘟疫、检疫与卫生"接受澎湃新闻的采访,围绕着"历史上疫情应对中的国家政府与民间社会""传染病和外交压力刺激下的卫生检疫制度""传统中国社会人的卫生行为与观念""艾滋病、SARS、新冠肺炎改变的卫生防疫观念"等问题回答了记者的提问,应该说这些讨论对于我们从历史学角度去思考当前新冠肺炎流行及其防控是有启发意义的。①

　　关于新冠肺炎流行的报道,我特别关注两类问题:一是呼吁大家要养成良好卫生习惯,如戴口罩、勤洗手。从这个意义上讲,这次新冠肺炎流行也是一场全民卫生教育运动;但是同时,围绕着这些卫生宣传也出现一些让人匪夷所思的行为,如有人不戴口罩,强行不让检查,进入公共领域。另一类是关于中医疗法对新冠肺炎疾病治疗的讨论。2020 年 1 月 27 日国家卫生健康委员会官网上刊发的《新型冠状病毒感染的肺炎诊疗方案(试行第四版)》中,也提出不同时期下新冠肺炎疾病的中医治疗方案。但同时也出现了一些人们不知所以然的连夜排队哄抢双黄连口服液的行为。应该说,我们进入现代社会也有百来年的历史,特别是新中国成立七十年以来,我们的公共卫生制度和体系建设已经取得了重大成就,很多历史上传染性很强的疾病都被我们逐渐预防、控制,甚至消灭,比如血吸虫病、天花。为什么我们在面对新冠肺炎时,仍会显得无所适从? 为什么还会出现拒检、抗检的现象呢? 这些现象背后至少可以说明两个问题:一是我们的公民的公共卫生意识虽然较以前有很大提高,但是仍

①　https://www.thepaper.cn/newsDetail_forward_5598558.

有加强的必要。如"不干不净吃了没病"这句俗语在我们日常生活时常出现，即可说明之。实际上，这句话的背后反映的是国人的某些错误的卫生意识和行为。从小的说这是个人生活习惯不好，从大的说就是公共卫生观念薄弱。二是对传染性疾病本身的不确定性、不了解，会让我们产生一些恐慌，甚至出现"病急乱投医"的现象。其实这也提醒我们，虽然人类对于自然界的改造和利用已经达到很高的水平，我们也曾经提出过"人定胜天"的豪迈宣言，但是，从历史上看，人类在大自然面前，从来都不可能随心所欲地完全主宰大自然，人与自然和谐共生，才是我们最佳相处方式。否则，大自然的无情报复势必会作用于人类。传染性疾病的暴发和流行，实际上也是一种生态失衡或者失序的表现。当然，这里我们强调自然界的反作用力，也不是危言耸听。历史上确实有很多传染性疾病带给人类致命性危害的例子，比如 14 世纪流行于欧洲的黑死病。但是，包括 2003 年的 SARS 在内，历史上每一次传染性疾病暴发，虽然都对人类或多或少地表现出破坏性，可是从历史发展逻辑看，人类也一直在努力把影响降到最低。从 2013 年修订的《中华人民共和国传染病防治法》所载传染性疾病①分析，大部分传染性疾病都可以控制、预防和治疗，甚至有些已经被消灭，而这都是人类社会最近几百年所取得的成就。因此，从历史的角度弄清楚这些疾病的传播、预防与治疗，对于当下的疾病防控也是有启发意义的。本文考察的晚清时期，也是中国现代卫生观念和制度传入、深化和确立的时期，考察传统向现代转型中的传染病流行与防治，对于我们更好地理解和利用传统与现代公共卫生防疫手段和机制势必有借鉴价值。基于此，本文通过对《海关医报》所载的传染性疾病梳理，围绕清季中国通商口岸的传染病流行与防治问题这一主题，就"疾病与人类社会的关系"这一宏大命题，提出自己的粗浅看法，不妥之处，敬请批评指正。

---

①　2013 年修订的《中华人民共和国传染病防治法》记载，目前流行的传染性疾病分为三类：甲类传染病是指鼠疫、霍乱；乙类传染病是指新型冠状病毒感染的肺炎、传染性非典型肺炎、艾滋病、病毒性肝炎、脊髓灰质炎、人感染高致病性禽流感、麻疹、流行性出血热、狂犬病、流行性乙型脑炎、登革热、炭疽、细菌性和阿米巴性痢疾、肺结核、伤寒和副伤寒、流行性脑脊髓膜炎、百日咳、白喉、新生儿破伤风、猩红热、布鲁氏菌病、淋病、梅毒、钩端螺旋体病、血吸虫病、疟疾；丙类传染病是指流行性感冒、流行性腮腺炎、风疹、急性出血性结膜炎、麻风病、流行性和地方性斑疹伤寒、黑热病、包虫病、丝虫病，除霍乱、细菌性和阿米巴性痢疾、伤寒和副伤寒以外的感染性腹泻病。

一、海关、海关医员与《海关医报》

海关是指一个国家监督管理进出口国境的货物、物品和运输工具并执行关税法规及其他进出口管制法令、规章的行政管理机关。其主要任务是依照国家法令对进出国境的货物、货币、金银、证券、行李物品、邮递物品和运载上述货物、物品及旅客进出境携带货物、物品征收关税;查缉走私;编制进出境统计。① 但是,近代中国海关,由于受到近代西方殖民主义的影响,实行的是一套外籍税务司管理制度。在这一制度的确立过程中,1858 年 10 月,作为《天津条约》的附约,美、英、法先后迫使清政府签订的《中美(英、法)通商章程善后条约》最为关键,这条约的第十款载称:

> 通商各口收税如何严防偷漏,自应由中国设法办理,条约业已载明。然现已议明各口划一办理,是由总理外国通商事宜大臣或随时亲诣巡历,或委员代办,任凭总理大臣邀请美国(英、法)人帮办税务并严查漏税,判定口界,派人指泊船只及分设浮标、号船、塔表、望楼等事宜,毋庸美(英、法)官指荐干预。②

也正是根据这一条约内容,美、英、法三国取得直接管理中国海关的特权,由之前的外籍税务监督制度演变成外籍税务司管理制度。海关的业务也不断扩大,除去征收对外贸易关税、监督对外贸易之外,还兼办港务、航政、气象、检疫、引水、灯塔、航标等海事业务,同时还经办外债、内债、赔款及其邮政为主的洋务活动,并从事大量的"业余外交"。

海关医员的聘任就是这种海关外籍税务司制度的主要内容之一。19 世纪 60 年代,英国人赫德(Robert Hart)任职海关总税务司之后,在许多海关设立医务(诊)所,并聘请外籍医官为海关系统内的洋员治病。根据当时编纂出版的《海关职员题名录》相关记载,1862 年 5 月,英国人所美富(J. R. Somerville)作为海关医员任职闽海关开始,各地通商口岸的海关先后被派驻专职人员担任医员。根据《海关职员题名录》的记载,截至 1912 年,在这些商埠海关服务过的海关医员总共有 187 名,其中英国籍医员 107 名,法国籍医员 31 名,美国籍医员 17 名,德国籍医员 14 名,日本籍医员 6 名,葡萄牙籍医员 3 名,中国籍医员 5 名,挪威籍医员 1 名,丹麦籍医员 1 名,澳大利亚籍医员 1 名,意大利籍医员 1 名。这些

---

① 赵林如编:《市场经济学大辞典》,经济科学出版社 1999 年版,第 574 页。

② 田涛主编:《清朝条约全集》,黑龙江出版社 1999 年版,第 233、208、182 页。

医员大部分都是从西方聘请的专业医师,经过西方医学知识的专业训练,有些本身就是传教士医师,或者本身就在医院任职,甚至在中国拥有自己的诊所。本文讨论的文本资料《海关医报》就是由这些医员编写的。

1870 年 12 月 31 日,海关总税务司赫德发布第 19 号海关总税务司通令载称:"有人建议我利用各地海关所处的环境,获取有关外国人和当地中国人中发生的疾病资料是非常有益的,因此,我决定将收集到的资料按半年汇集成册出版……各关税务司可以将该通令复制给各关医生,以我的名义请他提交此类半年报告。"①之后,海关总税务司又先后颁布 1875 年 12 月 18 日第 20 号②、1890 年 12 月 23 日第 526 号③、1893 年 9 月 12 日第 610 号④海关总税务司通令,规范相关报告的编写和出版。根据这些通令的要求,各地海关医员于 1871 年先后提交自己所在商埠的疾病报告。1871 年 9 月 11 日出版第 1 期,迄于 1910 年 9 月为止,总共 80 期。这些报告涉及牛庄、北京、天津、汉口、宜昌、重庆、镇江、芜湖、九江、长沙、烟台、上海、苏州、宁波、温州、汕头、广州、江门、厦门、福州、打狗、台南、淡水、基隆、海口(琼州)、北海、梧州、拱北、龙州、蒙自、思茅、腾越等 30 余个中国沿海、沿江及边境口岸城市和朝鲜半岛仁川、汉城以及日本的大阪商埠。所刊语言以英语为主,蒙自、思茅、腾越、拱北、龙州等口岸的某些报告用法语刊行。特别是 1870 年 12 月 31 日第 19 号海关总税务司通令明确规定《海关医报》所载的主要内容,称:每期报告内容包括各个口岸的总体卫生状况、外国侨民和中国居民的死亡情况及其原因;疾病的流行情况;一般性疾病、所遭遇的特别疾病及其治疗情况;与疾病密切相关的当地气候、卫生设施(如下水道设施);地方性疾病,特别是麻风病流行情况;传染病的流行、治疗及死亡等内容。⑤ 这些文本记载对于我们了解晚清商埠城市的传染病流行及防治情况提供弥足珍贵的资料。早在 1872 年《海关医报》创刊之

① Inspector General's Circular No.19 of 1870, *Medical Reports*(No.1),Shanghai:Statistical Department of the Inspectorate General of Customs, p.3.

② "Inspector General's Circular No.20 of 1875",载中华人民共和国海关总署办公厅编:《中国近代海关总税务司通令全编》,中国海关出版社 2013 年版,第 624 页。

③ "Inspector General's Circular No.526 of 1890",载中华人民共和国海关总署办公厅编:《中国近代海关总税务司通令全编》,中国海关出版社 2013 年版,第 319 页。

④ "Inspector General's Circular No.610 of 1893",载中华人民共和国海关总署办公厅编:《中国近代海关总税务司通令全编》,中国海关出版社 2013 年版,第 76 页。

⑤ Inspector General's Circular No.19 of 1870, *Medical Reports*(No.1),Shanghai:Statistical Department of the Inspectorate General of Customs, p.3.

初,《英国医学杂志》就将海关医员所编纂的这些内容转载介绍,称这些资料是"充满有趣和启发性的材料"①。以下有关清季中国通商口岸的传染病流行与防治问题的讨论主要是基于这些文本记载。

二、"怕"与"不怕":清季中国通商口岸的传染病流行

中国传统文献中,有很多关于"疫"的记载。尽管这些有关"疫"的泛泛记录到底是指何种传染性疾病仍不得而知,但是从这些记载看传染性强、危害性大是毋庸置疑的。从《海关医报》的相关记载看,清季通商口岸的城市居民同样也面临着传染病的流行问题。这里我们不妨先以汉口为例。

汉口是在1858年的《天津条约》中被迫开放为通商口岸。1862年1月设立江汉关,建立新式海关。1870年1月,任命英国人立德(A.G.Reid)为首任的海关医员,负责汉口海关外国人医疗诊治问题;之后韩尔礼(A.Henry)、备格(C.Begg)、汤森(J.D.Thomson)、叶德(R.Aird)等人先后任职江汉关医员。1871年9月11日出版的第1期《海关医报》中就收录有医员希尔(George Shearer)撰写的江汉关医学报告。这份报告是关于汉口麻风病的专题报告,详细记载希尔所观察到汉口地区74例染患麻风病的情况,包括每位患者的年龄、职业、患病时间、病发过程及其医治情况,从这份报告中不难发现当时麻风病在汉口地区流行还是时有发生。② 截至1911年,《海关医报》中共收录有关汉口的医学报告18份,时间跨度从1871年4月1日至1901年12月31日。从这些报告中,我们发现清季汉口居民一直遭受到一些传染性疾病的威胁,涉及霍乱、麻疹、伤寒、副伤寒、疟疾、痢疾、天花、流行性腮腺炎、麻风病、斑疹伤寒等。例如,1871年报告记载:"每年5月份,随着气温的升高,汉口都会零星出现痢疾流行。"③1872年出版的《江汉关医报》摘录1871年汉口伦敦会诊所的诊治病人报告,从报告中可知,这一年汉口周围地区出现明显疟疾、痢疾和麻风病等疾病流行,仅仅诊所医治的疟疾患者就有141例,痢疾患者67例,麻

---

① *The British Medical Journal*,Vol.2,No.2068(Aug. 18,1900),p.453.

② Dr. George Shearer's Report on Leprosy at Hankow,*Medical Reports*(No.1),Shanghai:Statistical Department of the Inspectorate General of Customs,pp.21-29.

③ Dr. A. G. Reid's Report on the Health of Hankow for the half-year ended 30th September 1871,*Medical Reports*(No. 2),Shanghai:Statistical Department of the Inspectorate General of Customs,p.46.

风病患者 8 例。① 1872 年，疟疾继续在汉口地区流行，伦敦会诊所医治的病人中，有 126 人染患疟疾，并且这一年还出现流行性腮腺炎的病症。② 之后，1873 年、1874 年、1875 年和 1876 年，医报中都明确记载汉口出现有疟疾流行。1873 年 1 月至 1874 年 9 月，伦敦会诊所医治的病人中，疟疾流行记载有 130 例。③ 1875 年，医报记载："社区的整体健康状况以疟疾疾病的流行为特点。"④1876 年，医报载称："各种类型的发热疾病出现，伤寒热、疟疾热流行。"⑤1878 年，医报记载汉口地区出现霍乱流行，"一个 600 人茶叶工厂，因霍乱而死的有 12 个人"⑥。1894 年春天，在一个传教士家庭中，观察到麻疹暴发；夏天和秋天，伤寒在汉口的外国人中流行，6 月还比较温和，7 月、8 月严重起来。⑦ 1896 年，天花、斑疹伤寒、霍乱在汉口同时流行起来。在 8 月、9 月至少 8 名在汉租界内的外国人因为霍乱而死亡。这个报告详细记载 3 例天花患者的病症表现，第一例是已婚妇女，刚开始出现头疼、背痛、呕吐、高热等症状，第三天持续呕吐，并出现痛经现象，舌头、嘴唇等变黑；第二例，已婚 50 岁妇

① Dr. A. G. Reid's Report on the Health of Hankow for the half-year ended 30th September 1872，*Medical Reports*（*No*. 4），Shanghai：Statistical Department of the Inspectorate General of Customs，p.74，pp.77-82.

② Dr. A.G.Reid's Report on the Health of Hankow for the half-year ended 31st March 1873，*Medical Reports*（*No*.5），Shanghai：Statistical Department of the Inspectorate General of Customs，pp.29-31.

③ Dr. A. G. Reid's Report on the Health of Hankow for the half-year ended 30th September 1874，*Medical Reports*（*No*. 8），Shanghai：Statistical Department of the Inspectorate General of Customs，p.73.

④ Dr. A. G. Reid's Report on the Health of Hankow for the half-year ended 30th September 1875，*Medical Reports*（*No*.10），Shanghai：Statistical Department of the Inspectorate General of Customs，p.46.

⑤ Dr. A. G. Reid's Report on the Health of Hankow for the half-year ended 30th September 1876，*Medical Reports*（*No*.12），Shanghai：Statistical Department of the Inspectorate General of Customs，p.14.

⑥ Dr. A. G. Reid's Report on the Health of Hankow for the half-year ended 30th September 1878，*Medical Reports*（*No*.16），Shanghai：Statistical Department of the Inspectorate General of Customs，p.23.

⑦ Dr. John D. Thompson's Report on the Health of Hankow for the nineteen months ended 30th September 1895，*Medical Reports*（*No*.16），Shanghai：Statistical Department of the Inspectorate General of Customs，p.71.

女,和第一个来自于同一个地方;第三例是当时任职海关的年轻男人。[①]

不仅汉口,其他商埠口岸也经常受到一些传染性疾病的影响。比如厦门,1877 年医报载称:"街上到处可见处于不同发病阶段的霍乱病人和用草席盖着的尸体。"[②]据当时厦门海防厅的统计,这次厦门霍乱流行的死亡人数高达716 人,其中 6—7 月为 543 人,8 月为 145 人,9 月为 28 人。[③]1882 年夏天,厦门再次暴发霍乱流行,这一次霍乱流行与马尼拉地区暴发的霍乱流行有很大关系,当时出版的《海关十年报告》对此有专门记载,称:"马尼拉霍乱流行,该地与本口岸有直接往来,成百上千的来自该地的中国乘客毫无约束地在本口岸下船,乘客上岸不久,便发现其中两名因霍乱而死去。在死者下榻的旅馆附近,接着又传来死亡报告。"[④]北方的牛庄、天津口岸,也遭遇到霍乱等传染性疾病的威胁。1876 年牛庄关报告记载:"在中国居住地区,麻疹非常普通,猩红热也很多。本地还有许多的霍乱和腹泻疾病流行。"[⑤]天津,1877 年 8 月、9 月,霍乱从大沽地区开始流行,然后蔓延到沿河地区,直至天津,有几天流行趋势非常明显。[⑥]离汉口不远的宜昌,1892 年夏季出现了严重的霍乱流行,医报记载"虽然这里每年夏季都或多或少出现霍乱病例",但是"今年霍乱流行是自

① Dr. John D. Thompson's Report on the Health of Hankow for the year ended 30th September 1896,*Medical Reports*（*No*.52）,Shanghai：Statistical Department of the Inspectorate General of Customs,pp.25-27.

② Dr. David Manson's Report on the Health of Amoy for the half-year ends 30th September 1877,*Medical Reports*（*No*.14）,Shanghai：Statistical Department of the Inspectorate General of Customs,p.34.

③ Dr. David Manson's Report on the Health of Amoy for the half-year ends 30th September 1877,*Medical Reports*（*No*.14）,Shanghai：Statistical Department of the Inspectorate General of Customs,p.34.

④ 《厦门海关十年报告(1882—1891)》,载厦门市志编纂委员会、《厦门海关志》编委会:《近代厦门社会经济概况》,鹭江出版社 1990 年版,第 277~278 页。

⑤ Dr. James Watson's Report on the Health of Newchwang for two years ended 30th September 1876,*Medical Reports*（*No*.12）,Shanghai：Statistical Department of the Inspectorate General of Customs,p.28.

⑥ Dr. Frazer's Report on the Health of Ningbo for the half-year ended 30th September 1877,*Medical Reports*（*No*.14）,Shanghai：Statistical Department of the Inspectorate General of Customs,p.66.

1883 年以来最严重的",报告称"在 5 月、6 月、7 月初,有 700 人因为霍乱死亡"。① 西南地区的边境口岸,如北海、思茅时有暴发一些传染性疾病。1882 年,北海的鼠疫流行就非常严重,医报记载"这个疾病最致命最严重就是从 4 月底到 5 月中旬",死亡人数"在 400~500 人",城镇和郊区"感染此病有 25000 人左右",在最严重流行的时期,"平均一天有 10 人死亡"。② 思茅口岸则时常遭遇疟疾传染病的威胁,1901 年,由于雨季延长,"疟疾出现回潮","4 月以来,已经有 600~800 人,有一天同时举行了 10~12 个葬礼"。③

总之,传染性疾病流行在当时一些通商口岸也是时常发生,所造成的包括人员在内的各种影响也非常明显。因此,当时人在面对这些疾病时,也会束手无策。例如,厦门关医员马参(P. Manson)在 1873 年厦门关医报中就记载了一段厦门居民面对疾病时的无奈行为,称:"他们把疾病的产生归因于鬼怪的影响,他们去求神拜佛,取名字的时候给小孩取一个比较不好听的名字,这样可以避免受到鬼怪的影响。"④这与这次新冠肺炎流行中出现的一些谣言,如喝双黄连口服液可以治病,实际上是一个道理,这叫作"病急乱投医"。我们要做的就是及时纠正这些错误行为,避免不必要的一些消极因素出现。当然,若我们仅仅看这一疾病的短时间流行速度和范围,可能会感到可怕。但是,从历史上分析,我们也必须承认人类面对这些传染性疾病时,并不是无动于衷,而是一直努力采取各种手段和措施来降低疾病的危害。清季通商口岸居民在面对这些传染性疾病时,也是采取各种措施来降低传染病的危害。因此,从这个意义上来说,我们也不用怕。

① Dr. E. A. Aldridge's Report on the Health of Ichang for the half-year ended 30th September 1892,*Medical Reports*(No. 44),Shanghai:Statistical Department of the Inspectorate General of Customs,pp. 18-19.

② Notes on an Epidemic Disease Observed at Pakhoi in 1882,*Medical Reports*(No. 24),Shanghai:Statistical Department of the Inspectorate General of Customs,p. 33.

③ Rapport Médical sur la Situation sanitaire de Ssemao du 1er September 1901 au 1er avril 1902,*Medical Reports*(No. 63),Shanghai:Statistical Department of the Inspectorate General of Customs,p. 30.

④ The Drs. Manson's Report on the Health of Amoy for the half-year ends 30th September 1873,*Medical Reports*(No. 6),Shanghai:Statistical Department of the Inspectorate General of Customs,p. 30.

三、"变"与"不变"：清季通商口岸的传染病流行的防治

每一种传染性疾病的流行都会受到疾病本身及外在条件的限制，因此，在防治这些不同类型的传染性疾病时，也不可能有一劳永逸的方法。但是，传染性疾病有一些共同特点：有病原体、传染性和流行性。因此，我们在防治传染性疾病时，必须要弄清楚其病原体是什么，是通过什么途径传播的。从这个意义上来说，传染病的防治又有其共同特点。历史上的传染病防治经验对于目前新冠肺炎的防治也是有启示意义的。清季通商口岸的居民在面对一些传染性疾病流行时，他们做了什么呢？当我们转向这一时期的防治经验时，我们发现这一时期除了一些传统的防疫措施（隔离与赈济）被继续采用外，也出现很多新的防疫观念和行为，特别是西方现代卫生防疫观念和行为在当时已经逐渐被接受和实施。当然，这个过程是非常复杂的，传染病的暴发与防治仅仅是其中一个重要的契机。具体讲，主要从两个方面协力防治疾病的传播与流行。

（一）找病因

传染性疾病的预防与治疗最主要的是尽快发现其疾病暴发与传播的内在原因，从源头上阻断疾病持续流行。从当时《海关医报》记载看，这些商埠居民在面对这些传染性疾病时，主要从两个层面寻找病因。

1.对传染性疾病的生存环境分析

（1）自然环境变动引起的传染性疾病流行。俗话说：大灾之后必有大疫。这里的"疫"实际上就是指传染性疾病，这个"灾"主要是指自然灾害，如水灾、旱灾。特别是持续性的旱涝灾害非常容易引起一连串的生态失衡，包括传染性疾病的流行。从当时出版的《海关医报》看，这些医员在记载当时商埠的传染病流行时，很多情况下都认为是由于当地商埠突发性的自然环境变动引起的。例如，汉口，1875年6月一直持续大雨，致使7月河水漫涨，"周围空气弥漫着来自腐烂植被难闻的气味"，医员认为这直接引发了疟疾在汉口的传播和流行，医报载称："在整个夏秋季节，汉口地区疟疾十分流行。"[①]温州，1882年，由于雨季的延长，"致使城市水环境不断恶化"，"致使伤寒和霍乱疾病比往年

① Dr. A. G. Reis's Report on the Health of Hankow for the year ended 30th September 1875，*Medical Reports*（*No*.10），Shanghai：Statistical Department of the Inspectorate General of Customs，pp.46-47.

更为流行"。① 牛庄(营口),1883 年 7 月初至 8 月中旬,出现严重干旱天气,"临近乡村的谷物收成受到威胁,大量农村人口逃到寺庙",因此,"霍乱在本地一些地区暴发",直到"雨水充足之后,霍乱才消失"。② 福州,1883 年这一年也出现严重干旱,"5 月开始雨水非常少,6 月中旬仅仅几天,8 月初有 3 天,9 月有 4 天","人们不得不依靠池塘、井水和沟渠取水,致使有些地方连池塘和井水都非常干涸",因此,"这个夏天本地人中霍乱流行十分严重"。③ 医员礼呢(T.Rennie)在当时出版的医报中详细记载这一流行情况,称:"7 月 8 日,在三都澳出现第一例霍乱病例;7 月中旬,在当地人中已经非常流行;7 月 25 日,已经有 25 人死亡。之后,沿着福州海岸线和河流迅速扩展到居住在船上的船员和沿河的村庄。8 月 14 日,许多本地人死亡。8 月 17 日,向不同方向扩展。8月 17—25 日,600 名人口中有 100 人死亡。同时,在船上,霍乱也十分流行,一只 16 人的货船上有 10 名船员因染患霍乱死亡。停靠在岸边的中国战船上,20 个士兵中有 10 人死亡。"④这一情况,"直到 12 月底才逐渐消失"⑤。

(2)社会环境的缺失加剧某些传染性疾病的流行。从当时医报记载看,这些医员在分析这些商埠的传染性疾病流行时,都特别把问题归结为当时中国商埠城市的公共卫生状况,包括城市道路、居民供水、城市排水、垃圾处理、公共厕所和居住环境等不佳。例如,江海关医员哲玛森(Alexander Jamieson)就多次对上海的饮用水环境提出批评和质疑。1873 年 3 月出版的《江海关医报》指出"上海居民用水供应完全来自于苏州河和黄浦江,居民对于粪便流入

---

① Dr. D. J. Macgowan's Report on the Health of Wenchow for the year ended 30ᵗʰ September 1882,*Medical Reports*(No.24),Shanghai:Statistical Department of the Inspectorate General of Customs,p.18.

② Dr. W. Morrison's Report on the Health of Newchwang for the eighteen months ended 31ˢᵗ March 1884,*Medical Reports*(No.27),Shanghai:Statistical Department of the Inspectorate General of Customs,p.22.

③ Dr. T. Rennie's Report on the Health of Foochow for the half-year ended 30ᵗʰ September 1883,*Medical Reports*(No.26),Shanghai:Statistical Department of the Inspectorate General of Customs,p.39.

④ Dr. T. Rennie's Report on the Health of Foochow for the half-year ended 30ᵗʰ September 1883,*Medical Reports*(No.26),Shanghai:Statistical Department of the Inspectorate General of Customs,pp.40-41.

⑤ Dr. T. Rennie's Report on the Health of Foochow for the year ended 30ᵗʰ September 1884,*Medical Reports*(No.27),Shanghai:Statistical Department of the Inspectorate General of Customs,p.10.

下水道一般视而不见"①。1873 年 9 月出版的《江海关医报》再次载称:"过去六个月内居民卫生条件几乎没有变化,水供应依然来自于河水,没有大的改善。外国人居住地区的饮用水和烹饪水也是极其不干净的。"②1880 年,宜昌关医员马法兰(E.P.Mcfarlan)对宜昌的卫生条件也给予严厉批评,称:"最可悲的是,宜昌卫生条件被完全忽视。尽管外国人比较健康,但是高效的排水系统在农村完全被忽视,没有采取任何预防措施,以防止令人讨厌的气味或清除排水口处的垃圾,厕所也不进行彻底清理。"③1882 年,医员韩尔礼再次提出批评,称:"绝大多数外国人居住在中国人房子中,这些房子是不能够提供舒适和健康的居住环境。这些建筑都是用泥土建成,夏天热,冬天冷和潮湿,下水道常常堵塞,充满各种污秽,很不健康。"④1881 年,闽海关医员礼呢在论述福州的卫生状况时称:"除邻近外国人居住区之外,其他地方除非是遭遇倾盆大雨,否则永远是非常脏。除了那些河边的人家,福州大部分人饮用水供应主要是依靠井水、池塘、水渠等,这些饮用水经常是无比肮脏。城市街道是一条狭窄的阴沟,它吸纳包括粪便在内的一切秽物……肮脏的沟渠及其在道路上形成的粪坑,都为流行病传播提供必备条件,严重威胁着中外居民的健康。"⑤1883年,礼呢明确指出福州港埠糟糕的清洁卫生与霍乱疾病的关系,称:

> 如果霍乱可以通过患者的排泄物传染的话,福州到处都可以看到霍乱传播的环境……在水池和花园附近总是有一个池塘,用它来稀释粪便,将其浇在蔬菜上。水池和周围花园之间的池塘里的水因此受到严重的污

① Dr. Alexander Jamieson's Report on the Health of Shanghai for the half-year ended 31ˢᵗ March 1873,*Medical Reports*(No. 5),Shanghai:Statistical Department of the Inspectorate General of Customs,p.51.

② Dr. Alexander Jamieson's Report on the Health of Shanghai for the half-year ended 30ᵗʰ September 1873,*Medical Reports*(No.6),Shanghai:Statistical Department of the Inspectorate General of Customs,p.55.

③ Dr. E.P.Mcfarlan's Report on the Health of Ichang,*Medical Reports*(No.20),Shanghai:Statistical Department of the Inspectorate General of Customs,p.18.

④ Dr. A.Henry's Report on the Health of Ichang for the half-year ended 30ᵗʰ September 1882,*Medical Reports*(No.24),Shanghai:Statistical Department of the Inspectorate General of Customs,p.7.

⑤ Dr. T. Rennie's Report on the Health of Foochow for the year ends 31ˢᵗ March,1881,*Medical Reports*(No.21),Shanghai:Statistical Department of the Inspectorate General of Customs,p.51.

染……农民们在把蔬菜运到市场上之前,通常到这些不远的池塘里取水,并洒在蔬菜上以保持新鲜。沿街的水果小贩,习惯把一些充满霍乱病原体的水喷洒在水果上,比如喷在削皮的甘蔗和切片的西瓜上,以至于一些人认为,西瓜是霍乱的主要来源。虽然本地人很少喝未煮沸的水,但是却经常食用被污染的鱼类、蔬菜、水果。①

广州卫生情况也受到当时医员的批评和质疑。医员礼德(Alexander Rennie)在1894年医报中载称:"广州卫生设施与中国大部分城市的情况一样,公共厕所、排水设施、水供应都是有缺陷的。"②十年之后,这种情况依然变化不大。1904年,医员德温朴(E.C.Davenport)指出:"许多年过去了,广州(三门)的排水设施没有根本变化,依然是用砖,没有水泥,主要排水系统在很多情况下几乎被树根等充塞。"③虽然这里涉及中西方卫生观念的差异问题,但是我们必须承认,就清季而言,当时商埠口岸的公共卫生设施非常不完善是不容争辩的事实。这也是为什么在这次新冠肺炎流行中,我们一直反复强调既要注意个人卫生,也要注意公共卫生。因为病原体的生存一定是要具备一定外在条件。因此,完善的公共卫生制度和设施是阻碍疾病传播的有效途径。从这个意义上讲,这次新冠肺炎流行实际上也在不断检视我们的工作之得失。

2.对疾病本身的病理学分析

古人云:"知己知彼,百战不殆。"对于传染性疾病的防治最主要的是找到其病原体是什么,其发病机理是什么。《海关医报》除了半年一期的报告以外,还会有一些专题医学报告。这些报告涉及霍乱、鼠疫、热病、梅毒、伤寒、痢疾和流行性感冒等一些流行性疾病,以及血丝虫、血原虫、旋毛虫、肺吸虫、肝片吸虫、肠道芽孢杆菌、伤寒病原菌等病原体的医学观察和分析。关于此,这里以被誉为"热带医学之父"的厦门海关医员马参为例。马参担任厦门海关医员

---

① Dr. T. Rennie's Report on the Health of Foochow for the year ends 30th September, 1883, *Medical Reports* (*No.26*), Shanghai: Statistical Department of the Inspectorate General of Customs, pp.42-43.

② Alexander Rennie's Report on the Plague Prevailing in Canton during the spring and summer of 1894, *Medical Reports* (*No.48*), Shanghai: Statistical Department of the Inspectorate General of Customs, pp.67-68.

③ Dr. E.C.Davenport's Report on the Health of Canton for the fifteen months ended 31st March 1904, *Medical Reports* (*No.67*), Shanghai: Statistical Department of the Inspectorate General of Customs, p.27.

长达 22 年，在厦门期间的医疗实践和观察中，有许多重要医学发现，对于抑制和防治一些传染性疾病贡献很大。如 1876 年在厦门检到班氏微丝蚴，并首次发现在鞘膜液内；1877 年发现微丝蚴周期性，最早从病原学证实蚊虫能使蚴发育传染；1878 年，在厦门又发现蚊类传播疟疾的关系；1879 年，首先报告微丝蚴具有夜间出现的特点；1880 年 10 月 11 日，在厦门 1 例丝虫病患者的淋巴囊内发现班氏蚴雌虫；1882 年，在厦门又发现肺吸虫、裂条绦虫、旋毛虫。这些发现对于之后马参的丝虫病病理学和"热带医学"研究都十分重要。[①] 以下是马参在担任厦门海关医员期间所撰写的医学报告：

表 1　厦门关医员马参撰写的医疗专题报告一览表

专题报告题目	期数	页码
《有关血原虫的报告》	13	第 13～38 页
《对丝虫血统支原体进一步观察》	14	第 1～26 页
《癣菌病的注意事项：一个未描述的体环蠕虫物种》	16	第 1～11 页
《关于丝虫血统支原体和线虫病的附加说明》	18	第 31～51 页
《疫情持续发烧》	20	第 2～9 页
《肺吸虫》	20	第 10～12 页
《对丝虫血统原虫和线虫病的附加说明》	20	第 13～15 页
《中国猪肉中的旋毛虫》	21	第 1～15 页
《肺吸虫与肺双盘吸虫病》	22	第 55～62 页
《关于丝虫迁移的周期和传播》	22	第 63～68 页
《线虫病的注意事项》	23	第 1～16 页

（资料来源：*Medical Reports*（No.1-80），Shanghai：Statistical Department of the Inspectorate General of Customs，1871-1911.）

---

① 厦门市卫生志编纂委员会编：《厦门市卫生志》，厦门大学出版社 1997 年版，第 183、238 页；同安县卫生局编：《同安医药卫生志》，厦门大学出版社 1995 年版，第 3～4 页；马伯英：《中国医学文化史（下卷）》，上海人民出版社 2010 年版，第 450～454 页。

（二）提措施

为有效阻断这些传染性疾病的传播与流行，在寻找疾病暴发和传播原因的同时，清季商埠城市市政机构和居民也采取一系列的具体措施去遏制这些疾病的传播和流行。具体讲，主要表现在以下几个方面。

1.建立和完善传染性疾病预防制度

完善的疾病预防制度是及时发现和防止传染性疾病流行和扩散的重要举措，这一时期也先后出台许多规章条例，逐步建立起了一系列的传染性疾病预防制度。例如，为了预防这些外来的传染性疾病，厦门海关曾先后制定一系列检疫条例对外来船只展开卫生疾病检查。1873 年 8 月 21 日，拟定《厦门口岸保护传染瘟疫章程》，明确制定三条具体预防措施：

> 一、凡有船舶从新加坡、泰国有瘟疫病症的地方来厦，应在口外头巾礁停泊，听候海关医官上船检验。二、凡有此等船舶在口外不准擅动。禁止游客及行李、货物起卸，得到海关准单方可起卸。三、如有违犯章程者由该国领事官照例罚办。[1]

1874 年，厦门海关与各国领事商定又制定"卫生条例"，该"卫生条例"与 1873 年《厦门口岸保护传染瘟疫章程》基本相同，增加了"检疫港口包括所有港口与悬挂黄旗等项"。[2] 1882 年，又制定检疫章程，包括 9 月 2 日《厦门口岸各国商船有从传染病之海口来厦章程》(7 条)、9 月 6 日《厦门口岸保护传染瘟疫(应为霍乱)、天花等症暂行章程》(5 条)和 9 月 9 日《厦门港口卫生暂行条例》(10 条)。这些检疫章程主要涉及以下内容：

> 一、疫港的确定(包括解除)由兴泉永道、海关委派官员与各国领事官商议。二、疫港来船在抵港时给予检疫章程一纸，悬挂黄旗，港外停泊等候检验，海关派人在船旁监守，所有人员货物不得上下。三、船方应出示对方港口卫生准单。船上如无人患病，应自开船日算起停泊 10 日，后改为 3 日。船上如有患病，应当易地停泊检疫 10 日进行卫生处理。四、医生查验后应将结果详细报告海关及各国领事团。五、违章华人送地方官，

---

① 杨上池:《厦门早期的卫生检疫》，载《传染病论文集——纪念杨上池主任医师从事卫生检疫、防疫事业五十周年》，中华人民共和国厦门卫生检疫局 1996 年版，第 59～60 页。

② 杨上池:《厦门早期的卫生检疫》，载《传染病论文集——纪念杨上池主任医师从事卫生检疫、防疫事业五十周年》，中华人民共和国厦门卫生检疫局 1996 年版，第 59～60 页。

外国人送领事官查办。①

2.完善城市的公共卫生设施

不完善的公共卫生设施所带来的糟糕的城市公共卫生环境，被认为是当时传染性疾病暴发和流行的主要原因。因此，各埠城市为防止传染性疾病的传播，都努力采取各种措施提升和完善各地的公共卫生设施。医员哲玛森在1873年《江海关医报》中就指出这种变化，称虽然"居民提升相关工作非常慢"，但是"从很多方面看，上海的卫生条件不断改善。尽管排水系统仍然不够顺畅，但是它正在逐渐变得有效"。② 1879年，哲玛森再次提及上海港埠的卫生进步，指出"在影响定居点健康的所有事项中，市政局正在积极进行，道路拓宽，排水设施系统不断被延伸，街道和胡同被认真清洁，河流尽可能保持干净"③。宁波的公共卫生设施也在不断提升，1878年医报载称："尽管我们的卫生设施并不完美，但是幸运的是，较几年前还是有很大改善。"④天津也发生很大改变，伊尔文（A.Irwin）医员在1880年的医报中称："我不得不说天津市政当局在改善居住区和邻近地区的道路和排水系统方面，做了很大努力和改善，路基被抬高，两边都种上树木。"⑤1897年医报则记载饮用水方面进步，称：

> 自来水厂的安装已经开始，这势必对当地居民的健康卫生十分重要。到目前为止，这个地区的用水主要还是来自于受到污染的海河。新的自

---

① 杨上池：《厦门早期的卫生检疫》，载《传染病论文集——纪念杨上池主任医师从事卫生检疫、防疫事业五十周年》，中华人民共和国厦门卫生检疫局1996年版，第59～60页。

② Dr. Alexander Jamieson's Report on the Health of Shanghai for the half-year ended 31st March 1873，*Medical Reports* (*No*.5)，Shanghai：Statistical Department of the Inspectorate General of Customs，p.50.

③ Dr. Alexander Jamieson's Report on the Health of Shanghai for the half-year ended 31st March 1879，*Medical Reports* (*No*.17)，Shanghai：Statistical Department of the Inspectorate General of Customs，p.18.

④ Dr. J. H. Mackenzie's Report on the Health of Ningpo for the half-year ended 31st March 1878，*Medical Reports* (*No*.15)，Shanghai：Statistical Department of the Inspectorate General of Customs，p.21.

⑤ Dr. A.Irwin's Report on the Health of Tietsin for the year ended 31st March 1880，*Medical Reports* (*No*.19)，Shanghai：Statistical Department of the Inspectorate General of Customs，p.5.

来水厂类似于上海的设施，这个改善方案势必会改善这里的水质。[①]

台湾淡水和基隆口岸的卫生设施也有很大变化，1884年医报载称："在过去的四年里，这里的卫生条件有了很大改善。"[②]1890年《九江关医报》也记载九江卫生设施的改进，指出"污浊池塘的填埋和几条道路场所的提升改善"[③]。汉口，1893年批准建立新的城市排水系统，"旧的地下排水系统完全被移走"，1894年11月开始建设，1896年7月完成。[④] 1891年，重庆关医员马嘉礼（James H. Mccartney）指出重庆食品供应方面的进步，"自从海关建立之后，肉市场得到很大改善，好的牛肉、羊肉和鸡几乎任何时候都可以获得"[⑤]。镇江，也在大力推进西方卫生改革，1897年医报载称："过去两年，外国人的健康有非常大的改善，这些都是归功于三年前开始的卫生改革，并且被积极执行。"[⑥]医员田三德（A. Sharp Deane）在1897年医报中称北海的卫生条件"较10年前也有很大改善，低地地区的街道也更有秩序，厕所也进行有规则的清理"[⑦]。1900年，在报告中再次肯定北海在卫生方面的进步，称："关于北海的

① Dr. H.R. Robertson's Report on the Health of Tientsin and District for the eighteen months ended 31ˢᵗ December 1897，*Medical Reports*（*No.* 54），Shanghai：Statistical Department of the Inspectorate General of Customs，p.27.

② Dr. C.H. Johansen's Report on the Health of Tamsui and Kelung for four years ended 30ᵗʰ September 1884，*Medical Reports*（*No.*28），Shanghai：Statistical Department of the In-spectorate General of Customs，p.18.

③ Dr. Ralph S. Miller's Report on the Health of Kiukiang for the eight months ended 31ˢᵗ March 1890，*Medical Reports*（*No.*39），Shanghai：Statistical Department of the Inspectorate General of Customs，p.16.

④ Dr. John D. Thompson's Report on the Health of Hankow for the year ended 30ᵗʰ September 1896，*Medical Reports*（*No.*52），Shanghai：Statistical Department of the Inspectorate General of Customs，p.30.

⑤ Dr. James H. Mccartney's Medical Report on Chungking，*Medical Reports*（*No.*42），Shanghai：Statistical Department of the Inspectorate General of Customs，p.13.

⑥ Dr. J.A. Lynch's Report on the Health of Chinkiang for the half-year ended 30ᵗʰ September 1897，*Medical Reports*（*No.*54），Shanghai：Statistical Department of the Inspectorate General of Customs，p.42.

⑦ Dr. A. Sharp Deane's Report on the Health of Pakhoi for the half-year ended 31ˢᵗ March 1897，*Medical Reports*（*No.*53），Shanghai：Statistical Department of the Inspectorate General of Customs，p.29.

卫生状况,已经在努力集资修理城内外街道,这是一步正确的方向。"①1901年,芜湖关医员也指出芜湖卫生这种进步,"有许多要做,在早上仍然看到岸边有大量的垃圾和污物",但是"从以前报告和老的居民中了解到,在过去15年内,这个城市的卫生条件已经有许多改善,至少在外国人的居住方面"。②

3.提倡科学的医疗预防手段

在传染病传统防治过程中,虽然总结和发明了很多有效的医疗预防手段,但是,我们必须承认相对于建立在现代医学基础上的科学医疗预防手段,仍有很大改进空间。对于与传统认知有很大区别的西方现代医学实践行为,这一时期国人仍表现出很多恐惧和不信任。1878年瓯海关医员梅威令(W. W. Myer)就指出这种矛盾性,称:

> 虽然我已努力采用一个更为本土的做法让中国人接受我的疗法,但是我不敢说已经取得了成功,只能说有希望被接受。中国人似乎还不愿意完全接受国外的治疗方法,对于外国治疗的效果充满着好奇、不安和疑虑。一方面,他们认为,在某些情况下外国的医疗技术对于医治一些死亡疾病是有效的;另一方面,他们还是更愿意接受本土医生的疗法。③

1879年,潮海关医员师壳德(Scott)也记载了这种不信任,称"过去,住在我附近村民,偶尔有人接受我的医疗建议","一般情况下,中国人在寻求本地治疗无效的情况下,才会寻求外国人治疗"。④ 但是,也必须指出的是,这一时期中国人也不是一概排斥西方医疗行为,西方现代医疗手段在中国逐渐被接受也是这一时期不争的事实。例如琼州关(海口)所在地区一些官员和商人"考虑到那些自称是本地医生的医学知识是非常贫乏的描述","捐了一大笔

---

① Dr. A.Sharp Deane's Report on the Health of Pakhoi for the half-year ended 31st March 1900, *Medical Reports*（*No*.59）, Shanghai：Statistical Department of the Inspectorate General of Customs, p.16.

② Dr. David Brown's Report on the Health of Wuhu for the eight months ended 31st March 1901, *Medical Reports*（*No*.61）, Shanghai：Statistical Department of the Inspectorate General of Customs, p.4.

③ Dr. W. W. Myer's Report on the Sanitary Condition of Wenchow, *Medical Reports*（*No*.15）, Shanghai：Statistical Department of the Inspectorate General of Customs, p.40.

④ Dr. Scott's Report on the Health of Swatow for the half-year ended 30th September 1879, *Medical Reports*（*No*.18）, Shanghai：Statistical Department of the Inspectorate General of Customs, p.79.

钱,把一所学校转化成一所医院(由香港东华医院负责)"。① 医报中有关接种疫苗的大量记载,也可以说明这一时期中国人对于西方某些医疗技术开始主动接受和认可。1877 年闽海关医员所美富引述一则中国医生发布融入中西方医学经验的布种洋痘广告,便很能说明之:

朱玉亭布种洋痘

牛痘真种来自西洋,其法种在肘上,左右各三粒。此穴名曰消药清冷渊,即此种处成浆结痂,不发遍体,旬日奏功,万无一失,可免天花之患,亦无重出之虞。且此受种之儿,不避风雷寒暑,不服药饵,不忌饮食,游戏如常,凡要种者,需先到寓登号,以便按期备种。

订九月廿八日开期布种
寄中岐开源什货店②

1878 年粤海关医员黄宽也记载了这种变化,称"在今天,广东人对接种疫苗有很高的评价",认为这种做法"无疑是近年来少痘流行的原因"。③ 1894年,北海关医员田三德指出"进口牛痘疫苗和接种逐渐增加",这里技术也"非常熟练"。④

四、关于疾病与人类社会关系的几点反思

传染性疾病对于清季通商口岸居民的危害非常严重,当时居民在面对这些传染病流行时,有无奈,也有恐慌,同时也在努力找病因和采取措施来遏制疾病的传播和肆虐。我们不敢说这些措施都是成功的,但是,必须指出的是,

---

① Dr. E.A.Aldridge's Report on the Health of Hoihow for the half-year ended 31ˢᵗ March 1886, *Medical Reports* (*No*.31), Shanghai: Statistical Department of the Inspectorate General of Customs, p.18.

② Dr. J. R. Somerville's Report on the Health of Foochow for the year ends 30ᵗʰ September 1877, *Medical Reports* (*No*.14), Shanghai: Statistical Department of the Inspectorate General of Customs, pp.89-90.

③ Dr. Wong's Report on the Health of Canton for the half-year ended 31ˢᵗ March 1878, *Medical Reports* (*No*.15), Shanghai: Statistical Department of the Inspectorate General of Customs, p.14.

④ Dr. A.Sharp Deane's Report on the Health of Pakhoi for the year ended 31ˢᵗ March 1894, *Medical Reports* (*No*.47), Shanghai: Statistical Department of the Inspectorate General of Customs, p.19.

很多观念和方式在中国具有拓展性的试验。我们也必须承认，当我们去回望这段历史时，会发现恰恰正是在这一时期传染性疾病的流行与防治的过程中，中国现代公共卫生体系逐渐萌芽、发展起来。无论是"无心插柳"，还是"有心栽花"，这是我们在思考清季这一段历史必须要正视的问题。这一事实逻辑实际上也在提醒我们到底应该怎么认识疾病与人类社会之间的关系。① 以下结合自己的观察和体会，谈几点认识。

第一，从历史上看，传染性疾病的周期性暴发与传播，似乎是一个不可逆的历史事实。疾病对于人类社会的破坏性也是不容置疑的。今天我们遇到了新冠肺炎流行，未来一些未知传染性疾病也可能会出现。但是，这不等于人类社会不能认识和防治疾病，或者减少疾病的危害性。从历史上看，我们对于疾病，特别是传染性疾病的流行与预防越来越有针对性。

第二，疾病，特别是传染性疾病，既是一个自然问题，更是一个社会问题。因此，对于这种疾病的防治，既是一个医学问题，也是一个社会问题。从这个意义上讲，疾病确实改变人类历史，但是同时人类社会也在改变、形塑和影响疾病本身的历史。只要我们按照科学的规律办事，坚定信心、同舟共济、科学防治、精准施策，即便是像新冠肺炎这样突发性强、传染性和不确定性又强的疾病，也一定可以控制。

第三，关于疾病与人类社会的关系，其本质是自然界与人类社会的关系问题。疾病，特别是传染性疾病的传播，本身就是生态平衡失序的一种表现。因此，从疾病史的角度来看，保护自然，就是保护自己。我们在以"了解之同情"的态度去理解人类社会的同时，也必须以"了解之同情"的态度去理解自然。

佳宏伟　厦门大学马克思主义学院副教授，主要从事中国环境史与社会经济史研究，近年来侧重于近代中国通商口岸的疾病流行问题研究。已出版学术专著 1 部，参编论著及文献典籍 2 部，在《近代史研究》等专业刊物上发表中国环境史和疾病史等方面文章 20 余篇，学术成果获得福建省社会科学优秀成果三等奖，已主持并完成国家社科基金项目 1 项，省、部级项目 2 项。目前

---

① 关于疾病与人类社会的关系，已经有诸多学者讨论过此问题，具体研究也可以参阅［英］卡特赖特、比迪斯著，陈仲丹、周晓政译：《疾病改变历史》，山东画报出版社 2004 年版；［美］麦克尼尔著，余新忠、毕会成译：《瘟疫与人》，中国环境科学出版社 2010 年版；［美］克罗斯比著，郑明萱译：《哥伦布大交换——1492 年以后的生物影响和文化冲击》，中国环境科学出版社 2010 年版；等等。

正主持 2019 年教育部高校示范马克思主义学院和优秀教学科研团队建设项目(重点选题)"'中国近现代史纲要'课教学资源建设研究"(项目批准号：19JDSZK024)。本文根据笔者在 2020 年寒假厦门大学推出的"疫情防控的历史回望与现实思考"专题系列讲座的内容基础上修改完成,特此说明!

(收稿日期:2020 年 3 月 4 日)

人类起源与扩张：新的综合视角

一、进化人类学观点

"起源"，即万物之始，让人类沉迷其中，想要探索。很多大人都很气恼于孩子一发问总是穷追不舍。可能正是这种强烈的求知欲让人类在众多生物中脱颖而出。每个人类集体都有一段自己连贯的"起源"史，要么通过口口相传的传统方式加以塑造和传播——比如起源之谜和民间故事，要么在宏大的史诗或者宗教故事中加以叙述。

文艺复兴后，哲学和神学在欧洲人文学科中占主导地位，而对人类起源进行科学探索却根植于自然史研究领域。这个新兴研究领域在 18—19 世纪与大量自然科学学科相结合。一些杰出科学家为 20 世纪自然史的飞速发展奠定了基础。卡尔·冯·林奈（Carl von Linne）在 1735 年发表了 11 页划时代的巨著《自然系统》，后来被称为林奈分类法。这种分类方法将自然界划分为矿物、植物和动物 3 个界，每一界下各划分出纲、目、属、种和变种（图 1）。

查尔斯·莱尔（Charles Lyell）提出了"均变论"。他认为现今仍起作用的所有地质现象——侵蚀、沉积、堆积——都有其自然解释，但只有相当长时间的自然过程才能形成地质构造。他在 1830 年出版的《地质学原理》奠定了现代地球科学和地质科学的基础。

1859 年 11 月，查尔斯·达尔文（Charles Darwin）出版了他的巨著《物种起源》。该书构建了进化论之框架，奠定了进化生物学的基础。它在西方文化中掀起了轩然大波，当今世界某些地方仍可以感受到这种冲击。进化是指生物种群的可遗传特征在连续几代之间发生的变化。进化论认为，一切生命形式息息相关，都是从非生命物质中产生的。进化论在其初始形成期被称为经典达尔文主义，主张进化是微小突变的积累，自然选择导致的进化只能是缓慢渐变的过程。达尔文进化论与孟德尔遗传学相融合，形成了新达尔文主义，也称"现代综合进化论"（图 2），但渐变论仍是主导范式。直到 1972 年，尼尔斯·

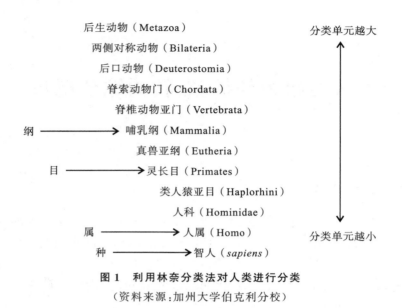

图 1　利用林奈分类法对人类进行分类
（资料来源：加州大学伯克利分校）

埃尔德雷奇（Niles Eldredge）和斯蒂芬·杰·古尔德（Stephen Jay Gould）发表的《间断平衡论：一种替代渐变论的方法》一文，对达尔文的渐变论提出了正面挑战，他们提出，进化过程是由一系列在长时间的稳定（平衡，也被称为"停滞"）之间的短暂的快速物种形成（间断）组成。其衍生的理论即"扩展综合进化论"（extended evolutionary synthesis，EES），尤其适用于进化人类学和古人类学的研究（图 2）。

二、追踪人类的摇篮

据说 19 世纪末，耶稣会神父、巴黎人类古生物研究所（Paris Institute of Human Palaeontology）史前学教授阿伯特·亨利·布洛伊尔（Abbot Henri Breuil）曾说："*Le berceau de l'humanité est un berceau à roulettes*（人类的摇篮是一个轮盘赌）."显然他在暗指，为了"拥有"人类摇篮或为发现人类摇篮贡献一己之力，一些欧洲国家的竞争和对抗日益激烈（表 1）。所有欧美国家著名自然历史博物馆的建立和广泛的学术社会网络的建构，都促进了人类起源研究。史前历史学家对遗址进行系统研究，业余考古学家对其深入发掘，与重要发现相关的新闻得到迅速传播。

1871 年，达尔文在其发表的《人类的由来及性选择》（*The Descent of Man, and Selection in Relation to Sex*）一书中直接论述了人类，主张人类由

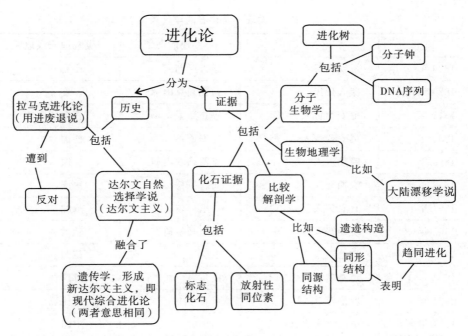

图 2　进化论分支

（资料来源：https://cmapspublic.ihmc.us）

猿类进化而来，认为自然过程的运作可以解释人类进化的语言、思想等方面。拉泰（E. Lartet）（1837）在 1837 年首次提出发现了类人猿化石。由肯尼迪（Kennedy）和乔昆（Ciochon）（1999）开展的档案研究表明，实际上是休·法尔科纳（Hugh Falconer）和其同事于 19 世纪 30 年代（Falconer 1832）在印度的西瓦利克山脉（Siwalik Hills）首次发现了类人猿化石。1829—1888 年间，主要在西欧首次发现了人类化石（表 1）。之后，1829 年在比利时的恩吉斯洞穴（Engis Cave）、1848 年在直布罗陀的福布斯采石场（Forbes Quarry）和 1856 年在德国的尼安德谷（Neander Valley），都发现了尼安德特人的遗骸化石。19 世纪后半叶，发现了晚期智人的遗骸化石。1868 年 3 月在法国西南部的克罗马农山洞（Cro-Magnon）和 1888 年 10 月 1 日在尚塞拉德（Chancelade）发现了晚期智人。法尔科纳和其同事在西瓦利克山脉有重要发现，而尤金·迪布瓦（Eugene Dubois）于 1891 年在爪哇的特里尼尔（Trinil）发现了直立猿人（*Pithecanthropus erectus*）的头骨、股骨和牙齿化石。19 世纪的探索大多在欧洲进行。

表 1 发现人类化石的年代表

年份	化石名称	发现地点	发现国家或地区
1829 年	尼安德特人	恩吉斯洞穴	比利时
1830 年代	猿人牙齿	西瓦利克山脉	印度
1848 年	尼安德特人	福布斯采石场	直布罗陀
1856 年	尼安德特人	尼安德谷	德国
1868 年	晚期智人	克罗马农山洞	法国
1888 年	晚期智人	尚塞拉德	法国
1891 年	直立猿人	特里尼尔	爪哇
1901 年	晚期智人	格里马尔迪	意大利
1907 年	海德堡人	毛尔	德国
1907—1912 年	道森曙人	皮尔当	英国
1921 年	罗德西亚人	卡布韦	赞比亚
1921 年	中国猿人北京种	周口店	中国
1924 年	南方古猿阿法种	汤恩	南非
1959 年	东非人鲍氏种	奥杜韦	坦桑尼亚

20 世纪上半叶,随着欧洲国家对抗和竞争的加剧,人类起源的探索日益扩展到了旧世界的不同地区——非洲大陆和欧亚大陆(表 1)。1901 年,在意大利格里马尔迪(Grimaldi)发现了更多晚期智人化石。1907 年,在德国毛尔(Mauer)发现了海德堡人的化石。同年,查尔斯·道森(Charles Dawson)针对在毛尔的这一发现,与大英博物馆古生物学主任研究员亚瑟·史密斯·伍德沃德(Arthur Smith Woodward)合作,在英格兰苏塞克斯郡(Sussex)的皮尔当(Piltdown)启动了发掘项目。这个项目未能产生预期结果,道森捏造了在古人类学历史上被称为"皮尔当人"的假道森曙人(*Eoanthropus dawsoni*)科学骗局(Price 2016,Szalay 2016)。

比利时、法国和德国的科学家发现了早期人类化石,为人类进化研究带来了曙光。这些发现中最具意义的是 1907 年在德国发现的海德堡人颚骨化石。英国和欧洲大陆的地缘政治联系相对薄弱;在第一次世界大战中显露的紧张局势已经开始酝酿。英国人很嫉妒这些发现,也想找到他们自己的"早期人类"，为英国带来荣耀。汉考克（Hancock）写道，法国人嘲笑英国人找不到化石，称他们为"鹅卵石猎人"。（Szalay 2016）

寻找人类摇篮的波折还在继续。欧洲人之间的激烈竞争逐渐蔓延到了旧世界的舞台。1921 年在赞比亚的卡布韦（Kabwe）（当时称罗德西亚北部的破碎山）发现了人类头骨，这一头骨当时被伍德沃德认定是罗德西亚人（*Homo rhodesiensis*）的头骨——如今又被认定为海德堡人的头骨。同年，安德森（Dr J. G. Anderson）和师丹斯基（O. Zdansky）在北京西南 40 千米的周口店一处丰富的化石矿床展开了研究。1923 年 3 月，第一份科学报告发表于《中国地质调查局回忆录》（Black 1926）。从周口店遗址，即北京人遗址，采集到 20～40 具遗骸化石，这些化石属于中国猿人北京种（*Sinanthropus pekinensis*）（表 1）。

然而，来自南非的发现在将近 15 年里一直遭到欧洲科学家的讥讽，他们不承认甚至质疑南非的发现，而半个多世纪来人们反倒一直以为道森曙人的发现弥补了达尔文理论中"缺失的一环"，这两者形成了鲜明的对比。1925 年，雷蒙德·达特（Raymond Dart）的"发现"抢了风头，将人类起源的聚焦点转到了非洲南部。他在 1925 年发表于《自然》杂志上的论文中使用的词句和表述，极可能让他的欧洲同行们感到不快。

他总结了最近在赞比亚和南非的发现，写道："……因为这些发现给我们带来了希望，我们还能从我们的岩石中找到一个相当完整的非洲高级灵长目的进化故事。"（Dart 1925：195）。论述过程中，他重申文中描述的 6 岁汤恩孩子标本属于"类人猿而非猕猴"（同上）。他描述的材料"构成了在类人猿化石发现中具有非同寻常价值的标本……南部非洲的罗德西亚人提供了现存最完整的高级灵长目进化的文献"（同上）。也许他在欧洲殖民统治正值鼎盛的时期过于强调非洲是人类的摇篮，这一点让他的同行很不愉快，因为他建议这个标本应该

> 被命名为南方古猿非洲种，首先是为了纪念发现地点是意料之外的非洲南部地区，其次是纪念非洲大陆，因为近来很多与人类早期历史相关的新的重要发现都在此诞生。达尔文的"非洲会被证明是人类的摇篮"这一论断也由此得到了证明。（Dart 1925：198）

最后，一位在剑桥大学受过教育的肯尼亚人路易斯·利基（Louis Seymour Leakey）于 1924 年在东非开始了考古研究。1931 年，他与妻子玛

丽·利基（Mary Leakey）在坦桑尼亚启动了奥杜韦峡谷（Olduvai Gorge）项目，并于1959年发现了东非人鲍氏种（*Zinjanthropus boisei*）化石。这一事件标志着古人类学研究方法和研究技术开始变革。

三、古人类学研究中的革命

过去40年，整个非洲大陆的古人类学研究一直发生着巨变。最早的古人类领土范围极大地扩展，延伸到了北非中部。同时在东非、埃塞俄比亚、肯尼亚、坦桑尼亚和南非的研究力度也有所加大。

从定义可知，古人类学是跨学科的领域（Picq 2010）。从田野考古到实验研究，它融合了自然科学和社会科学各领域的科学知识：利用地质学和土壤学定位、调查和解开含有沉积物的化石的秘密，如奥莫盆地的晚新生代地层；古动物学家和古植物学家通过鉴定动植物遗骸可以重塑过去的环境变化；训练有素的古生物学家可以寻找、发现、收集和分析化石；弱放射性物理学家对采集到的样品进行放射性测年；而考古学家则收集和分析物质文化等。古基因组学是从人类基因组计划（Human Genome Project）衍生的较新研究领域，可以通过基因重新探索人类历史。

早期的业余考古学家先驱通过实践，不断试验和改进田野调查法。有了日益精密的科学仪器，他们的工作更加严谨。东非大裂谷或南非、中国、欧洲、印度尼西亚等地的石灰岩洞穴更有利于保存和提取化石与考古证据（图3）。

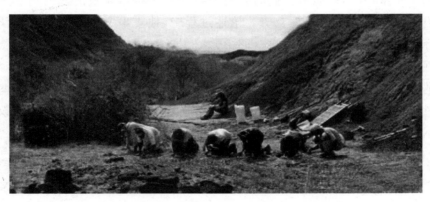

图3　古人类学田野调查：寻找化石
（资料来源：奥莫河谷的古人类学考察）

过去20年，发现古人类标本的地理位置和分布区域明显向西北方扩展（Brunet等2002）。在中非北部的东非大裂谷以西直线距离1500千米处的地方、乍得盆地和乍得共和国北部的朱拉卜沙漠（Djourab Desert）都发现了一系列重要的古人类化石。

赤道的热带雨林地区是如今类人猿——大猩猩和黑猩猩的栖息地，其面积大小随时间发生大幅波动。在冰河晚期的高峰期这种寒冷干旱环境中，雨林逐渐缩小乃至濒临消失，而温暖潮湿的气候条件会让雨林面积扩张。深入持续的古人类田野研究带来了大量令人兴奋但又极具挑战的数据。由此可重建人类进化树，而这进化树比以往任何时候都要繁茂。任何古人类与早期石器文化之间的直接联系都愈发减少，但也更为可信。

四、人类进化树

人类进化树由连续和/或部分重叠的集合组成，共延续了700万年（图4）。最初一批是生活在450万～700万年前的地猿始祖种，随后是一大批生活在距今420万～100万/150万年、种类繁多的地猿。约280万年前，出现了分支最多且最多样的人种——人属，一直延续到如今。

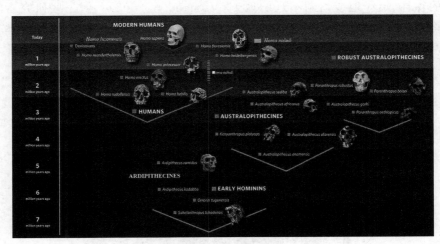

图4　人类进化树

（引用改编自 evolution-involution.org）

（一）地猿始祖种

地猿始祖种分为4种，分别是撒海尔人乍得种、图根原人、卡达巴地猿和地猿始祖种亚种。其中撒海尔人乍得种是记录中最早的古人类化石，也称"图迈"，当地戈兰语意为"生命的希望"，生活在700万年前（图5）。在乍得共和国北部的朱拉卜沙漠发现了一个几乎完整但变形的头骨（Brunet 等 2002）。尽

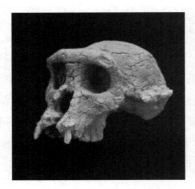 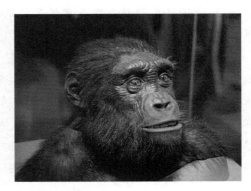

图 5　撒海尔人乍得种的头骨和面部重塑

（资料来源：《史密森尼》杂志）

管他们的头骨、下颌和牙齿还是原始性状，但他们同时也呈现出了一些原始人特征。据称，撒海尔人乍得种可以双足行走，并显现直立姿势。这些古人类化石与啮齿动物、猴子、淡水鱼和鳄鱼等动物群相联系，表明他们当时生活在潮湿的森林、沼泽地或离湖不远的地方（Vignaud 等 2002）。但一些研究者不同意将撒海尔人乍得种认定为原始人，认为它只是一种不会双足行走的类人猿（Wolpoff 等 2006）。

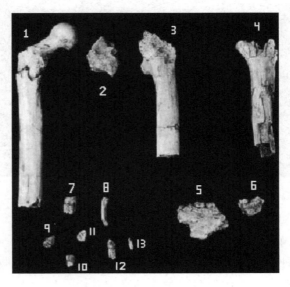

图 6　图根原人化石

（资料来源：密歇根州立大学，http://msu.edu）

皮克福德（M. Pickford）和赛努特（B. Senut）在肯尼亚图根山的卢凯诺组（Lukeino formation）4 个地点发现了一系列古人类化石（Pickford 和 Senut 2001，Senut 和 Pickford 2001，Senut 等 2001）。他们共发现 13 件化石，至少代表 5 个不同个体，包括一个有牙齿的下颌、一颗牙齿、臂骨、指骨和一块左股骨，其年代可追溯到 560 万～620 万年前，由此被归为一个新人种，名为图根原人（图 6）。其股骨显示他们可以在地面双足行走，指骨表明他们能适应攀树运动。虽然做出贡献的科学家一致认为这些发现符合事实，但皮克福德和赛努特（2001）提出的要完全重建进化树的观点还是有待商榷（Aiello 和 Collard 2001，Balter 2001）。批评家表示，颅骨和牙齿解剖结构并不一定能反映现代灵长目分子结构的进化，因此不能用图根原人重建进化树。

卡达巴地猿，阿法尔语意为"古老的祖先"，生活在 520 万～580 万年前，在地猿始祖种中排第三（图 4）。卡达巴地猿化石标本共有 11 个，大约来自 5 个不同的个体，由约翰尼斯·海利-瑟拉解（Yohannes Haile-Selassie）分别在 1997 年和 2002 年于阿萨寇马（Asa Koma）地区和埃塞俄比亚阿瓦什中部地区的其他遗址中发现，这些化石包括锁骨、部分臂骨、手骨和脚骨。卡达巴地猿的特征是双足行走，生活在潮湿的林地和草地（Haile-Selassie 等 2004）。

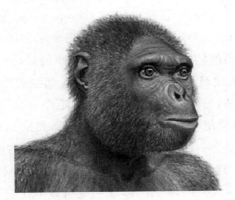

图 7　地猿始祖种亚种复原图

（资料来源：www.astronoo.com）

最后，地猿始祖种亚种是地猿始祖种第四个也是最后一个成员，生活在 440 万年前（图 7）。在埃塞俄比亚阿瓦什中部地区和戈纳发现它的遗骸约有 100 个标本，由怀特团队于 1994 年发现（White 等 1994）。地猿始祖种亚种结合了攀树和双足行走的特征。成年女性平均身高 1.20 米，平均体重 50 千克。

与化石相关的动物群表明它们生活在潮湿的森林栖息地（White 等 2009，Lovejoy 等 2009）。

地猿始祖种化石分布地区较广，包括从肯尼亚东南部的图根山脉，到埃塞俄比亚阿瓦什中部和戈纳地区，再到乍得西北部的朱拉卜沙漠这些地区。截至目前，这些化石都只在局部地区发现，这表明出现了不同的物种形成事件。它们似乎偏爱沼泽地、草地和树木繁茂的潮湿栖息地。

（二）地猿

在距今 400 万～200 万年的这段时间，古人类种群的多样性逐渐突显。地猿分为 3 类，在年代和分布上有部分或完全重叠。南方古猿不仅出现最早，而且种类最多，分布领域也最广。傍人出现最晚，分布领域仅次于南方古猿。最后，肯尼亚人分布地仅限于肯尼亚的土耳卡那湖区。

目前记录的南方古猿化石分别属于中非北部、非洲东部和南部地区的 6 个物种。南方古猿湖畔种生活在 390 万～420 万年前，化石标本包括 1965 年发现的一块臂骨，以及米夫·利基（Meave Leakey）和其团队于 1994 年在肯尼亚北部卡纳波依（Kanapoi）收集到的大量牙齿和骨头碎片（Leakey 等 1995）。更多标本于 2006 年由蒂莫西·怀特在埃塞俄比亚阿瓦什中部地区发现，而最为突出的是约翰尼斯·海利-瑟拉解（Y. Haile-Selassie 等 2019）在埃塞俄比亚的沃朗索-米勒（Woranso-Mille）发现的一个几乎完整的头骨。湖畔南方古猿结合了类人猿和人类的特征，即使表现出有规律的双足行走特征，但依旧可以攀树（图 8）。它以坚硬粗糙的食物为食，生活在潮湿的森林和林地。

南方古猿阿法种，也叫"露西种"，生活在距今 358 万～295 万年，在埃塞俄比亚、肯尼亚和坦桑尼亚发现了 400 多块化石（Johanson 等 1978，Johanson 和 Edey 1981）。哈达尔标本"露西"因为具有约 40% 的南方古猿阿法种骨架而名声显著（图 9）。这种例子极为罕见。另外，在坦桑尼亚莱托里（Laetoli）发现了距今 360 万年的人类足印（图 9），说明她可以双足行走，会实行"父母的照顾"，即成年人带着幼年人一起走。1974 年 11 月，在国际阿法尔科学考察队中的唐纳德·乔纳森（Donald Johanson）、托马斯·格雷（Tom Gray）一起发现了哈达尔化石（Corvinus 1976，Johanson 和 Taieb 1976）。

南方古猿阿法种同时拥有类人猿和人类特征，可以双足行走，也适应攀树。它主要以树叶、种子、野果、昆虫为食，偶尔食用小型动物的尸肉。男性平均身高为 1.51 米，平均体重 42 千克；女性平均身高 1.05 米，平均体重 29 千克。

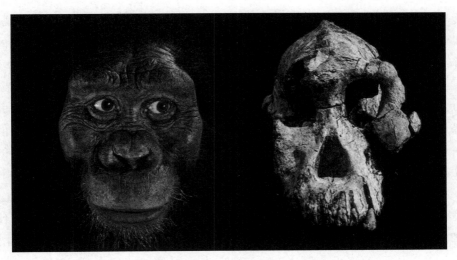

图8　南方古猿湖畔种的头骨和面部重塑

（资料来源：www.sciencenews.org）

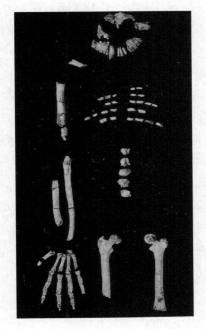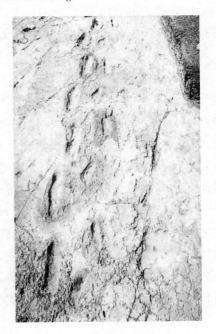

图9　露西的骨骼和距今360万年的莱托里南方古猿阿法种足印

（资料来源：史密森尼学会）

　　南方古猿加扎勒河种（生活在300万～340万年前），于1995年由米歇·布吕内（M. Brunet）和其团队在非洲中北部的乍得盆地发现，发现标本的位点是中非北部西北大约 1500 千米。如果乍得研究小组支持出现新物种的观点，那么大多数古人类学家认为，南方古猿加扎勒河种只是南方古猿阿法种的一个变种。

南方古猿非洲种于 1924 年在南非的汤恩被发现，1925 年由达特（R. Dart）描述并发表。它生活在 210 万～330 万年前的非洲地区，尽管与南方古猿阿法种很类似，但也有些细微区别。它不是 20 世纪上半叶文献中描述的那种食人猿，而是素食者，以野果、树叶、种子、坚果为食，偶尔吃捕食者找到的昆虫和蛋。

现存两种南方古猿，南方古猿惊奇种（Au. garhi）和南方古猿源泉种（Au. sediba），仅在埃塞俄比亚和南非一个地点被发现。在埃塞俄比亚的阿瓦什中部河谷包里（Bouri）地区发现的南方古猿惊奇种化石标本非常少，生活在 200 万～300 万年前（Asfaw 等 1999）。南方古猿源泉种的标本于 2008 年 8 月在南非的马拉帕（Malapa）洞穴第一次被发现（Berger 等 2010），生活在 190 万～200 万年前。南方古猿惊奇种完全具备双足行走的能力，体型小，颅腔细小，臂长，综合了南方古猿和人属的特征。他们出现的时间太晚，因此可以排除是人属祖先的可能性。

傍人属拥有强有力的咀嚼器官（图 10），目前其下记录有 3 类物种。埃塞俄比亚傍人在傍人属中出现最早，生活在 230 万～270 万年前的埃塞俄比亚南部奥莫山谷和肯尼亚北部的图尔卡纳盆地，其化石首先于 1967 年由阿朗布尔（C. Arambourg）领导的小组在奥莫山谷发现（Arambourg 等 1968），随后在图尔卡纳盆地又有新发现（Walker 等 1986）。在东非（坦桑尼亚、肯尼亚、埃塞俄比亚、马拉维）发现的鲍氏傍人被认为是埃塞俄比亚傍人的后代，它的头骨于 1959 年被玛丽·利基在奥杜韦发现，命名为东非人鲍氏种（Leaky 1959）。它生活在 120 万～230 万年前，以需要大力咀嚼的粗粮为食。男性平均身高和体重分别为 1.37 米和 49 千克，女性分别为 1.24 米和 34 千克。第三个也是最后一个，罗百氏傍人，生活在 120 万～180 万年前的非洲南部。1938 年，罗伯特·布鲁姆（Robert Broom）在南非的克罗姆德拉（Kromdraai）发现了其标本。男性平均身高 1.2 米，体重 54 千克；女性平均身高 1 米，体重 40 千克。以上 3 种傍人属通常被认为是南方古猿阿法种的分支。

肯尼亚人包括肯尼亚平脸人（K. platyops）（图 11）和肯尼亚鲁道夫人（K. rudolfensis），仅在肯尼亚北部的图尔卡纳湖盆地找到。肯尼亚平脸人生活在约 350 万年前的图尔卡纳湖盆地。它的化石标本是于 1998 年和 1999 年由米

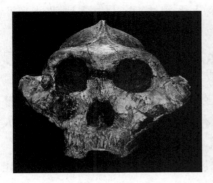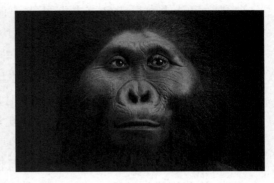

图 10　鲍氏傍人的头骨和面部重塑

（资料来源：史密森尼学会）

夫·利基小组在洛迈奎（Lomekwi）所发现（Leakey 等 2001）。由于经年累月的沉积分类，颅骨化石发生明显变形。一些研究者认为肯尼亚平脸人只是属于南方古猿阿法种的一个变种，他们期待获得其他材料以评估该人种的地位（White 2003）。

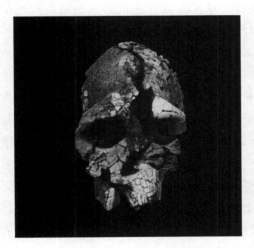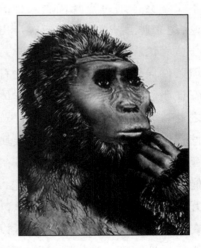

图 11　肯尼亚平脸人的头骨和面部重塑

（资料来源：布拉德肖基金会之古人类学）

　　肯尼亚鲁道夫人，最初归于人属鲁道夫种，但它与人属并不匹配。它生活在 180 万～190 万年前的肯尼亚北部、坦桑尼亚北部和马拉维，脑容量更大，约 775 毫升。1972 年，理查德·利基（Richard Leakey）团队在肯尼亚图尔卡纳湖东岸的库比福勒（Koobi Fora）发现了首个标本（Wood 和 Collard 1999）。

一些科学家认为肯尼亚鲁道夫人可能是直立人的祖先，能人一支则没能繁衍延续至今。

上述提到的所有古人类化石都仅在非洲发现。正是这些丰富多样的史料让非洲成为人类的摇篮。这在很大程度上取决于我们对"人类"如何下定义。历史研究没有定论，每种综合都只是暂时的存在，需要不断仔细检查，用能够支撑它的史料来巩固，或者用能取得的更强有力的证据来证伪。新发现让人们的注意力转移到旧世界其他地方。有些人可能会对科学结论的历时性这一基本特征感到不安。然而，正是这种历时性使各种历史研究变得令人兴奋，让人着迷，让我们像斯蒂芬·杰·古尔德（1989）那本书的名字一样，享受"美好的生活！"

（三）人属

导致人属出现的物种形成事件和随后发生的适应性辐射进化，覆盖了整个旧世界。随着早期人属从非洲扩张——也被称为"第一次走出非洲"，进化中心转移到了非洲大陆和欧亚大陆。人属分支的历史极为复杂，极具多样性。本文不会详细讨论其代表人种的数量及增长。目前正掀起一场颇为有趣的辩论，越来越多史料对"第一次走出非洲"形成了挑战（Bechly 2018）。

无论在分类学还是环境学，人属的出现都是备受争议的话题。怎样的环境条件导致了人属的出现？化石记录中有多少类早期人属物种？新发现的化石证明了早期人属存在多个群体，并且他们的躯体、大脑和牙齿大小都有相似之处，这与能人和肯尼亚鲁道夫人分别代表小形态和大形态这种传统解释相悖。埃塞俄比亚的新发现为人属起源提供了崭新的线索。"认为在埃塞俄比亚勒蒂格拉鲁（Ledi-Geraru）研究区发现的距今 280 万～275 万年的下颌骨可能来自更新世早期人属的祖先，就像将人类进化谱系的起源推至生活在 198 万年前的南方古猿源泉种一样，可能并不正确。"（Villmoare 等 2015：1354）仅在东非发现的早期人属遗骸可以分为 4 组：在勒蒂格拉鲁研究区新发现的不明确早期智人（275 万～280 万年前）、肯尼亚鲁道夫人、非洲直立人，还可能有能人。其中，肯尼亚鲁道夫人和非洲直立人是所有现存早更新世时期的原始人目前最为合理的祖先（Argue 等 2017）。

与持久稳定、不断加剧的干旱造就了热带稀树草原和草场的理论相反，新的史料证明东非的环境极其多变，在人属出现时期发生了难以预测的波动。"面对多变的、波动的环境……扩大的脑容量（图 12）、不同体型的发展潜能，推测的饮食多样性同协调合作的独特组合，使直立人能够构建生态位，拥有多

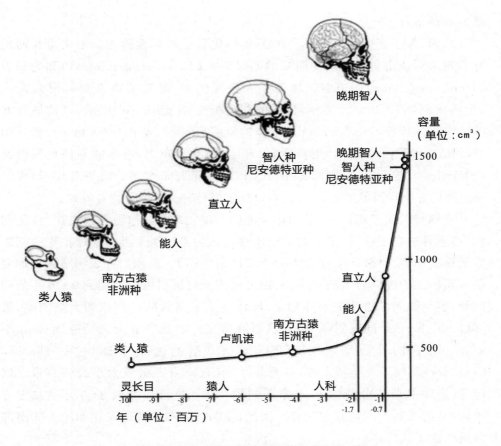

图 12 随着人属的出现，脑容量显著加速增大

（资料来源：Vincent van Ginneken et al 2017）

功能适应性，从而使得这些物种能够超越其他同类"（Anton 等 2014），并扩张到欧亚大陆其他地方。

根据古人类学史料推演直立人物种事件及其在欧亚大陆的辐射扩散，除了对这些史料进行简单的线性解读外，现存的化石表明存在更多样、更灵活的情况。早在 300 万年前，与勒蒂格拉鲁人（*Homo spp*. var. Ledi-Geraru）、肯尼亚鲁道夫人和非洲直立人（African *H.erectus*）相关的不同原始人群体可能分布在欧亚大陆的不同地方，通过基因渗入，引发了旧世界人属的适应性辐射扩散。据记载，与直立人有关的标本可追溯到 100 万～180 万年前，分别发掘于东亚的周口店、南亚印度尼西亚的爪哇、欧洲中纬度格鲁吉亚的德马尼斯。遗传漂移与这些孤立的小型种群相结合，在欧洲、东亚、非洲形成了系列断断续续的物种事件。

　　然而，关于距今约 130 万～70 万年的化石史料却很匮乏。摩洛哥和西班牙发现了可能由直立人演变而来的毛里坦人（*Homo mauritanicus*）和先驱者（*Homo antecessor*）的遗骸。海德堡人是现代人、尼安德特人和丹尼索瓦人（生活在距今 70 万～20 万年）最后的共同祖先（Rightmire 1998），其遗骸在北非的杰贝尔依罗（Jebel Irhoud），东非的博多（Bodo）、基比什（Kibish）、恩杜图（Ndutu）、伊雅西（Eyasi）、纳格罗布（Ngaloba）、卡布韦，南非的弗洛里斯巴德（Florisbad）、埃兰兹方丹（Elandsfontein），欧亚大陆西部的阿塔普埃卡（Atapuerca）、泰拉阿玛他（Terra Amata）、舒宁根（Schoningen）均有发现。

　　晚期智人属于现代人，最初认为他们出现在东非。但随着第二次"走出非洲"得到普遍接受认可，晚期智人的出现被认为是证明人类在全球扩张最新阶段最简要的解释（Scerry 等 2014，Smith 等 2007）。近期研究表明情况更加复杂。新出土的晚期智人的头骨、从杰贝尔依罗挖掘出可以追溯到 30 万年前的颌骨，表明智人的进化史十分复杂，涉及整个非洲大陆。在非洲大陆南端，贝耶（L. R. Berger）同其团队的 45 名研究员在南非豪登省斯瓦特克朗（Swartkrans）附近的升星洞（Rising Star Cave）里的迪纳莱迪内室（Dinaledi Chamber）发现了一类新人种，身材短小，具有南方古猿般大小的脑容量。据记载，1550 根骨头分别属于 15 个不同的个体。这可追溯到 23.6 万～33.5 万年前，是纳莱迪人所埋葬的死者。因此，晚期智人和纳莱迪人在非洲大陆南部共同生活了几千年。

　　早期智人遗骸是从遍布非洲大陆的不同挖掘点出土的，这些地点包括北非拉巴特（Rabat）、索尔（Sale）、杰贝尔依罗；埃塞尔比亚的博多、乌蒙基比什（Omo Kibish）、赫托（Herto）；东非的卡布韦；南非的弗洛里斯巴德、壁炉洞（Cave of Hearths）、边界洞穴（Border Cave）、克拉西河口（Klasies River Mouth）、布隆波斯（Blombos）和萨丹纳（Saldanha）和埃兰兹方丹。最早出现的晚期智人标本分别来自北非的杰贝尔依罗和南非的弗洛里斯巴德，可追溯到 25.9 万～31.5 万年前，而埃塞俄比亚的标本可以追溯到 16 万～19.5 万年前（Hubli 等 2017，Berger 等 2015，Stringer 和 Galway-Whitam 2018）。

　　最早出现的晚期智人遗骸是在南黎凡特（Southern Levant）斯虎尔（Skhul）和卡夫扎（Qafzeh）地区发现的，距离非洲十分遥远，可以追溯到 9 万～12 万年前。但是，对杰尼索娃洞（Dinosova Cave，位于俄罗斯西伯利亚）和霍伦斯坦-斯塔德尔（Hohlenstein-Stadel，位于德国）尼安德特人遗骸的基因分析，证明"至少存在一段智人与尼安德特人融合的早期阶段。据估计，这一事件发生在21.9万～46万年前"（Stringer 和 Galway-Whitam 2018：390）。因此，晚期智人离开非洲是早很多的事件。赫尔科维兹（I. Herkovitz）（2018）团队最近在以色列米斯利亚（Misliya）发现的晚期智人遗骸能够追溯到18万年前，表明晚期智人更早便在近东地区出现，但相对来说时间距今也很近。因此希望将来在黎凡特走廊能够发现更古老、活动时间更早的晚期智人。

在过去的30年里，由于古人类学研究显著加强，过去30万年的人类进化树有了至少6种不同的人种：欧洲和中东地区的尼安德特人、东亚的丹尼索瓦人（Chen 等 2019）、印度尼西亚群岛的佛罗勒斯人/弗洛里斯人（Argue 等 2017）、菲律宾的吕宋人（Detroit 2019）、南非的纳莱迪人（Berger 等 2015）和晚期智人（Hublin 等 2017）。晚期智人是唯一存活的人种（图4）。研究发现令人兴奋，又令人沉醉。丹尼索瓦人由尼安德特人演变，其最古老的标本是在青藏高原发现的，可追溯到17万年前（Chen 等 2019）。佛罗勒斯人并不像最初认为的那样来自大陆直立人，而是与175万年前生活在东非的能人有关（Argue 等 2017）。

五、更新世狩猎采集者：文化起源、生活方式和技术

从大约330万年前的肯尼亚平脸人开始，古人类不时或永久依靠人工制造的器物来满足他们的生存需求。关于人类起源的研究涉及许多领域，都是古人类学的一部分（Holl 2005）。考古学部分重点分析从早期原始人/人类遗址收集来的、由原始人/人造的器物。"文化起源"的概念相对容易理解：文化始于器物的制造。然而在考古发现中很难确定文化起源。选择一种特定的未经打磨的岩石是否意味着"文化驱动"？使用轻度加工的自然原料是否有资格纳入"文化宇宙"？分界线的划定非常困难，因为原始人/人类与他们所生活的世界构成统一体，工具的选择、使用和制造都属于二者联系的一部分。人工制作的工具的系统使用和生产，使新兴的人类走上了一条独特的进化道路，远离了"动物身份"。

这些遗址位于河岸和湖岸，包裹在细砂和泥质沉积物中。沉积后，各地区受到不同程度的扰动，而挖掘遗址一般受到中级或者低级的扰动。没有一处遗址是完全孤立的，它们就像节点，预示着更加广袤的原始人遗址分布。根据"埋葬完整性"，它们可分为三类。

（1）入住层是较少受干扰的地点。文化层一般较薄，为0.10～0.30米，考

古遗物往往聚集在高密度的地点。这些地点通常被成群的原始人使用,但在奥杜韦峡谷层位 I 下部的 DK IA 修建的遮盖物仍然存在争议。

（2）受到轻度扰动的遗址文化层较厚,为 0.40~1.00 米,文化遗迹密度处于中等至高等。它们是由考古遗址从原址向周围短距离重新活动造成的。虽然文物之间的空间关系被打乱了,但它们通常保存得很好。

（3）从严格意义上讲,液压杂物层并不是考古遗址,而是"发现地点"。沉积基质一般有几米厚,发现密度很低。这些器物和动物的骨头通常被冲刷到河道排水沟里相当远的地方,然后被困在河床上。

（一）早期原始人/人类遗址:石头和骨头散落分布

原始人文化最早的发现是零散的石头和骨头。有些石头是粗糙的自然原料,有些则被用过,另一些石头又被打造成石芯工具和锋利的薄片。动物的骨头一部分是由原始人丢弃,一部分是由自然力量影响位置发生变化,一部分来自原地自然死亡的动物。这两类截然不同的遗留物是如何以及为什么在原始人类遗址中杂乱地混合在一起的?原始人遗址在自然地形中的分布以及石块和动物骨头出现的不同频率被用来绘制"石器时代名片"。用于特殊用途的遗址所展现的"文化副产品"种类较为有限。含有单一的动物物种地点,又带有少量的石块,那是屠宰或肉类获取地的标志;种类繁多的副产品和数量稀少的正式工具指示该处是工作坊;出现少量的骨头和石块表明该处是露营地;大量的骨头和石头碎片表明该处是一个经常出没的地方,是"大本营""家庭基地""核心觅食场所"。上述石器时代遗址的功能分区是从当代狩猎者-采集者人种志中衍生出来的,给人深刻的启迪,也有利于建造模型。然而,如果研究的目的仅限于理解和解释早期的原始人类遗址,那么它的启发式价值是非常有限的。原始人是如何获得资源来维持他们的生命?下面将回顾并评价自 20 世纪初以来提出的几个相互矛盾的假说。

（二）狩猎假说

原始人进行狩猎,是考古发现石头和骨骼并存的合理推断。根据事实,与石器有关的骨头被认为是原始人行为的产物,也就是他们食用后的剩余物。20 世纪前几十年形成的颇具影响力的"狩猎假说"一直主导着古人类学的争论,直到 20 世纪 70 年代初（Ardrey 1966,1976）。根据该理论,狩猎是人类进化的驱动力（Lee 和 DeVore 1966）。它表达了对高效工具及对其进行持续改进的需求。它产生并构建了"男性狩猎者"和"女性采集者"之间的劳动分工,证明了领土的重要性,为原始人及后来的人类发泄与生俱来的暴力本能提供了一种途径。

狩猎为原始人提供了急需的高级食物，并缓解了群落内的紧张局势。狩猎者不仅猎杀动物，带回肉类，与妇女、儿童和老年人分享，也保护群落免受来自危险的捕食者和竞争者的伤害。因此，社会和文化进化被认为是由男性对资源和配偶的竞争推动的。从根本上说，狩猎假说更多的是基于一系列的假设，而不是基于事实依据。第二次世界大战后，开始了关于狩猎者-采集者生活方式的长期参与式研究，挑战了狩猎假说。肉类是一种受人喜爱的食物，但供应并不稳定。因此，人们更多地依赖于采集的植物。植物资源的确定性和可预测性，对原始人/人类群体的维持和繁衍至关重要。

（三）采集假说

采集假说是与人类进化中"男性狩猎者"恰相反的论述。事实上，它的核心主张更多地得到了经验证据的支持，收集这些经验证据是为了加强它对当时占主导地位的观点的批评。"女性采集者"（Dalberg 1983）理论的支持者质疑肉类在原始人/早期人类饮食中的重要性，以及男性在为群落其他成员获取和提供肉类方面的突出作用。与热带狩猎者-采集者相关的人种学研究表明，肉类是一种非常受欢迎的食物，获取方式多变，大多数时候都不稳定。热带觅食者的饮食显示含有 80% 以上的植物型食物，肉类比例很小，即使比例上下波动，依然很小。据此推算，生活在热带的原始人，他们的饮食中，植物比例高于肉类。此外，获取植物资源的方式更加可靠，压力更小。因此，由妇女负责的植物资源采集为原始人和早期人类群体提供了更可靠和更持久的食物来源。母亲和孩子之间排他性配对结合以及择偶是"女人采集者"假说另外两个重要方面。在这两种情况下，男性的存在都是边缘化的，取决于女性的意愿和决定。从社会进化的角度来看，大多数可靠的食物资源都是由女性提供的。妇女在怀孕期间便时刻与婴儿在一起，并在婴儿出生后与他们发展牢固的甚至是排他性的关系。女性根据自己的喜好做出决定、选择伴侣。考虑到这些相互联系的重要社会角色，"女性采集者"假说表明女性很可能是人类社会特征出现的驱动力。

（四）共享假说

"男性狩猎者"和"女性采集者"假说是相对的两极。20 世纪 60—70 年代，两极分化的争论更多地涉及当代社会问题，而非早期人类进化。20 世纪70 年代末"共享假说"问世，对人类特征行为的出现产生了广泛的影响。根据这一假说，任何不同的原始人群落的成员都具有合作、相互支持、共享信息和资源的特点。这种合作和共享推动了密切交流的发展,最终形成了语言。它产生了按性别划分的特色劳动分工,以确保急需资源的获取。每位群体成员收集资源分布、时间安排、潜在威胁的信息,汇总并共享。家庭基地或中心地觅食(Central Place Foraging, CPF)应该是原始人群体进行多方面资源共享的主要位置点。简而言之,共享假说试图将"男性狩猎者"和"女性采集者"的假说合并,形成一个更具兼容性的模型。男人打猎,女人采集,共同分享他们各自在家庭基地外得到的物品。普遍认为,共享假说是对人类社会制度出现的最"简明"的解释。但由智人出发,进行类推,来理解和解释原始人的行为特征,却互相矛盾,令人困扰。"家庭基地共享"和狩猎假说受到猛烈的批评。这表明原始人或多或少是熟练的食腐者,引发了关于人类行为模式起源的新一轮争论。

(五)食腐假说

库比福勒和奥杜韦的考古发现表明,原始人可以从大型哺乳动物那里获取潜在的大量肉类,这是令人信服的。带有"肉"泽的锋利薄片和长骨上的切割痕迹清楚地表明了肉类的获取和消耗。这样的体系是如何运作的呢?根据由路易斯·宾福德(Lewis R. Binford)(1981)率先提出的"食腐假说",原始人依靠食腐策略获得肉类(图 13)。他们通常是二次进食者,食用骨髓和高效专业捕食者的剩余物。尽管如此,食腐是一个复杂的获取系统,包括发现土地上的动物残骸,避开和/或驱赶竞争对手,收集猎杀物的碎片,并转移到更安全的地点。然而,虽然食腐可能是原始人接触到大型动物遗骸最好的解释,但这并不完全排除狩猎小型猎物的可能性。总而言之,在大约距今 270 万~165 万年这段时间,原始人类物种呈现多样化特征。至少含有 4 类南方古猿属物种,南方古猿阿法种($Au. Afarensis$)、傍人鲍氏($P. Boisei$)、南方古猿粗壮种($P. robustus$)和南方古猿非洲种($Au. Africanus$)。同时,考古还发现了另外一种能人。物种间进化的"丛林模式"随着 160 万~170 万年前的匠人($Homo ergaster$)的出现而结束。基于最近关于原始人行为模式的相关讨论,植物采集可能是食物获取策略中最为可靠的一环。原始人可以不定期获取肉类,总体的肉类获取情况可能具有很强的季节性。原始人可能已经产生了向各自群体内外的伙伴传达、交流信息和情感的方法。它当然是一种语言,口语——言语——则是之后的发展。

总而言之,古人类并不在食物链(又称食物网)的顶端,而是构成复杂群落生态的一部分,更多依靠食腐策略和回避捕食者策略得到肉类,而不是狩猎。

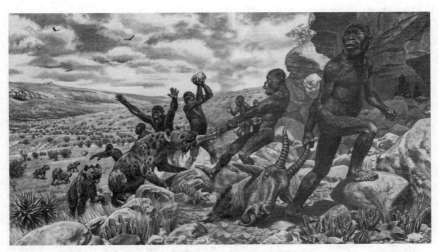

图 13　艺术家对原始人食腐的情景再现
（资料来源：与石溪大学杰森·路易斯博士私人交流所得）

在树上筑巢很可能是维护群体安全的最佳选择。随着西图尔卡纳洛迈奎文化的发现，石器制作相关技术的发展，现在可以确定追溯到 330 万年前（Harmand 等 2015）。目前尚不清楚早期这类向石器生产和使用的转变是持续传播到其他群体，还是只是一个个孤立的断断续续的插曲。随后出现的是奥杜韦文化，出现在大约 70 万年后。将来的研究可能会填补中间这段时期的空白。但也可能实际情况便是如此，并得到证实，在平稳连续的早期石器工具传统之前，作为一个真实的奇点存在。后者以五种连续的模式（Ⅰ到Ⅴ），从石芯工具发展到微石器，是典型的更新世狩猎采集者工具箱（Clark 1969）。在不考虑新的洛迈奎文化的情况下，模式 1 相当于有砍刀和切碎工具的奥杜韦文化，模式 2 相当于阿舍利文化的手斧和一些片状工具，模式 3 相当于中石器时代/旧石器时代中期的薄片工具文化，模式 4 相当于旧石器时代早晚期的石片文化，最后，模式 5 相当于中石器时代/旧石器时代晚期中石器时代初期的细石器文化。将非洲史前阶段划分为旧石器时代、中石器时代和新石器时代，这种分类法已经持续 100 多年。"简单""坚固耐用""富有弹性"完美地描述了石器时代长期的技术革新。

（六）最初的石器制造文化：洛迈奎文化，330 万年前

最早的原始人造器物是在东非大裂谷沿线多个地方发现的。近来在肯尼亚西图尔卡纳洛迈奎 3 号的新发现（图 14），使石器的制作和使用时间往前移

动了很长时间,大概距今330万年（Harmand 等 2015）。

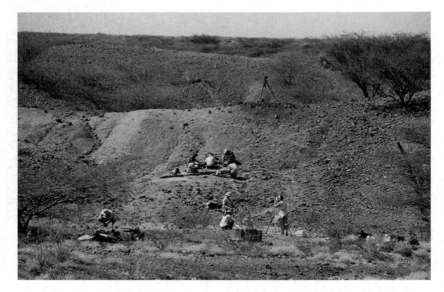

图14　距今330万年的肯尼亚西图尔卡纳洛迈奎3号遗址挖掘
(资料来源:哥伦比亚大学地球研究所)

2001年,来自美国石溪大学的索尼娅·哈尔曼德(Sonia Harmand)和杰森·刘易斯(Jason Lewis)启动西图尔卡纳考古项目,系统勘探和发掘图尔卡纳湖左岸纳楚奎组的洛迈奎段。在洛迈奎3号,表面探测器大概发现了30件石器,裸露或半掩于被水流侵蚀的小山上。这些器物330万年前便已经存在于树木覆盖的稀树草原地,尽管受到流水侵蚀的影响,位置发生了轻微的变化,但并没有受到很大的扰动。

2011年和2012年田野调查季结束后,利用地面搜寻和挖掘出土,共收集了149件石器标本,包括83个石芯、35块薄岩片(包括完整的和破碎的)、7个石砧、7把石锤、3块用过的和2块碎裂的鹅卵石,最后是12个不明碎片(图15)。所选的石材包括玄武岩、响岩——一种细粒火山岩,以及粗面响岩——岩浆岩砾石。研究员主要依靠两种互补的方法来获取这些石器生产的技术技巧。实验法即复制从遗址收集的器物,制造出一模一样的物品。有一项详细的技术分析为实验法提供支持。该技术分析旨在重新构建短"操作链"(*chaines operatoires*)——一系列技术操作的先后顺序,通过观察再组合起来呈现。"石头和石砧"是目前为止最经常使用的敲打方法。选一块圆石或者石块,把它放在石砧——一块更大的平滑的石头——的上面,用石锤加以敲打,

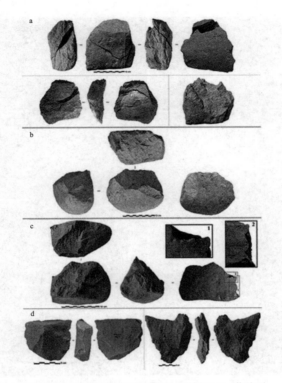

从上到下：改装过的石芯；斧头；切割工具；薄岩片

图 15　洛迈奎 3 号石器文化，可追溯到 330 万年前

（资料来源：哥伦比亚大学地球研究所）

敲出锋利的薄片。古人类利用洛迈奎整套的工具完成日常的切割、敲打、劈裂和砸碎的生存活动。在原始人适应环境的过程中，人工制作器物的诞生使这些祖先世系走上了一条准革命性的进化道路。虽然与上述不存在直接关联，但值得一提的是，在距今 350 万～300 万年的时期，肯尼亚平脸人是出现在图尔卡纳盆地中唯一的人属。

（七）奥杜韦文化：170 万～270 万年前

奥杜韦文化大概是在距洛迈奎文化 70 万年后出现的。它以著名的奥杜韦峡谷命名，尽管它最早是在埃塞尔比亚哈达尔组卡达哈达尔（Kada Hadar）段的戈纳河沿岸发现的。发现包括石器和少量的动物骨头，可以追溯到 240 万～270 万年前。密度很低，但聚集性很明显。所有器物基本包含两类：石芯和薄岩片（图 16）。每一类均可分为两种：石芯工具/斧头和碎片，薄岩片整体

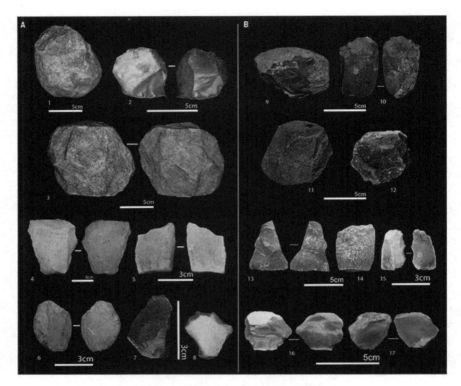

图 16　奥杜韦文化的工具：斧头、切割工具、多面体和薄岩片

（资料来源：www.sciencealert.com）

和薄岩片碎片。一些石芯和薄岩片显示曾在生存活动中被使用并刻意调整的痕迹。一般来说，石块形状不规则，尺寸较小。动物群的遗留物高度碎裂，呈螺旋和纵向断裂，但没有切割痕迹。该处包含至少 6 种哺乳动物，河马、大象、马和几种牛。与动物骨头相关的类似文物的年代可以追溯到 160 万～220 万年前，在东非大裂谷沿线的其他地方也有发现，埃塞俄比亚南部顺古拉（Shungura，位于奥莫河谷）组的 E 段和 F 段、库比福勒组 KBS 工业遗址（KBS Industry）、奥杜韦峡谷的层位 Ⅰ 便都是这种情况。早在 250 万年前，奥杜韦文化便向欧亚大陆的东西两端发展。

（八）阿舍利文化：170 万～200 万年前

阿舍利文化是以法国北部索姆谷的圣阿舍尔（Saint-Acheul）遗址命名的，该处的史前手斧在 19 世纪中叶首次被记录。它大约在 170 万年前出现在东非，似乎是随着直立人的扩张而传播，向东直到印度，向西直到英国。薄岩片、鹅卵石和石芯工具文化在亚洲东部传播。阿舍利文化将石芯和薄岩片工具相结合，证明人类心智能力有了重大认知发展。双边对称、软锤技术、利用火来辅助石器的生产是阿舍利文化的一些关键创新。手斧，很可能是有史以来使用时间最长的工具——大约150万年——是第一种多功能工具（图17）。尖端可以用来刺穿或劈开骨头和木头，两边凹凹凸凸，根据需要重新打磨，可以用来切或者锯，最后利用它的质量和重量，可以用来锤击和敲碎硬组织和物料。阿舍利文化有3类主要的石芯工具：（1）经典手斧，又被称为双面器，因为两面大概差不多；（2）石片疤，拥有笔直的削边；（3）锥子，一种重型穿孔工具。将薄岩片进行适当的调整，可以制造出更专业的工具，如前刮片和侧刮片、钻孔器等。

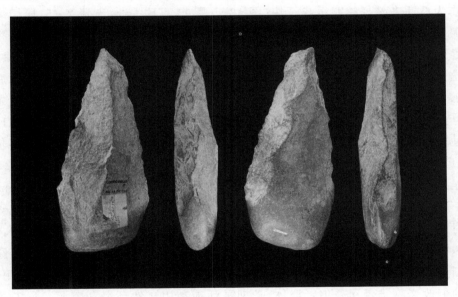

图17　阿舍利文化的手斧头，第一种多功能工具，双边对称

（资料来源：www.chainsawjournal.com）

东非的奥洛戈赛利叶（Olorgesailie）和西班牙的托拉尔巴-安布罗阿（Torralba-Ambroa）发现从阿舍利文化时期遗留下的很有说服力的狩猎证据，坚固、耐用。西班牙的托拉尔巴-安布罗阿的数据表明他们会利用协同狩猎策略，从追踪迁徙的象群到利用沼泽地展开屠宰。

（九）中石器时代（旧石器时代中期）：多样化和区域化

中石器时代（旧石器时代中期），出现了全新的石头敲击方法——勒瓦娄哇法（Levallois method），与阿舍利文化有明显相似的部分。由于分布地区有所不同,它开始于大约45万或40万年前,在一些地方持续到距今4万~3.5万年。阿基列什(Akhilesh)等人(2018)推断勒瓦娄哇法的发明与现代人的扩张之间并没有直接的联系。这项发明是一项认知上的突破,它单独出现在世界不同的地方,包括非洲、欧洲、中东和南亚。

勒瓦娄哇法,也称"预先设定的敲击法"(predetermined knapping method),需要提前思考和计划(图18)。必须有足够的原材料来源,通常是细粒岩石,如打火石或黑曜岩。切石者心中已提前精准地想象出石器模样,以及其所需的所有工艺流程。"操作链"环环相扣,就是为了实现这一目标。从裸露在地表的岩石或者开采的采石场挑选鹅卵石或石块(图18步骤0)。用坚硬的石头作为石锤来敲打鹅卵石或石块(图18步骤1)。下一步,步骤2—6,属于准备敲击平台的部分,通过不断旋转石芯周边及其一面,制造出龟壳般的勒瓦娄哇芯(图18)。决定性的一击(图18步骤7)会产生勒瓦娄哇薄片(图18步骤8),这是一种边缘锋利的石坯,可以立即使用。内芯可以继续使用,重新打磨后能够制作另一片勒瓦娄哇薄片。勒瓦娄哇法特别浪费原材料,其主要目的是生产石坯——用于生产各种正式石器的勒瓦娄哇薄岩片,通过适当的重新打磨,使之形成尖头石器、锯齿石器、刮刀片、钻孔片、钻石器等。弗朗索瓦·博尔德(Francois Bordes)(1961)提出,中石器时代(旧石器时代中期)文化丰富多样,呈现出区域内分化的现象。他认为在法国西南部的穆斯特人(Mousterian)有5种外相:阿舍利文化型穆斯特人(the Mousterian of Acheulean Tradition)、肯纳A型和B型穆斯特人(Quina A and B Mousterian)、费拉西穆斯特人(La Ferrassie Mousterian)和夏朗德穆斯特人(Charentian Mousterian)。对于路易斯·宾福德(1973)而言,穆斯特内部文化的变化从本质上来说是非常有用的。他们改变狩猎者和采集者群体,长期灵活地利用自然环境和资源。尼安德特人也是如此。20世纪60年代,随着考古人类学的兴起,博尔德-宾福德争论成为基础争论之一(Wargo 2009)。

  ……博尔德-宾福德争论象征着考古学学科内的不同传统,并由美国和法国的学者进行了实践。理解这场争论有助于进一步理解考古学是如何发展的,及其今天在这些国家是如何实践、如何概念化的。从这个意义上说,在其大西洋彼岸的背景下理解这场争论才是最好的;也就是说,两位主人公受到了各自民族和文化经历的深刻影响,在一次相遇和交流中产生了这场争论。这场争论及其后果改变了大西洋两岸旧石器时代考古的实践。(Wargo 2009:iv-v)

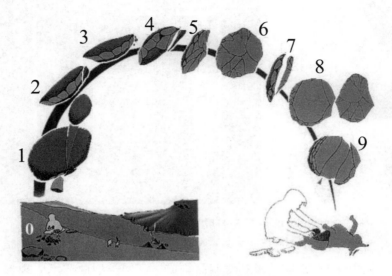

图 18　勒瓦娄哇法示意图

（引用改编自 http://archeologie.yvelines.fr）

在欧洲西南部发现内部文化的变化模式，后来被证明在中东、尼罗河流域和南部非洲都有所发现，只是它们存在于不同的历史时期。随着柄技术（hafting techniques）的发展和骨头用量的增加，中石器时代（旧石器时代中期）处理石头的技术拥有了更多的通用性和灵活性。

（十）新石器时代/旧石器时代晚期

文化和技术的变化以及区域多样化在更新世晚期确实存在显著的增强。晚期智人人口数量在各主要大陆上都有所增长：马来西亚群岛、萨胡尔和澳大利亚一带的增长出现在距今 7 万～5 万年间，北亚和美洲的增长出现在距今 3.5万～1.5 万年间。

对更新世晚期技术状况的构成多样性做出公正的评价是非常具有挑战性的。中石器时代（旧石器时代中期），一项新的岩片打磨技术就已在多个地区出现，该技术的应用范围加大并成为主流。岩片是通过精细技术流程获得的相对窄而细长的碎片，是"打孔-打磨"技术下的变形产物（图 19）。根据准备敲打平台的步骤，挑选的石块或鹅卵石会被打磨成表面上有多道平行印痕的棱柱状石芯，这个过程中削下来的岩片会被一片片取下，直到石芯无法再被削片。由此获得的岩片用途是单调的，只会成为生产线末端打造正式工具的一部分。由于保存技术总体上有所提高，更新世晚期狩猎者-采集者群落文化遗

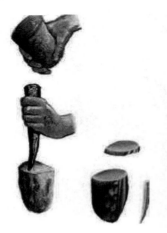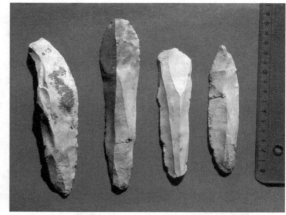

图 19 "打孔-打磨"技术和岩片样本

（资料来源 http://archeologie.yvelines.fr）

址的生产工艺由木材、植物纤维和骨制品构成。不同类型的艺术表现形式,包括石雕、骨雕、木雕和岩洞石壁上的画作,都指向了晚期智人的认知水平的跃升。20 世纪,重要的旧石器时代绘画遗址大多集中在欧洲西南部,这可能是上古石器时代此处曾有过局部认知革命的证明。最早的壁画出现在距今 5.2 万～4 万年南亚婆罗洲东部地区(Aubert 等 2018)。

到最后的更新世(全新世早期)全球气候变暖时,除太平洋岛屿和新西兰外,几乎世界各地都已建立了历时 9000～10000 年的狩猎采集群落。旧世界的群落在旧石器时代末期或中石器时代发明了弓和箭,几何形微石器可作为间接证明。这些细小的碎片曾是箭头尖部的组成部分。澳大利亚的土著先民对这种工具一无所知,他们所依赖的标准狩猎工具是棍棒和矛枪。陶器也是在同一时期发明的,最古老的陶器样本出土于中国江西省的仙人洞和湖南省的玉蟾岩,前者可追溯至距今 2 万年,后者则可追溯至距今 1.83 万～1.543 万年(Boaretto 等 2009,Wu 等 2012)。动物的驯养和植物的培育则要到全新世时期才开始,并从此将人类的发展革命性地导向了一条与延续百万年的狩猎采集传统截然不同的轨道。

六、人类的扩张：发展速度与模式

生态系统都是由动态的实体所构成的,其中关键的因素,无论是地理因素、植物学因素还是动物学因素,都在不断地相互作用,并在不同的时间尺度中发生变化。地貌的变化比植被和动物群落的变化要慢得多。作为生态系统基本组成部分的生物种群总是处于稳定、收缩或扩张这三种状态之一；因此，扩张也属于应对自然选择的诸多适应性反应中的一种。

从群落生态学的角度来看，我们有理由认为变化才是常态，而稳定则是例外。亚里士多德将人类定义为遵循领导者所制定的规则并群居生活的"政治动物"。而从更基础的层面上看，把人类定义为"好奇的猿类"更为合适。正是这一特质使人类在漫长的进化过程里从地球上的各种生物中脱颖而出；也正是在这种被称为"好奇心"的认知倾向与社会和生物系统的动态变化交汇之处，生态平衡不断被推向创新和改变。人类历史的99.99％都发生在以狩猎采集系统作为唯一生存方式的时期。若要理解从古人类、原始人类到人类的进化路径，必须掌握狩猎采集系统的原理、结构和动态特征。

（一）狩猎采集系统的动态特征

狩猎采集者，在19世纪的进化论中归类为野蛮人，被视作理想的城市定居生活的对立面。他们居无定所，没有自己的财产，没有政府管辖。人类花了数十年时间来对澳大利亚土著和南非科瓦桑族的狩猎采集者进行细致的观察研究，才对狩猎采集者的生活和社会组织的关键部分有所了解（Hiatt 1996，Lee和DeVore 1996，1976；Sahlins 1972）。现代的狩猎采集者已是晚期智人，与旧石器时代的觅食者和原始人并不相同。此外，科学家们所研究的澳大利亚土著和科瓦桑族的社群已然陷入围困——他们原有的土地已被英国流放到澳大利亚的罪犯侵占，前有班图农民和牧民，后有17世纪起源源不断的欧洲移民，前仆后继地涌入他们的领地。因此，与人们所普遍认为的不同，人类学家研究的并非与世隔绝的原始社会，而是一个个陷入危机的社群，在实际境遇中发展出了种种适应机制。

总的来说，由于各民族之间存在差异，"简单"的狩猎采集者是流动的，在互联互通的地区之间谋生，而不是各自划分固定边界的领地。他们活跃的社会以小团队为基本社交单位，普遍具有共享的美德而缺乏私人所有制度。一个小团队由长者、父母和孩子构成，通常有25～30人，他们会面对面地在协商一致的情况下做出各种决定。由于母乳喂养期较长，生育间隔也因此增大，狩猎采集者的人口增长保持在可控范围内。他们通常饮食均衡，平均工作时间较短，有充裕的休闲时间。马歇尔·萨林斯（M. Sahlins）对他们的这些特质印象深刻，并因此将他们称为"第一个富足的社会"（1972）。

流动性是狩猎采集系统的关键特征之一，但这并不是由于人们最初所理解的出于无休无止的捕猎，而是同时受到季节和群组内部动态影响所致。生活物资的取得和分配都受制于季节。通过人口迁居,狩猎采集者规划着他们的行动,以期在合适的时间出现在合适的位置;在有组织的迁移中,他们也会建立一个中心位置,并把在当天领地范围内采集的资源带回此处。人口呈指数增长,而资源只呈算术增长。小团队领地范围的承载能力是非弹性的,因此人口和资源之间的平衡是持续波动而不稳定的。这样的不稳定性根据不同条件会产生推力或拉力:在适宜的环境条件下,人口持续增长,生育率大于死亡率,新的小团队就会形成并安置到新的领地;这样的进程则使狩猎采集者小团队产生了向外扩张的移动边界。

灵长类动物学是对除人类以外的灵长类动物在其自然环境中的表现进行系统性研究,为根据推理来建立原始人类行为和群落动态模型提供了补充数据(Anapol 等 2004,McGrew 1992)。

据推算,狩猎采集者每日活动领地的最佳范围应该在本部基地或觅食区中央点的"2 小时步行范围"或 10 千米半径范围内。简单狩猎采集者小团队的最佳规模是 25～30 人(Lee 和 DeVore 1966)。这些考虑了变化的增长率而得出的数据可用于对非洲境内外的原始人和人类扩张进行多次迭代模拟。原始人的扩张是相对迅速的,一个简单的运算就能将此展现出来。

一项思想实验

埃塞俄比亚阿瓦什中部地区原始人群落的后代要花多长时间才能繁衍到 11000 千米以外的中国泥河湾盆地呢?

1.假设新的小团队在每一代的移动边界外 5 千米处形成;

2.每一代能延续 25 年;

3.大概需要经历 2200 代到达中国;

4.即:$2200 \times 25 = 55000$ 年。

假如每代延续的时间更短,以 20 年为例,则需要花费 $2200 \times 20 = 44000$ 年。

原始人和早期人类狩猎采集小团队的扩张不必受地理上的时间观念限制,这一速度相对来说是很快的。

(二)第一次走出非洲:早期人类的扩张

关于人属最初向非洲之外扩张的假说建立在对古生物学、环境和地理数据的综合分析之上。根据当前研究,地猿、南方古猿和肯尼亚平脸人都只存在于非洲大陆内,其中,后两者被认为都很有可能是人属的祖先。直立人是"第一次走出非洲"这一最初的经典构想情境中的主要践行者,哈比斯人也可能参与其中。这些早期原始人类带着他们的工具,从东非向北迁移,而后向东、西、南三个方向进发。

根据距今 180 万年的德马尼斯(Dmanisi)遗址(格鲁吉亚)、距今 130 万年的安达卢西亚新弗恩特斯(Fuentes Nova)和拉兰格里昂(Rarranco Leon)遗址(西班牙)、距今 150 万～140 万年的皮罗诺德(Pirro Nord)遗址(意大利)中出土的史料,他们在距今 180 万～140 万年到达了欧洲南部和欧亚大陆的西南边界。

与此相比,他们向南方和南亚的扩张开始得更早,这方面的遗迹分别有距今 250 万～150 万年的龙骨坡遗址(中国重庆直辖市)、距今 200 万年的人字洞遗址(中国安徽省)、距今 212 万～126 万年的上陈遗址(中国陕西省)、距今 170 万～100 万年的泥河湾遗址(其中包括距今 166 万年的马圈沟遗址第三文化层、距今 140 万年的小长梁遗址和距今 110 万年的东谷坨遗址)、里瓦特(Riwat)遗址(巴基斯坦博德瓦尔高原)、距今 100 万年的伊桑普尔(Isampur)遗址[印度洪泗(Hunsgi)谷地],印度尼西亚的梁布亚(Liang Bua)洞穴出土的遗迹也可能是这一时期早期人类扩张的证据。

在"第一次走出非洲"假设中,对向西和向东路线部分的研究获得了具有挑战性的新数据。甘特·本奇(Günter Bechly)(2018)出版了一系列作品,并根据自己的理解,认为需要"重写人类的起源"。这些有趣的数据(Malassé 等 2016,Han 等 2017,Zhu 等 2018)需要通过严格的波普尔猜想与反驳方式(波普尔 1963)来进行严肃的考究(2002)。

韩非等(2017)提供了在中国重庆直辖市龙骨坡遗址进行研究的最新数据。他们的论文主要聚焦于从确切地层位置中获得的哺乳动物残骸(在这一案例中是指牙齿)重新判定其所属年代。一系列关于"南侧岩壁 CIII 出土的 3 枚牙齿平均有大约 248 万年历史"的判定,使这一遗址成为东亚地区最早的原始人遗址之一。事实上,自更新世开始以来,曾经先后在龙骨坡遗址生存的原始人类按地层层序可划分为历时很长的两个批次:下层距今 250 万～220 万年,上层距今 180 万～150 万年,两层之间有约 40 万年的间隔。

安妮·丹布里库特·马拉塞(Anne Dambricourt Malassé)等(2016)的文章是第二批认为需要"重写人类起源"的作品。印度西瓦利克山脉(Siwalik hills)距今 260 万年的动物群落遗址中发现了 3 根有并列刻痕的骨头。使用相同原材料石块进行的还原实验确认了"这样的轮廓是石英岩碎片或圆石(所磨成的)锋利边缘(进行切割所留下)的典型痕迹,它们的大小和空间结构证明(制造或使用者)有敏捷的腕部,能够有目的地做出精确的手势,并具备一定的牛科动物解剖知识"(Malassé 等 2016:317)。

对于本奇(2018)来说,"这两项发现很值得注意,因为它们不仅年代早于先前在非洲以外所发现的最早的人属化石遗迹(出土于距今约 180 万年的格鲁吉亚德马尼斯遗址),还比绝大多数非洲出土的最古老的人类化石都要早,只晚于最近出土于埃塞俄比亚勒蒂格拉鲁地区的一枚颚骨(Villmoare 等 2015),而这一颚骨可追溯至距今 280 万年。因此,这两项新的发现要么揭示了人属的另一个更早的起源和向亚洲迁移的分支,要么意味着这是南方土猿向亚洲的一次为时更早的迁移,甚至可能是某种非人科而能使用工具的独立猿类分支"。(Bechly 2018)

第三项案例研究是朱照宇等(2018)发表的记录了距今 212 万~126 万年上陈遗址的古人类的文章。所有这些新文章都使人们需要重新考虑"旧世界早期古人类分布迁移的最初时间定位"(Barras 2018,Kappelman 2018),但必然不是要重写"第一次走出非洲"。

上新世古人类的分类学和年代学在最近几年来有较大的变化。上文中本奇(2018)提到的在勒蒂格拉鲁地区的距今 280 万年的不明人属颚骨的发现,是众多支持"第一次走出非洲"假说的重要论据之一。其他论据包括:(1)在肯尼亚西图尔卡纳发现了距今 330 万年洛迈奎文化使用早期石器工具的传统,这些石器很可能由肯尼亚平脸人制造;(2)肯尼亚鲁道夫人化石被重新划定为肯尼亚鲁道夫人,使得以距今 350 万年的肯尼亚平脸人化石为代表的肯尼亚人属(Kenyanthropus genus)成为最有说服力的人属先祖分支;(3)佛罗勒斯人最初被认为是从亚洲直立人或丹尼索瓦人发展而来的一个分支,而现在这一分支的血统被追溯到了南方古猿或能人(Argue 等 2017)。总而言之,对更新世早期东亚地区存在的原始人类最简单的解释是:这很可能是多支原始人类进行早期扩张的结果。

(三)第二次走出非洲:现代人类的出现和扩张

坎恩(R. L. Cann)、斯托金(M. Stoneking)和威尔森(A. C. Wilson)于 1987 年发布在《自然》期刊上的文章《线粒体 DNA 与人类进化》引发了古人类学界的一次范式转变和一场真正的革命。他们将来自非洲、亚洲、澳大利亚、欧洲和新几内亚这 5 个不同地理族群的 147 人作为样本进行了调查,分析了他们的线粒体 DNA(通过母系传输)。他们用线粒体 DNA 序列来追踪人类族群的基因差异和迁徙模式,并发现"所有人类族群都有一个生活在 20 万年前的共同先祖"(Haskett 2014)。这个特别的论断把所有相关的古人类学家都引回了"绘图板"(drafting board)。过去人们认为晚期智人出现于 4.5 万年前的欧亚大陆西部。一场激动人心而充满趣味的辩论就此开始,在非洲内对早期的晚期智人(early *H. sapiens sapiens*)化石的发掘也加快了速度。

非洲北部和东非、南非都有早期的晚期智人的相关记录。最古老也是最完整的头骨出土于摩洛哥的杰贝尔依罗遗址,距今已有 31.5 万年(Hublin 等 2017)(图 20)。摩洛哥拉巴特科比巴特(Rabat-Kébibat)地区出土的青少年遗骸化石可追溯到距今 20 万年(Ouja 等 2017)。吉布提的韦德答加迪(Wade Dagadie)地区和南非弗洛里斯巴德地区出土的化石则均可追溯到距今 26 万~25 万年的时间范围内,其中,前者是一枚上颌骨化石,后者则是面部的前部和侧面部分。埃塞俄比亚的乌蒙基比什构造层中出土了 3 枚早期的晚期智人化石,最早的一枚可追溯至 19.5 万年前。同样在埃塞俄比亚的赫托地区则出土了距今 16 万年的人类遗骸。坦桑尼亚纳格罗布地区出土的一枚颅骨(也被称为"莱托里-18")则可追溯到距今 12.9 万年。

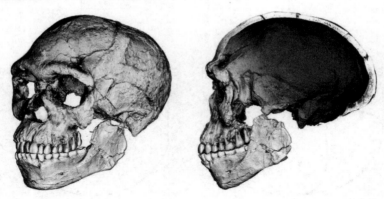

(出土于摩洛哥杰贝尔依罗地区,距今 31.5 万年)

图 20　最古老的晚期智人头骨标本

(资料来源:Hublin et al 2017)

相比之下,非洲以外最古老的晚期智人化石出土于以色列的米斯利亚洞窟中,距今已有 18 万年(Herkovitz 等 2018)。同样在以色列的卡夫扎地区出土了距今 12 万年的化石;中国南部广西壮族自治区柳江地区出土了距今 13.9 万~11.1 万年的化石(Rosenberg 2002);中国湖南省道县出土了距今 12 万~

8万年的化石(Liu 等 2015);以色列的斯虎尔洞窟内出土了距今9万年的化石。

基因学探索和考古研究的结合,将区域间的重要差异按时间顺序排列。解释晚期智人的出现和扩张时采用的系统阐述正是在解读这些时间间隔的含义时产生的。在对现代人的起源所进行的辩论中,双方在开篇部分给出了两个截然不同的场景:扩张说和替代说属于同一方,而多地区连续进化说则是另一方。从连续的理论上的发展和进化过程中的持续改善来看,两方的观点都过于极端,可信度不高,更为精细的场景也因此而被描绘出来(图 21)。

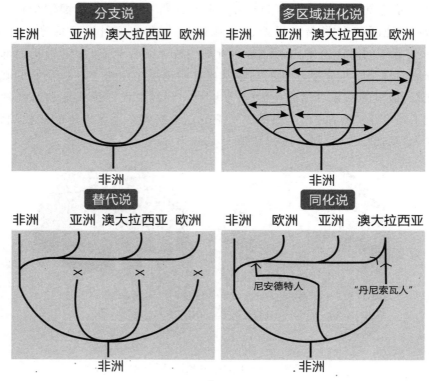

图 21　晚期智人产生和扩张的 4 种模型

(资料来源:www.everythingelectric.com)

在对多地区连续进化说进行理论说明时,骨骼形态学最为重要(图 21)。世界各地的不同现代人族群在骨骼形态上各有不同,这是他们能与彼此互相区分的依据。根据多地区连续进化说,即多区域进化说(图 21),直立人最初展开的扩张占领了非洲和欧亚大陆的绝大部分土地。现代人从世界各地的各区域族群中出现的时间或早或晚，但基本是同一个时期，部分原因是各区域间的基因流动从未受到干扰（Wolpoff 和 Caspari 1997）。相距较远的族群有各自独立的进化过程，在几乎同一时期完成相同的从晚期智人到现代人的进化，这种可能性极近乎零。因此，多地区连续进化说的说服力几近无存。

替代说（Stringer 和 Andrew 2005）认为，20 万年前在非洲出现的一次新物种形成——即晚期智人的形成，造就了此后的现代人的出现。新的物种展开了一段新的扩张之旅，即"第二次走出非洲"。这一新物种比旧世界其他所有原有的族群都要优秀，包括欧亚大陆西部和中东地区的尼安德特人、亚洲中东部地区的丹尼索瓦人和东南亚的（类）直立人在内的这些原有族群都在物竞天择中被晚期智人驱逐以致完全灭亡。然而，在同时代的晚期智人族群中存在着一小段尼安德特人和丹尼索瓦人的基因，这段基因虽然微小，但从未改变，这就指明了三方之间早有基因互渗的情况出现，而看似"坚不可摧"的替代说也因此被证伪。

同化说，又称"基因交流说"，由史密斯（Smith）等人于 1989 年提出，并在 1992 年由甘特·布劳尔（Gunter Brauer）拓展完善。这是多地区连续进化说和替代说的折中之作（图 21）。这一假说认为，现代人——实际是晚期智人——在非洲就已经进化出现，与其他族群的相遇发生在此后在向欧亚大陆的扩张中：他们在中东地区和欧洲遇到了尼安德特人，在亚洲中东部遇到了丹尼索瓦人，在东南亚地区遇到了后直立人（post-H. erectus）。他们与这些不同的族群混种，因此在现代人的基因里出现了一段微小的基因互渗的基因表达。"同化"在这个语境中是一个模棱两可的词语。它激发了双方平等的"融合"，即一个族群被另一个族群吸收了。而尼安德特人、丹尼索瓦人、纳莱迪人、弗洛里斯人和吕宋人完全各不相同这一事实，则意味着带有轻微混种的替代过程终究是跨族群交际中占主导地位的一项进程。

（四）第一次走出亚洲：从巽他古陆到萨胡尔

现代人经由南亚马赛克地貌向萨胡尔地区及其南部海域扩张，这一地貌在晚冰期被称为"巽他"（Sunda）（Florin 等 2020，Wurster 和 Bird 2014）。"萨胡尔"（Sahul）则指的是新几内亚岛、澳大利亚大陆和塔斯马尼亚岛在冰川期形成的一块独立陆地。

非洲现代人最初从非洲到亚洲的扩张，一个备受支持的假说认为是沿着"南部海岸路线"进行的（Highamat 等 2009，Oppenheimer 2009）。假说认为，这条路线途经多个生态交错带，这些生态交错带内有易于采集的高级食物资源,促进了非洲现代人沿印度海岸线向巽他古陆和萨胡尔地区的扩张⋯⋯基因溯源的结果表明,赤道附近东南亚地区建立起的族群可能早在 65000～79000 年前左右就已经到达了这个地区(Wurster 和 Bird 2014)。

这个扩张过程是由多个不同的源族群各自展开的扩张所组成的,这些扩张队伍最终在巽他古陆汇合。一支向澳大利亚进发的非洲源族群大概在距今 7 万年开始扩张(Florin 等 2020,Wurster 和 Bird 2014)。另一次较晚的扩张在距今 3 万年左右由一支携带丹尼索瓦人基因的东亚源族群展开,而这组丹尼索瓦人基因在当今的现代澳大利亚土著人、波利尼西亚人、斐济人和东印度尼西亚人的基因中都能找到。这个扩张过程是如何开展的? 在早期现代人(Early Modern Humans,EMH)成功适应他们所处的新环境的过程中,关键的变量有哪些?

在向萨胡尔地区的扩张过程中有一个问题需要解决,即现代人需要穿越巽他古陆,在华莱士群岛(Wallacea Archipelago)中逐岛跨越——这是一段至少有 100 千米跨度的远行,最终目的地则是萨胡尔地区的澳大利亚部分或新几内亚部分。通常认为,扩张中的狩猎采集者群落食用的膳食种类较少,他们倾向于在沿海地区从热量高且易采食的食物中获取养分,比如肉类、鱼类、海鲜等,植物养分是次佳选择。然而,在澳大利亚北部马杰比比(Madjebebe)的一处早期遗址——一个距今 6.5 万～5.3 万年的岩洞中,弗洛林(Florin)等(2020)发现的一组新的数据却与这种说法相悖。

被发掘的这一岩洞位于阿纳姆地(Arnhem Land)西部的迪居万巴山丘(Djuwamba massif)脚下。在这一遗址中现有的考古发现包括木炭,大量磨碎的赭石、磨石,一组数量不小的独特片状石制品和一些原材料(Florin 等 2020：2)。而一组古植物学组合物的发现,则是早期现代人在萨胡尔地区膳食习惯的最早证据,也说明了早期现代人在这次扩张远行中采食的植物类食物种类相对较多,这些发现中还有一部分需要做进一步的处理分析。

> 马杰比比地区距今 6.5 万～5.3 万年采集种类丰富的植物食物的证据与在东南亚岛屿和萨胡尔地区展开的晚更新世古植物学研究相一致,也与早期现代人在非洲和中东地区的膳食研究结果相一致。因此,这表明采食植物是全球范围内早期智人膳食习惯的基础组成部分。从文化角度上传播的植物学知识和能够(对食物)进行有顺序、多步骤的集中处理的认知能力,可能有助于早期现代人族群获得穿越大陆并在世界各地的新环境中成功定居繁衍所需要的适应能力。(Florin 等 2020：6)

（五）第二次走出亚洲：从东北亚到美洲

"第二次走出亚洲"的扩张过程所包括的活动按地理和年代可分为两个不同的系列：年代最久远的就是现代人从亚洲向美洲的扩张活动；距现在年代较近的则与从萨胡尔地区向南太平洋岛屿殖民有关，这一扩张发生在公元900—1000年，北达夏威夷群岛，东至复活节岛，南抵新西兰。

此处重点关注的是在美洲的扩张，因为美洲是人类最晚踏足并开发的大陆。对初次抵达美洲的最早时间线的划定仍处于多派别辩论阶段，但学界内一致同意的是，在末次盛冰期的不同时间段经由白令陆桥到达美洲不同地方的现代人，其源族群都来自东亚。

法古德斯（Fagundes）等（2018）的研究确认了"更新世晚期西伯利亚人和美洲原住民之间的分离，而亚洲族群从中分离出来的时间还要再早几千年"。这项研究还证实了一个观点：大概由200~400人左右组成的美洲原住民的奠基族群经历过一次严重的瓶颈期，不过这一瓶颈期的艰难程度比早前所推测的要低。现代人在美洲的扩张是一个相互衔接的"三步走"的过程：第一步是与西伯利亚远东北部的亚洲族群明确地持续分离出来；第二步是北极狩猎采集者在白令陆桥的集中定居阶段，这一阶段中出现了遗传差异和与源族群的相对隔离；第三步是相对迅速的扩张，其中，由于劳伦泰德冰盖（Laurentide glaciers）的存在，在太平洋沿岸的扩张速度较快，而在内陆地区的扩张速度较慢（Mulligan 和 Szathmary 2017）。

现代人的扩张过程中显然出现了族群间的混交。地区连续进化说和多区域进化说是20世纪80年代辩论初期出现的两个相关科学假说。基因组学、考古学、古生物学、古气候学和环境研究中获得的新数据，都为"第二次走出亚洲"提供了强有力的支撑。

七、结束语

人类是一个相对年轻的生物学族群。这一族群现在的形态，即新人（*sapiens sapiens*）或现代人，呈现出了丰富的多样性——肤色、毛发、面部特征等，这些都是不同环境中自然选择的结果。物质文化、口头语言、基因，以及从地猿先祖处对人类生涯的非常科学的重新构建，都突出展现了人类总体的一致性。进化动力没有方向也没有目的，但是，人类的潜能使我们将命运掌握在自己手中。

参考文献

见后附英文原文。

高畅 厦门大学社会与人类学院人类学与民族学系特聘教授,厦门大学"一带一路"发展研究院非洲研究中心主任,联合国教科文组织非洲通史第九卷国际科学委员会主席,法国巴黎第十大学外事副校长、孔子学院主任(2012—2014),法国国家科研中心(CNRS)人文及社会科学研究组副主任,美国科学促进会(AAAS)会员。译者黄心雨、唐婷婷、汪怡为外文学院英语笔译2018级硕士。

(收稿日期:2020 年 3 月 7 日)

Human Origins and Expansion: A New Synthesis

1. Evolutionary Anthropology Perspective

"Origins", the beginnings of everything, fascinates and tickles our human mind. To the annoyance of most adults, a growing child formulates endless questions. It is probably this open-ended curiosity that sets humans apart in the evolution of living creatures. Every single human collectivity has a coherent narrative of its "origins". It can be crafted and transmitted through oral traditions—origins myths, folktales, formulated in grand scale epics or couched in religious narratives.

While philosophy and theology were dominant in Post-Renaissance Europe humanities, the scientific quest for understanding of human origins was rooted in the natural history research field. This emerging research field blended a broad range of natural science disciplines in the 18-19th century. Some towering scientists set the stage for the phenomenal development of natural history in the 20th century. Carl von Linne published his ground-breaking 11-page *Systema Naturae* in 1735, later called Linnean taxonomy. It is a hierarchical classification with 3 kingdoms: stones, plants, and animals, each partitioned into classes, orders, genera, species, varieties (Figure 1).

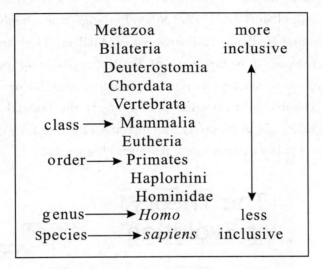

Figure 1: Humans in Linnean taxonomy
(Source: UC Berkeley)

Charles Lyell formulated the concept of "uniformitarianism". He asserted that there are natural explanations for all visible geological phenomena still in operation today—erosion, aggradation, accumulation, but effective in the build-up of geological formation only in very long time scales. His *Principles of Geology* published in 1830 laid the foundation for earth and soils sciences.

Charles Darwin published his opus magnum *The Origin of Species by Means of Natural Selection* in November 1859. The work framed the theory of evolution and laid the foundation of evolutionary biology. It sent shock waves through Western cultures, which are still palpable in some parts of the world today. Evolution is defined as change, over successive generations, in the heritable characteristics of biological populations. The theory of evolution states that all life forms are related and emerged from non-life. In its initial formulation, known as classical Darwinism, change, through the operation of natural processes, was viewed effected via small, gradual and cumulative modifications. The fusion of Darwinian evolution and Mendelian genetics led to neo-Darwinism, also known as the "Modern Synthesis" (Figure 2), but gradualism was still the dominant paradigm. In a paper entitled "Punctuated Equilibria: An Alternative to Phyletic Gradualism" published in 1972, Niles Eldredge and Stephen Jay Gould mounted a frontal challenge to Darwinian gradualism. They argued that evolutionary development is made up of limited episodes of rapid speciation [punctuations] between long periods of stability [equilibrium], also known as "stasis". The derived theoretical development, the "extended evolutionary synthesis" [EES], is particularly suitable and effective for evolutionary anthropology and palaeoanthropology research (Figure 2).

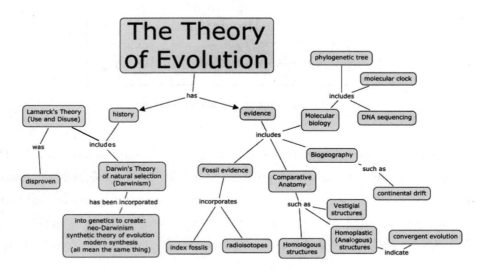

Figure 2: Branching of the Theory of Evolution

(Source: https://cmapspublic.ihmc.us)

2. Tracking the Cradle of Humankind

At the very end of the 19th century, Abbot Henri Breuil, Jesuit priest and professor of prehistory at the Paris Institute of Human Palaeontology is claimed to have said: *"Le berceau de l'humanité est un berceau à roulettes."* [The cradle of humankind is a wheeled one.] He was clearly alluding to the rising competition and rivalry between European nations to "own" the cradle of humankind or to contribute to its discovery (Table 1). The foundation of prestigious Natural History Museums in all European countries and the Americas, and the creation of wide-ranging networks of learned societies fuelled research on human origins. Avocational archaeologists and prehistorians initiated systematic surveys and excavation of sites located in their respective regions. News on significant discoveries was spreading fast.

Charles Darwin dealt directly with humans in *The Descent of Man, and Selection in Relation to Sex* published in 1871. Humans were then firmly inserted in the Ape family, and all aspects of human's evolution including language. Ideas, etc., were asserted to be explainable in terms of the operations of natural processes. E. Lartet (1837) published the first discovery of fossil ape in 1837. Archival research carried out by Kennedy and Ciochon (1999) showed that it was in fact Hugh Falconer and his associates who made the first discovery of fossil ape in the Siwalik Hills, India, in the 1830s (Falconer 1832). The first human fossils discovered between 1829 and 1888 were concentrated in western Europe (Table 1). Remains later assigned to *Homo neandertalensis* were found at Engis Cave in Belgium in 1829, Forbes Quarry in Gibraltar in 1848, and finally at Neander Valley in Germany in 1856. In the remaining part of the 19th century *Homo sapiens sapiens* [*H. sapiens sapiens*] fossils were discovered in southwestern France, at Cro-Magnon in March 1868 and Chancelade on October 1st, 1888. With the significant exception of Hugh Falconer and his associates' research in the Siwalik Hills and Eugene Dubois's discovery of a fossil skull cap, femur, and teeth at Trinil in Java in 1891, later assigned to *Pithecanthropus erectus*, most 19th century explorations took place in Europe.

Table 1: Chronology of the discovery of human fossils

Date	Fossil Name	Place	Country/Region
1829	*Homo neandertalensis*	Engis Cave	Belgium
1830s	Ape tooth	Siwalik Hills	India
1848	*Homo neandertalensis*	Forbes Quarry	Gibraltar
1856	*Homo neandertalensis*	Neander Valley	Germany
1868	*Homo sapiens sapiens*	Cro-Magnon Cave	France
1888	*Homo sapiens sapiens*	Chancelade	France
1891	*Pithecanthropus erectus*	Trinil	Java
1901	*Homo sapiens sapiens*	Grimaldi	Italy
1907	*Homo heidelbergensis*	Mauer	Germany
1907-1912	*Eoanthropus dawsoni*	Piltdown	England
1921	*Homo rhodesiensis*	Kabwe	Zambia
1921	*Sinanthropus pekinensis*	Chou Kou Tien	China
1924	*Australopithecus africanus*	Taung	South Africa
1959	*Zinjanthropus boisei*	Olduvai	Tanzania

The search of human origins was expanded to different areas of the Old World—Africa and Eurasia—in the first half of the 20th century (Table 1) in the context of increasing European nations' rivalry and competition. Additional *Homo sapiens sapiens* fossils were found at Grimaldi in Italy in 1901. Fossils of *Homo heidelbergensis* were discovered at Mauer in Germany in 1907. Charles Dawson's referring explicitly to the Mauer discovery launched an excavation program at Piltdown in Sussex, England in the same year with the collaboration of Arthur Smith Woodward, palaeontologist and curator at the Natural History Museum. The project failed to produce the expected results, leading C. Dawson to "fabricate" the fake *Eoanthropus dawsoni* known in paleoanthropology history as "Piltdown Fake" (Price 2016, Szalay 2016).

Scientists in Belgium，France and Germany uncovered early human fossils that shined light on human evolution. Among these findings was the highly significant jaw fossil from *Homo heidelbergensis*，found in Germany in 1907. Geopolitical ties between the United Kingdom and the continent were relatively weak; the tensions that would come to light in World War I were already brewing. The British were jealous of these findings and wanted to find their own "early man" to bring glory to England. Hancock wrote that the French teased the British about their lack of fossils，calling them "pebble hunters". (Szalay 2016)

The twists in the search for humankind cradle did not stop there. The bitter Europeans' rivalry spilled on the Old-World scene. Human's skull found at Kabwe in Zambia—then known as Broken Hill in Northern Rhodesia—in 1921 was assigned to *Homo rhodesiensis* by A. S. Woodward, and reassigned today to *H. heidelbergensis*. The same year，research was launched at a rich fossiliferous deposit of Chou Kou Tien at 40 km southwest of Beijing by Dr J. G. Anderson and Dr. O. Zdansky. The first scientific report was published in March 1923 in the *Memoirs of the Geological Survey of China* (Black 1926). The remains of 20 to 40 individuals were collected from Chou Kou Tien deposit，the site of Beijing Man — *Sinanthropus pekinensis* (Table 1).

It is however the discovery from South Africa that was met with scorn, rejected and ignored by European scientists for almost a quarter of century in stark contrast with the "Piltdown Fake" that was accepted as evidence of the Darwinian "missing-link" for more than half a century. In 1925，Raymond Dart's "discovery" stole the "show" and shifted the focus to southern Africa. The words，expressions，and sentences he used in his 1925 paper in *Nature* were probably irritating for his European colleagues.

Summarizing the implications of the recent Zambian and South African discoveries，he writes："... for these discoveries lend promise to the expectation that a tolerably complete story of higher primate evolution in Africa will yet be wrested from our rocks." (Dart 1925：195) He reasserts along the way that the 6-year-old Taung's child specimen described in the paper is "an anthropoid and not cercopithecid ape" (*Ibid*). The material he describes "constitutes a specimen of unusual value in fossil anthropoid discovery ... Here as in *Homo rhodesiensis* southern Africa has provided documents of higher primate evolution that are amongst the most complete extant" (*Ibid*). It was probably his strong emphasis on Africa as the cradle of humankind at the peak of European colonial domination that displeased his colleagues, as he suggested the specimen to

> ... be designated *Australopithecus africanus*, in commemoration first, of the extreme southern and unexpected horizon of its discovery, and secondly of the continent in which so many new and important discoveries connected with the early history of man have recently been made, thus vindicating the Darwinian claim that Africa would prove to be the cradle of humankind. (Dart 1925: 198)

Finally, Louis Seymour Leakey, born in Kenya, educated at Cambridge University, started his archaeological research in East Africa in 1924. In 1931 he launched the Olduvai Gorge project in Tanzania with Mary Leakey and discovered the fossil of *Zinjanthropus boisei* in 1959. This episode marks the beginning of a profound transformation of methods and techniques of palaeoanthropological research.

3. Revolution in Palaeoanthropological Research

There has been a profound change in palaeoanthropological research all over the continent of Africa during the last four decades. The territorial ranges of the earliest hominins were extended considerably to include north-central Africa. Research was intensified in eastern Africa—Ethiopia, Kenya, and Tanzania—and South Africa.

Palaeoanthropology is a multidisciplinary endeavour by definition (Picq 2010). It brings together scientific expertise across the whole spectrum of natural and social sciences, in fieldwork as well as laboratory research: geology and soils sciences to locate, survey, and unlock the secrets of fossil-bearing sedimentary formations such as the Omo Shungura formation; palaeo-zoologists and palaeo-botanists to identify animal and plant remains and assist in the reconstruction of past environmental changes; trained palaeontologists to search, spot, collect and analyse fossils; weak radio-activity physicists to run radiometric dating of the collected samples; archaeologists to collect and analyse material culture; etc. ... The addition of the relatively new research field of palaeo-genomics, a welcome derivative of the Human Genome Project, allows new probes in human history through genes.

Field methods were tested and improved through practice from the early days of pioneer avocational archaeologists. They are much more rigorous backed by increasing scientific instrumentation. Some areas, like the Rift Valley in East Africa, or limestone caves in southern Africa, China, Europe, Indonesia, etc., are more favourable to the preservation and retrieval of fossils and archaeological evidence (Figure 3).

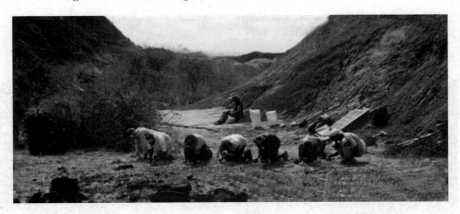

Figure 3: Palaeoanthropology fieldwork: The search for fossils
(Source: The Omo Valley Palaeoanthropological Expedition)

The geographic extension and distribution area of the earliest hominin specimens was expanded significantly northwestward during the last two decades (Brunet et al 2002). Important early hominin fossils series were found at 1500 km at crow flight west of the East African Rift Valley in north central Africa, in the Chad Basin and the Djourab Desert in northern Chad Republic.

The size of the equatorial rainforest, the habitat of present-day great apes — Gorilla and Chimpanzees — has fluctuated significantly through time, shrinking to the verge of disappearance during dry and cold circumstances like the Late Glacial Maximum and expanding during warm and humid climate episodes. Sustained and more intensive palaeoanthropological field research has produced increasing amount of exciting and challenging data. The resulting human phylogenetic arborescence that can be reconstructed has been bushier than ever. The direct correlation between any particular hominin genus and early stone tools complexes is less and reliable.

4. The Human Phylogenetic Arborescence

Human phylogenetic arborescence is made up of successive and/or partially overlapping sets stretched over 7 million years (Figure 4). They are partitioned into an initial set of Ardipithecines dated from 7 to 4.5 million years. It is followed by a large and diverse set of Australopithecines stretched chronologically from 4.2 to 1-1.5 million years. And the genus *Homo*, the largest and most diverse set that emerges around 2.8 million years is stretched up to the present.

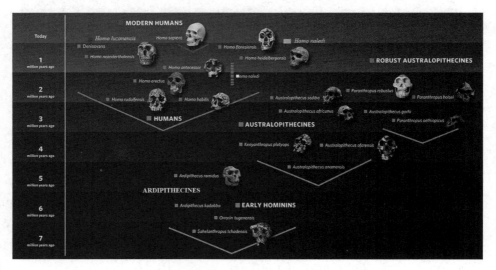

Figure 4: Human phylogenetic arborescence

(Adapted and modified from evolution-involution.org)

The Ardipithecines

The Ardipithecines group is made up of four genera, *Sahelanthropus tchadensis*, *Orrorin tugenensis*, *Ar. kadabba* and *Ardipithecus ramidus*. *S.*

tchadensis, the oldest hominin genus fossils on record, also called Toumai, "hope of life" in the Goran language, is dated to 7 million years ago (Figure 5). A nearly complete but deformed skull was found in the Djourab Desert in northern Chad Republic by M. Brunet's research team (Brunet et al 2002). The skull, jaw, and teeth despite their primitive character present some hominid traits. *S. tchadensis* is claimed to have bipedal gait and an erect posture. The hominin fossils were associated to a fauna including rodents, monkeys, freshwater fish and crocodiles suggesting a habitat in a humid wooded environment, in swamps or not far from a lake (Vignaud et al 2002). Some researchers disagree with the hominid status assigned to *S. tchadensis* and consider it a kind of ape unable of bipedal walk (Wolpoff et al 2006).

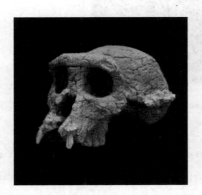 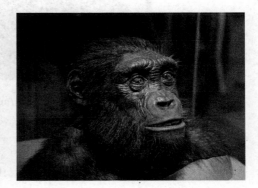

Figure 5: Skull and facial reconstruction of *Sahelanthropus tchadensis*
(Source: *Smithsonian* Magazine)

M. Pickford and B. Senut found a series of hominin fossils in four localities of the Lukeino formation in the Tugen Hills, Kenya (Pickford and Senut 2001, Senut and Pickford 2001, Senut et al 2001). The finds, 13 fossils belonging to at least 5 individuals, including a jaw with teeth, isolated teeth, arm bones, finger bones, and a left femur dated to 6.2-5.6 million years ago, were assigned to a new genus named *Orrorin tugenensis* (Figure 6). The femur indicates bipedal gait on the ground and the phalanx point to arboreal locomotion adaptation. While contributing scientists agree with the factual consistency of the finds, it is Pickford and Senut's (2001) radical phylogenetic tree reconstruction that is debatable (Aiello and Collard 2001, Balter 2001).

The critics remark that cranial and dental anatomy does not necessarily reflect molecularly constructed phylogenies in modern primates. It can therefore not be relied on to reconstruct evolutionary trees.

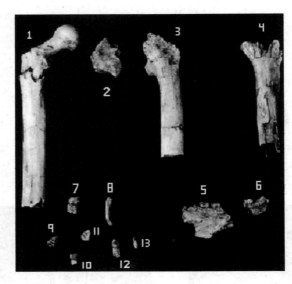

Figure 6: *Orrorin tugenensis* **fossils**
(Source: Michigan State University, http://msu.edu)

Dated to 5.8-5.2 million years ago, *Ardipithecus kadabba* — "oldest ancestor" in the Afar language — is the third member of the Ardipithecines group (Figure 4). Its remains, made up of 11 specimens representing some 5 individuals, were discovered by Yohannes Haile-Selassie in 1997 and 2002 at Asa Koma and other localities in the Middle Awash in Ethiopia. They consist of a clavicle, partial arm bones, hand and foot bones. *Ar. kadabba* featured bipedal gait and lived in humid woodlands and grasslands (Haile-Selassie et al 2004).

Finally, *Ardipithecus ramidus*, the last and fourth member of the Ardipithecines is dated to 4.4 million years ago(Figure 7). Its remains found in the Middle Awash and Gona in Ethiopia amount to some 100 specimens. The discovery was made in 1994 by Tim White and his team (White et al 1994). *Ar. ramidus* combine arboreal adaptation and bipedal gait. The average stature for an adult female is 1.20 m for an average weight of 50 kg. The fauna associated with the fossils point to humid wooded habitat (White et al 2009, Lovejoy et al 2009).

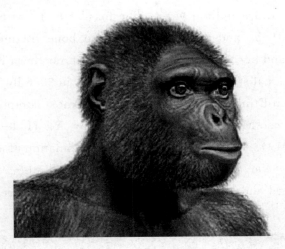

Figure 7: Reconstitution of *Ardipithecus ramidus*
(Source: www.astronoo.com)

Ardipithecines fossils are distributed over an extensive territory stretched from the Tugen Hills in Kenya in the southeast, the Middle Awash and Gona in Ethiopia in the east and finally the Djourab desert in northern Chad in the northwest. The finds are very localized so far pointing to distinct speciation events. These genera appear to have favoured humid habitats, either marshlands, grasslands or wooded environments.

The Australopithecines

The time segment between 4 million years and 2 million years ago witnessed a significant diversification of hominin populations. The Australopithecines group includes three genera with partially or completely overlapping ages and distribution. The genus *Australopithecus spp.* is not only the earliest but also the most diverse with the largest territorial extension. The genus *Paranthropus spp.* is the youngest with the second largest territorial extension. And finally, the genus *Kenyanthropus spp.* is strictly confined to the Lake Turkana basin in Kenya.

Australopithecus spp. fossils recorded so far belong to 6 species documented in north-central, eastern, and southern Africa. *Au. anamensis* is dated from 4.2 to 3.9 million years. The fossil specimens consist of an arm bone found in 1965, and numerous teeth and bone fragments collected by Meave Leakey and her team in 1994 at Kanapoi in northern Kenya (Leakey et al 1995). Additional specimens were found later, in 2006 by Tim White in the Middle Awash in Ethiopia, and particularly an almost complete skull was collected at Woranso-Mille, Ethiopia in 2019 by Y. Haile-Selassie (Haile-Selassie et al 2019). *Au. anamensis* presents combination of apes and humans' traits, with however regular bipedal gait and tree climbing aptitude (Figure 8). It fed on hard and abrasive food and lived in humid forested and wooded environments.

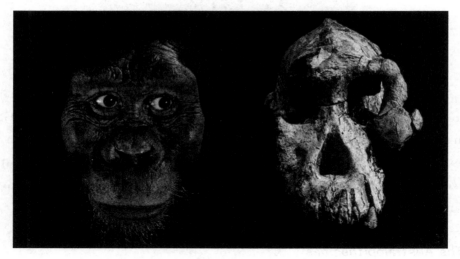

Figure 8: Skull and facial reconstruction of *Au. anamensis*
(Source: www.science news.org)

Au. afarensis, also called "Lucy species" dated to 3.58-2.95 million years ago, is represented by more than 400 fossils found in Ethiopia, Kenya and Tanzania (Johanson et al 1978, Johanson and Edey 1981). The fame of the Hadar specimen "Lucy" is partly derived from the fact that she offered about 40% of the skeleton of a single person (Figure 9). It is also one of the rare cases with independent supporting evidence of bipedalism and "parental care"—an adult walking with a child—with the 3.6-million-year-old Laetoli foot-print in Tanzania (Figure 9). The Hadar fossil was found in November 1974 by Donald Johanson and Tom Gray in the context of the International A-far Research Expedition (Corvinus 1976, Johanson and Taieb 1976).

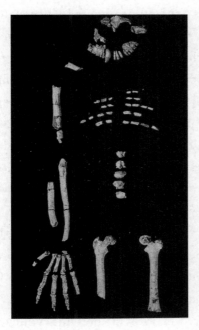 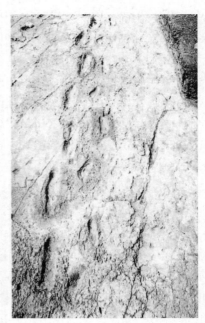

Figure 9: Lucy's skeleton and the 3.6-million-year-old Laetoli foot-print of *Au. afarensis*
(Source: Smithsonian Institution)

Combining ape and human traits, this species had bipedal gait and tree climbing adaptation. Predominantly vegetarian it fed on leaves, seeds, fruits, insects and sometimes meat from small animals. The average stature ranges from 151 m for males and 1.05 m for female and the weight fluctuates from 42 kg for the former and 29 kg for the latter.

Au. bahrelghazali (3.4-3 million years ago) was found in the chad basin in north-central Africa in 1995 by M. Brunet and his team. If the Chad research team favours the idea of a new species, the majority of palaeoanthropologists considers it a regional variant of *Au. afarensis* located at some 1500 km northwest in north-central Africa.

Au. africanus species found at Taung in South Africa in 1924 was described and published by R. Dart in 1925. It lived in the southern part of Africa 3.3-2.1 million years ago. It has strong similarities and minor differences with *Au. afarensis*. It was not the killer-ape as portrayed in the literature in the first half of the 20th century but a vegetarian, feeding on fruits, leaves, seeds, nuts, occasionally insects and eggs, sometimes hunted by predators.

The two remaining Australopithecus species, *Au. garhi* and *Au. sediba* are strictly localized at a single site in Ethiopia and South Africa. *Au. garhi* fossil specimens are very few, found at Bouri in the Middle Awash, Ethiopia dated to 3-2 million years ago(Asfaw et al 1999). The first *Au. sediba* specimen was found in August 2008 at Malapa in South Africa (Berger et al 2010). It lived between 2 and 1.9 million years ago. *Au. sediba* is a fully bipedal species, small in size, with a small brain and long arms, which presents a mixture of *Australopithecus* and *Homo* genus traits. It is too late in the sequence and can be ruled out as the potential ancestor of the genus *Homo*.

Paranthropus spp. genus consists of thick bone species with strong masticatory apparatus (Figure 10). Three main species have been recorded. *P. aethiopicus* is the earliest of all the Paranthropus genus. It lived in the Omo Valley, southern Ethiopia and the Turkana basin, northern Kenya 2.7-2.3 million years ago. It was initially discovered in 1967 in the Omo Valley by a team led by C. Arambourg (Arambourg et al 1968) and an additional new discovery was made in the Turkana basin (Walker et al 1986). *P. boisei* found in East Africa (Tanzania, Kenya, Ethiopia, Malawi) is considered to have descended from *P. aethiopicus*. Its skull was discovered at Olduvai by Mary Leakey in 1959 and named *Zinjanthropus boisei* (Leakey 1959). It lived between 2.3 and 1.2 million years and fed on coarse food requiring strong chewing. Average stature and weight range from 1.37 m and 49 kg for males to 1.24 m and 34 kg for females. Finally, *P. robustus*, the third and last of the genus lived in southern Africa 1.8-1.2 million years ago. The specimen was found by Robert Broom at Kromdraai, South Africa in 1938 (Broom 1938). The males are on average 1.2 m tall, for 54 kg in weight, and females 1 m tall for 40 kg. All three Paranthropus species reviewed are generally understood to have branched from *Au. afarensis*.

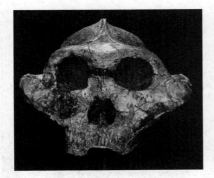 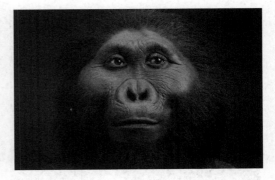

Figure 10: Skull and facial reconstitution of *P. boisei*
(Source: Smithsonian Institution)

Kenyanthropus spp. genus comprised of *K. platyops* (Figure 11) — flat-faced human from Kenya — and *K. rudolfensis* is confined to the Lake Turkana basin in northern Kenya. The former live in that area some 3.5 million years ago. Its fossil specimens were found in 1998 and 1999 by Meave Leakey's team at Lomekwi (Leakey et al 2001). The fossilized skull was significantly distorted by post-depositional taphonomic processes. Some researchers consider *K. platyops* to be a regional variant of *Au. afarensis* and expect additional material to assess the status of the named species (White 2003).

K. rudolfensis, initially assigned to *Homo rudolfensis* species, did not really fit well in the *Homo* genus. It lived in northern Kenya, northern Tanzania and Malawi 1.9-1.8 million years ago and has a larger brain, some 775 cm^3. The princeps specimen was found at Koobi Fora, East Turkana in Kenya by Richard Leakey's team in 1972 (Wood and Collard 1999). *K. rudolfensis* is considered by some scientists to be a better candidate for the ancestry of *Homo erectus*, with *H. habilis* as a dead-end.

All the hominin fossils reviewed above are confined to Africa. It is this rich and diverse body of data that sets Africa as the cradle of humankind. Much depends on the defining criteria of humankind one relies on. There is no final word in historical research, each synthesis being provisional, to be constantly scrutinized, sustained with supporting data, or falsified if better evidence is available. New discoveries can shift the focus elsewhere in the Old

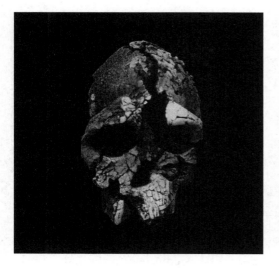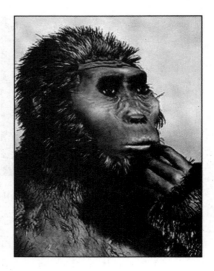

Figure 11：Skull and facial reconstitution of _K. platyops_

（Source：Bradshow Foundation：Palaeoanthropology）

World. Some may feel uncomfortable with this fundamental characteristic of historical science conclusions. It is however what makes all kinds of historical research exciting and fascinating，a "wonderful life!"，to borrow the title of Stephen J. Gould's (1989) book.

The Homo genus

The speciation events that presided over the emergence of the _Homo_ genus and the ensuing adaptive radiation reached the east and west confines of the Old World. The evolutionary theatre then shifted to Africa and Eurasia with early _Homo_ expansion out of Africa—also called "Out of Africa Ⅰ". The _Homo_ genus presents the greatest diversity with very complex branching history. The many and growing number of represented species will not be reviewed in detail in this contribution. The ongoing debate is interesting，with an increasing body of data challenging the "Out-of-Africa-Ⅰ" scenario (Bechly 2018).

The emergence of the _Homo_ genus is a hotly debated topic，in taxonomic as well as environmental terms. What are the environmental conditions that led to the emergence of the _Homo_ genus? And how many early _Homo_ species are represented in the fossil record? New fossils attest to the presence of multiple groups of early *Homo* with overlapping body, brain, and tooth size. They do not support the traditional interpretation of *H. habilis* and *H. rudolfensis* as representing small and large morphs, respectively (Anton et al 2014). New finds from Ethiopia shed new light on the origins of the *Homo* genus. "The identification of the 2.80 to 2.75 Ma Ledi-Geraru mandible as representing a likely phyletic predecessor to early Pleistocene *Homo* implies that phylogenetic schemes positing the origin of the *Homo* lineage from *Au. sediba* as late as 1.98 Ma are likely to be incorrect." (Villmoare et al 2015: 1354) Early *Homo* remains can be arranged into four groups found exclusively in East Africa: the new non-specific early *Homo spp.* from Ledi-Geraru (2.75-2.8 million years ago), *Kenyanthropus rudolfensis* and an African *Homo erectus* are today the most plausible ancestors to all remaining Plio-pleistocene hominids, with possible input from *Homo habilis* (Argue et al 2017).

In contrast to the model of steady and sustained increase in aridity that led to the formation of savanna and grasslands, new evidence shows the environment to have been highly variable in East Africa, with unpredictable fluctuations during the time of emergence of the *Homo* genus. "In the face of a dynamic and fluctuating environment, … the unique combination of larger brain size (Figure 12), the potential for diverse body sizes, inferred dietary flexibility, and cooperation enabled *H. erectus* to attain a level of niche construction and adaptive versatility that allowed this species to outpace its congeners" (Anton et al 2014) and expand in different parts of Eurasia.

Instead of a simple linear reading of the palaeoanthropological evidence that envisions *H. erectus* speciation event and radiation all over Eurasia, available fossils suggest the possibility of more diverse and flexible scenarios. Distinct hominid cohorts related to *Homo spp.* var. Ledi-Geraru, *K. rudolfensis*, and African *H. erectus* could have spread in different parts of the Eurasian landmass as early as 3 million years ago and through genetic introgression triggered the adaptive radiation of the *Homo* genus in the Old World. *H. erectus* related specimens dated from 1.8-1 million years are documented

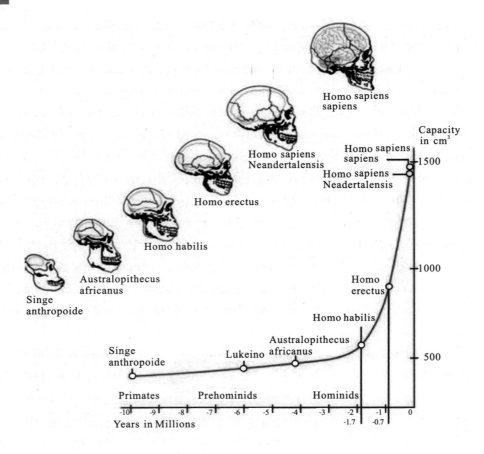

Figure 12: Increase in hominins' brain size features an extraordinary acceleration with the emergence of the *Homo* genus

(Source: Vincent van Ginneken et al 2017)

in East Asia—Chou Kou Tien, South Asia—Java, Indonesia, and mid-latitude Europe—Dmanisi, Georgia. Genetic drift combined with the relative geographic isolation of these small populations lead to series of punctuated speciation events in Europe, East Asia and Africa.

There is however a dearth of fossil evidence for the time period stretching from about 1.3 million years to 700000 BP. *Homo mauritanicus/antecessor* remains, probably derived from *Homo erectus*, are recorded in Morocco and Spain. *Homo heidelbergensis*, the last common ancestors of modern humans, Neandertals, and Denisovans, is dated to 700000-200000 BP ago(Rightmire

1998). Its remains have been recorded at Jebel Irhoud in North Africa, Bodo, Kibish, Ndutu, Eyasi, Ngaloba and Kabwe in East Africa, Florisbad and Elandsfontein in South Africa, and Atapuerca, Terra Amata and Schoningen in West Eurasia.

The emergence of modern humans *Homo sapiens sapiens*, initially considered to have taken place in East Africa and followed by a second "out of Africa", is accepted as the most parsimonious explanation of the latest phases of human expansion all over the planet (Scerry et al 2014, Smith et al 2007). Recent works show the scenarios to be much more complex. New evidence of *Homo sapiens sapiens* skull and jaw from Jebel Irhoud dated to 300000 years ago points to a complex evolutionary history of *H. sapiens* involving the whole African continent. At the southern end of the continent, L. R. Berger and his team of 45 researchers discovered a new species of small bodied hominid with the Australopithecines brain size in the Dinaledi Chamber of the Rising Star Cave system near Swartkrans in Gauteng Province, South Africa. 1550 bones belonging to some 15 individuals were recorded. *Homo naledi*, dated to 335000-236000 years ago, buried the dead (Berger et al 2015). *Homo sapiens sapiens* and *H. naledi* thus co-existed in the southern part of the continent for several millennia.

Early *Homo sapiens* remains were excavated at different sites distributed all over the continent. It is the case at Rabat, Sale, and Jebel Irhoud in North Africa; Bodo, Omo Kibish, and Herto in Ethiopia; Kabwe in East Africa; Florisbad, Cave of Hearths, Border Cave, Klasies River Mouth, Blombos, Saldanha, and Elandsfontein in South Africa. The earliest *H. sapiens sapiens* specimens are dated to 315000-259000 years ago, respectively at Jebel Irhoud in North Africa and Florisbad in South Africa. The Ethiopian specimens are dated to 195000-160000 years ago (Hublin et al 2017, Berger et al 2015, Stringer and Galway-Whitam 2018).

The earliest *H. sapiens sapiens* remains found so far out of Africa at Skhul and Qafzeh in Southern Levant are dated to 120000-90000 years ago. However, genetic analyses of Dinosova Cave (Siberia, Russia) and Hohlenstein-Stadel (Germany) Neandertals remains suggest "at least one earlier phase of introgression from *H. sapiens* into Neandertals. This event has been estimated at 219000 to 460000 years ago" (Stringer and Galway-Whitam 2018: 390). *Homo sapiens sapien's* exit from Africa was accordingly a much earlier event. I. Herkovitz's (2018) team's recent discovery of *H. sapiens sapiens* remains dated to 180000 years ago at Misliya, Israel points to an earlier but still relatively recent presence in the Near East. Older and earlier *H. sapiens sapiens* remains are therefore expected to be found in the Levantine corridor in the future.

Thanks to the significant intensification of palaeoanthropological research in the last three decades, the last 300000 years of the human phylogenetic tree are filled with at least six distinct species: *H. neandertalensis* in Europe and the Middle East, Denisovans in East Asia (Chen et al 2019), *H. floresiensis* in the Indonesian Archipelago (Argue et al 2017), *H. luzonensis* in the Phillipines (Detroit 2019), *H. naledi* in South Africa (Berger et al 2015), and finally, *H. sapiens sapiens* (Hublin et al 2017), the only surviving species (Figure 4). The state of research is exciting and fascinating. Denisovans are derived from *H. neandertalensis* with the oldest specimen from the Qinghai-Tibet Plateau dated to 170000 years ago (Chen et al 2019). *H. floresiensis* is not derived from the continental *H. erectus* as initially thought but connected to *H. habilis* that lived 1.75 million years ago in East Africa (Argue et al 2017).

5. Pleistocene Hunter-Gatherers: Cultural Beginnings, Lifeways, and Technology

From *K. platyops* on some 3.3 million years ago, hominins intermittently or permanently relied on artificially made objects to fulfil their subsistence needs. The investigation of human origins involves many fields of inquiry into all parts of palaeoanthropology (Holl 2005). The archaeological part focuses on the analysis of hominid/human-made artefacts collected from early hominid/human sites. The idea of cultural beginnings is relatively easy to grasp: culture begins with the manufacture of artefacts. This beginning is however difficult to pin down in the archaeological record. Is the selection of a specific kind of non-modified rock indicative of "cultural drive"? Does the use of slightly modified nature-facts qualify for inclusion in the "cultural universe"? Setting the demarcation line is tricky, as the selection, use, and manufacture of tools are part of a continuum at the interface between the hominids/humans and the world they live in. The systematic use and production of artificially made tools put the emerging humanity into a peculiar evolutionary path, away from "animal-hood".

The sites are on river banks and lake shores, encased in fine sandy to silty sediment. Post-depositional disturbance varies but is moderate to low in the excavated localities. None of the sites is totally isolated, being nodes in a more extensive protohuman territory. They are partitioned into three broad categories depending on their "taphonomic integrity".

(1) Occupation floors are the less disturbed sites. The cultural deposit is generally thin, 0.10 to 0.30 m, and the archaeological remains are more often than not clustered in high-density spots. Such sites were used frequently by groups of protohumans, but the construction of shelter as suggested at DK IA in Lower Bed I, Olduvai Gorge, is still controversial.

(2) Slightly modified sites have thicker deposits, 0.40 to 1.00 m, with moderate to high density of cultural remains. They result from short distance remobilization of archaeological remains from their original locations. The spatial relationship between artefacts is disrupted but their preservation is generally good.

(3) Hydraulic Jumbles are not strictly speaking archaeological sites but "finds spots". The sedimentary matrix is generally a few meters thick and the density of finds very low. The artefacts as well as animal bones were generally dragged on considerable distance within a river drainage and trapped here and there in the river bed.

Early hominid/human sites as stones and bones scatters

The earliest traces of protohuman culture consist of scatters of stones and bones. Some of the stones are unshaped nature-facts, others are utilized, and others again are shaped into core-tools and sharp-edged flakes. Some animal bones were dropped by protohumans, others redeposited by natural agencies, and others again came from insitu dead animals. How and why did these two distinct categories of material remains come to be intricately mixed in protohuman sites? The distribution of protohuman sites across the landscape and the differential frequencies of stone pieces and animal bones have been used to draft the "Stone Age Visiting Card". Special purpose sites display a narrower range of "cultural byproducts". A single animal species site with a small amount of stone pieces signals a butchering or meat-procurement locale. A dense concentration of débitage byproducts with very few formal tools points to a workshop. The occurrence of a handful of bones and stone pieces indicates a bivouac. A large concentration of bones and stone pieces suggests a frequently visited spot used as "base-camp", "home-base", or "central place foraging". The above Stone Age sites system derived from contemporary hunter-gatherer ethnographies is thought-provoking and good for model-building. Its heuristic value is however severely limited if the aim of the investigation is to understand and explain early protohuman sites. How did protohumans access resources to sustain their lives? Several competing hypotheses formulated since the beginning of the 20th century are reviewed and assessed below.

The Hunting Hypothesis

Hunting performed by protohumans was the obvious explanation for the co-occurrence of stones and bones in the archaeological record. Bones found in association with stone tools were accepted *ipso facto* as the product of protohuman behaviour, the leftover of their meals. The influential "hunting hypothesis", formulated in the first decade of the 20th century, dominated palaeoanthropology debates up to the early 1970s (Ardrey 1966, 1976). According to this theory, hunting is the driving force behind human evolution (Lee and DeVore 1966). It explains the need for efficient tools as well as their constant improvement. It generates and structures the division of labour between "man—the-hunter" and "woman—the-gatherer", justifies the territorial imperative, and provides an outlet for protohuman and later human inherent violent instincts.

Accordingly, hunting provided protohumans with the much needed high grade food and alleviated ingroup tensions. The hunters not only hunted and brought meat back to share it with women, children, and elder individuals, but also protected the group from dangerous predators and competitors. Social and cultural evolution was consequently viewed as driven by male competition for resources and mates. Fundamentally, the hunting hypothesis was based more on a series of assumptions than supported by facts. Long-term participant-research on hunter-gatherer lifeways that started after World-War Ⅱ challenged the hunting hypothesis. Meat is a desirable food item but its supply is uncertain. People thus rely more often on gathered plant products. Plant resources offer the certainty and predictability crucial in the maintenance and reproduction of protohuman/human groups.

The Gathering Hypothesis

The "gathering hypothesis" was a reaction against the "man—the-hunter" approach to human evolution. Its main claims were, in fact, more supported by the empirical evidence marshalled to strengthen its criticism of the then dominant point of view. The proponents of "woman—the-gatherer" (Dalberg 1983) theory questioned the importance assigned to meat in proto-human/early human diets and the prominent role attributed to men in the procurement and supply of meat to the rest of the community. Ethnographic research on intertropical hunter-gatherers has shown meat to be a highly desired food item, of variable availability, and most of the time, unreliable. Tropical foragers' diets were shown to include more than 80% of plant products with minor if fluctuating proportion of meat. Accordingly, with proto-humans living in the tropics, their diet is expected to include more plants than meat. In addition, the access to plant resources is more reliable and less stressful. The gathering of plant resources carried out by women thus provided more reliable and sustainable food sources to protohuman and early human groups. The ideas of exclusive pair-bonding between mother and child as well as mate-selection are other crucial dimensions of "woman—the-gatherer" hypothesis. In both cases, male presence is peripheral and dependent upon the will and decision of the female. In social-evolutionary terms, most of the reliable food resources are provided by women. Women carry the babies during their pregnancy and develop strong if exclusive relationship with them once they are born. Women make decisions and select their mates following their preferences. Considering these interwoven crucial social roles, "woman—the-gatherer" hypothesis suggests that women were likely the driving force in the emergence of human social characteristics.

The Sharing Hypothesis

"Man—the-hunter" and "woman—the-gatherer" hypotheses are antithetic mirror-images. The polarized debate of the 1960s-1970s had more to do with contemporary social issues than early human evolution. In the late 1970s, the "sharing hypothesis" was developed, with wide ranging implications in the emergence of human characteristic behaviours. According to this hypothesis, the members of any distinct hominid group characteristically cooperate, support each other, and share information and resources. This cooperation and sharing triggered the development of elaborate communication that ultimately led to languages. It generated the characteristic division of labor along gender lines to insure the procurement of much needed resources. Information on the distribution and timing of resources, as well as potential dangers, collected by each member of the group is pooled and shared. The home-base or central place foraging (CPF) was the main locus where the hominid group was supposed to enact the different facets of the sharing hypothesis. In simple terms, the sharing hypothesis tried to reconcile the "man—the-hunter" and "woman—the-gatherer" hypotheses into one more encompassing model. Men hunt, women gather, and they share the products of their respective subsistence forays out of the home-base. The sharing hypothesis was widely adopted as the most "parsimonious" explanation for the emergence of human social systems. It was however anachronistic, plagued by the reliance upon *Homo Sapiens* analogues to understand and explain protohuman behavioural characteristics. A devastating critique was launched against the "home-base-sharing" and hunting hypotheses. It suggested that protohumans were more or less skilled scavengers, triggering a new round of debate on the origins of human behavioural patterns.

The Scavenging Hypothesis

As indicated by the archaeological record from Koobi Fora and Olduvai, protohuman access to potentially large supply of meat from big-size mammals is compelling. Sharp flakes with "meat" polish and cut-marks on long bones are clear indications of both the procurement and consumption of meat. How did such a system operate? According to the "scavenging hypothesis", initially formulated by Lewis R. Binford (1981), protohumans relied on scavenging strategies to acquire meat (Figure 13). They were often secondary feeders exploiting marrowbones and the leftover of effective and specialized predators. Scavenging is nonetheless a complex procurement system. It involves spotting animal carcasses across the landscape, avoiding and/or driving away competitors, collecting pieces of the kills, and moving to safer locations. However, while scavenging is likely the best explanation for protohuman access to large animal carcasses, it does not completely rule out the possibility for hunting of small-size game. In summary, the period running from 2.7-1.65 million years ago was characterized by diversification in protohuman species. At least four Australopithecus species, *Au. afarensis*, *P. boisei*, *P. robustus*, and *Au. africanus*, and one *Homo habilis* are represented in the archaeological record. The "bushy pattern" of inter-species evolution ended with the emergence of *Homo ergaster* at the 1.7-1.6 million years boundary. Based on the most recent discussions of the issues pertaining to protohuman patterns of behaviour, plant gathering was likely the most reliable component of their food procurement strategies. Meat was accessed from time to time and its overall availability may have been strongly seasonal. Protohumans may have developed ways of conveying and communicating information and emotions to fellows within and outside their respective groups. It was certainly a kind of language; spoken language—speech—was a much later development.

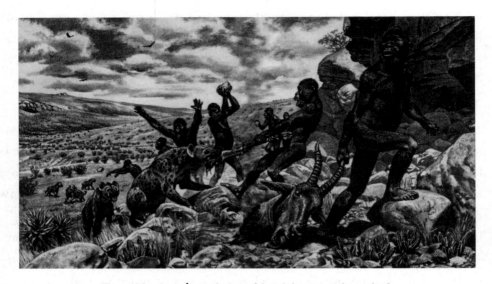

Figure 13: Artist's rendering of hominin scavenging episode
(Source: Personal communication from Dr. Jason Lewis, Stony Brook University)

In summary, the hominins, not at the top of the trophic chain—also called food-web—were part of more comprehensive community ecology, relying more on scavenging strategies and predators' avoidance tactics than hunting for access to meat. Nesting in trees was very likely the optimal option for group safety. The development of technical skills that resulted in the manufacture of stone tools is now firmly dated to 3.3 million years ago with the Lomekwian complex of West Turkana (Harmand et al 2015). It is not yet known if this early shift to stone tool production and use lasted to be transmitted to other groups or was an isolated punctuated episode. The Oldowayan complex that follows emerged some 700000 years later. This chronological gap may be filled in future research. But it may also have been real and confirmed as a genuine singularity before the routine steady succession of early stone tools traditions. The latter, arranged in five successive modes [I to V], shifting from core-tools to microliths, are characteristically the tool-boxes of Pleistocene hunter-gatherers (Clark 1969). Without inserting the new Lomekwian complex, Mode 1 corresponds to the Oldowayan with choppers and chopping tools; Mode 2 to the Acheulean with hand-axes and some flake tools; Mode 3 to the Middle Stone Age/Middle Palaeolithic flake tools assemblages; Mode 4 to Upper/Terminal Palaeolithic blade complex; and finally, Mode 5 to Mesolithic Epi-Palaeolithic microlithic assemblages. The more than century-old taxonomy of African prehistory, with Early Stone Age (ESA), Middle Stone Age (MSA), and Late Stone Age (LSA), simple, robust, and resilient is perfectly adequate for the description of the long-term Stone Age technological evolution.

The initial stone-tools making tradition: The Lomekwian (3.3 million years ago)

The earliest protohuman-made artefacts were found in a number of localities distributed along the Rift Valley in East Africa. A recent discovery at Lomekwi 3 in West Turkana in Kenya (Figure 14) singles out one case, and put the earliest production and use of stone tools much earlier in time, around 3.3 million years (Harmand et al 2015).

In 2011, Sonia Harmand and Jason Lewis from Stony Brook University launched the West Turkana Archaeological Project with a systematic exploration and excavation of the Lomekwi member of the Nachukui formation on the left shore of Lake Turkana. At Lomekwi 3, surface probing revealed the presence of some 30 stone artefacts, exposed or partially buried on a low hill partly eroded by water runoff. Artefacts, not heavily disturbed despite a minor rearrangement by erosional agencies, were deposited 3.3 million years ago in an arboreal savanna environment.

An assemblage combining surface and excavated 149 stone tools specimens was collected after the 2011 and 2012 field seasons. It includes 83 cores, 35 flakes—complete and fragmented, 7 anvils, 7 hammerstones, 3 used and 2 split pebbles, and finally 12 undetermined fragments (Figure 15). The selected stone raw materials include basalt, phonolite—a fine grained volcanic rock, and trachyphonolite—lava pebble. Two complementary approaches were relied upon to access the characteristics of technical skills that presided over the production of these stone artefacts. The experimental approach was used to replicate—make the same object—the stone artefacts collected on the

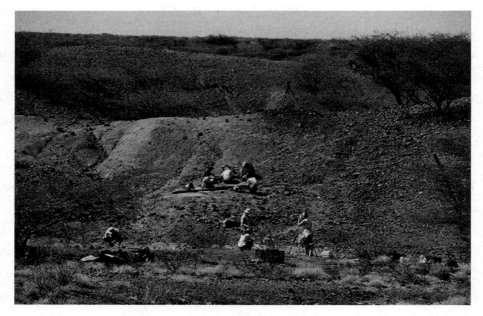

Figure 14: Excavation in progress at the 3.3-million-year-old site of Lomekwi 3, West Turkana, Kenya

(Source: The Earth Institute, Columbia University)

site. It was backed by a detailed technological analysis aimed at the reconstitution of the number of short "chaines operatoires"—sequence of successive technical gestures—represented in the assemblage under investigation. The "stone-and-anvil" approach is by far the most frequently used knapping method. It consists of striking a selected cobble or stone block laid on an anvil—large flat stone—with a hammerstone to remove sharp flakes. The Lomekwian tool kit was used in hominin daily cutting, pounding, cracking, and breaking subsistence activities. The insertion of intentionally made items in the hominin adaptive package set these ancestral lineages on a quasi-revolutionary evolutionary pathway. Even if there is no direct correlation, it is worth mentioning that *K. platyops* is the only hominin genus represented in the Turkana basin during the 3.5-3 million years time period.

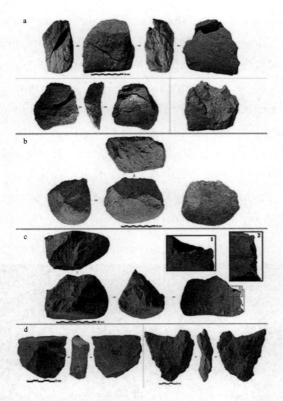

Figure 15：Lomekwi 3 stone tools assemblage dated to 3.3 million years ago(from top to bottom)：
Refitted cores, choppers, chopping tools,flakes

（Source：The Earth Institute, Columbia University）

The Oldowayan（1.7-2.7 million years ago）

The Oldowayan tradition emerged some 700000 years after the Lomek-wian. It is named after the famous site of Olduvai Gorge even if its earliest manifestations were found along the Gona River in the Kada Hadar Member of the Hadar Formation (Ethiopia). The recovered material, stone artefacts as well as a small amount of animal bones, is dated from 2.7 to 2.4 million years. The density is low but the clustering is unmistakable. The artefacts repertoire consists of two basic categories: cores and flakes (Figure 16). Each category is divided into two classes: core-tools/choppers and core fragments, and whole flakes and flake fragments. Some cores and flakes show traces of intentional modification from their use in subsistence activities. In general，the stone pieces are irregular in shape，and small in size. The faunal material，highly fragmented，presents spiral and longitudinal fractures but no cut-marks. At least six mammal species are represented，including hippopotamus，elephant，equid，and several bovids. Comparable artefacts associated with animal bones and dated from 2.2 to 1.6 million years were recorded elsewhere along the Rift Valley. It is the case in members E and F of the Shungura Formation（Omo Valley）in southern Ethiopia，KBS Industry of the Koobi Fora Formation，and Bed Ⅰ in Olduvai Gorge. The Oldowayan complex spread at both west and east ends of Eurasia as early as 2.5 million years ago.

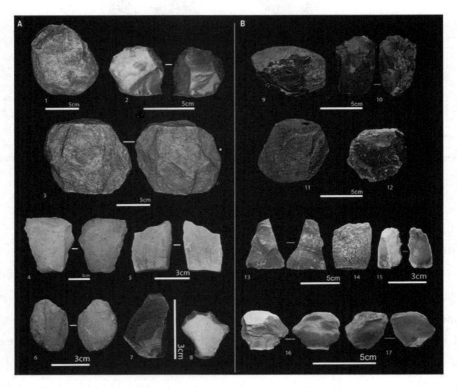

Figure 16：Oldowayan tools：Choppers，chopping tools，polyhedrons and flakes

（Source：www.sciencealert.com）

The Acheulean Complex（1.7-2.0 million years ago）

The Acheulean complex is named after the site of Saint-Acheul in the Somme valley in northern France where prehistoric hand-axes were documented for the first time in the middle of the 19th century. It emerged in East Africa around 1.7 million years ago and seems to have spread along with the expansion of *Homo erectus*, as far east as India and as far west as the United Kingdom. Flakes, pebbles and core-tools tradition spread in the eastern part of Asia. The Acheulean combining core and flake tools represents a significant cognitive development in human mental capacity. Bilateral symmetry, soft-hammer technique, and the use of fire in assisting stone tools production are some key innovations from the Acheulean. The hand-axe, very likely the longest used tool ever — some 1.5 million years ago — was the first multi-functional tool (Figure 17). The tip can be used to pierce and crack bones and wood. The sinuous sides, resharpened as much as needed, could be for cutting and sawing. And finally through its mass and weight it could be used for hammering and breaking hard tissue and material. There are three main core-tools in the Acheulean tradition: (1) the classic hand-axe, also called biface because of two more or less similar sides; (2) the cleaver, with a straight chopping edge; and finally (3) the pick, a heavy-duty piercing tool. Flakes are modified through retouching to make more specialized tools like front-scrapers and side-scrapers, borers, etc.

Solid, durable and convincing evidence of hunting is dated from the Acheulean period as documented at Olorgesailie in East Africa and Torralba-Ambrona in Spain. Data from the latter site point to coordinate group hunting strategies, from tracking the migrating elephant herds to butchering in a marshland.

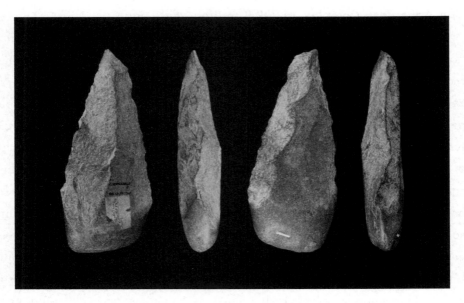

Figure 17:The Acheulean hand-axe, the first multi-functional tool with bi-lateral symmetry
(Source:www.chainsawjournal.com)

Middle Stone Age/Middle Palaeolithic:Diversification and regionalization

The Middle Stone Age(MSA)/Middle Palaeolithic（MP）characterized by a radically new stone knapping method—the Levallois method—overlaps significantly with the Acheulean complex. Depending on areas it started around 450000/400000 years ago and lasted in some places up to 40000-35000 years. Despite Akhilesh et al's (2018) assertion, there is no direct correlation between the invention of the Levallois debitage method and the expansion of modern humans. The invention, which is above all a cognitive breakthrough, occurred independently in different parts of the world, in Africa, Europe and the Middle East and South Asia.

The Levallois method, also called "predetermined knapping method", requires forethought and planning (Figure 18). An adequate source of raw material, generally fine-grained rocks like flint or obsidian, has to be available. The stone-knapper has a precise mental image of the kind of stone artefact to obtain and all the implemented technical process. The "chaine operatoire" is geared to achieve that goal. A pebble or block is selected from a rock outcrop or quarry (Figure 18, Step 0). A hard rock piece, the hammerstone, is used to strike it (Figure 18, Step 1). The next steps, from 2 to 6, are part of the preparation of the striking platform, through successive removals along the core perimeter and one of its side, resulting in a tortoise-shell-like Levallois core. A decisive stroke (Figure 18, Step 7) produces a Levallois flake (Figure 18, Step 8), a blank with a sharp edge, that can be used immediately. The core can be rejuvenated (Figure 18, Step 9), retrimmed to remove another Levallois flake. The Levallois method, particularly wasteful of raw material, has as the main objective the production of blanks—Levallois flakes used for the production of a broad range of formal stone tools (points, denticulates, scrapers, borers, burins, etc.)—through adequate kinds of retouching. The repertoire of Middle Stone Age/Middle Palaeolithic is rich and diverse, presenting patterns of intraregional differentiation brought to light by Francois Bordes (1961). He identified five facies of the Mousterian in Southwest France: the Mousterian of Acheulean Tradition (MAT), Quina A and B Mousterian, La Ferrassie Mousterian, and Charentian Mousterian. For L. R. Binford (1973), Mousterian interassemblage variability was essentially functional, showing flexible long-term use of ancient landscapes and resources by mobile hunter-gatherer groups, and in this case Neandertals. The Bordes-Binford debate was one of the foundational debate in the rise of anthropological archaeology in the 1960s (Wargo 2009).

> ... the Bordes-Binford debate is emblematic of the differing traditions within the discipline of archaeology as it was practiced by American and French scholars and that an understanding of the debate furthers understanding of how archaeology developed and is practiced and conceptualized in those countries today. To that extent, the Bordes-Binford debate is best understood in its transatlantic context; that is, it grew out of an encounter and exchange between protagonists who were profoundly influenced by their respective national and cultural experiences. The debate and its aftermath changed the practice of Palaeolithic archaeology on both sides of the Atlantic. (Wargo 2009: iv-v)

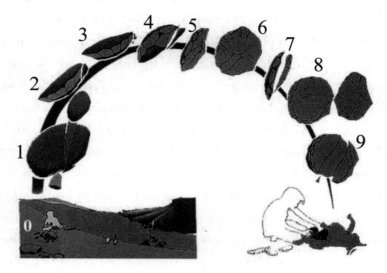

Figure 18: Schematic presentation of the Levallois debitage method

(Adapted and modified from http://archeologie-yvelines.fr)

Patterns of interassemblage variability brought to light in southwestern Europe were later shown to be present in the Middle East, the Nile Valley, southern Africa in different past time segments. Combined with the development of haft techniques and the increasing use of bones, MSA/MP lithic technologies acquired more versatility and flexibility.

Late Stone Age, Upper/Terminal Palaeolithic

Cultural and technological change and regional diversification did amplify significantly during the later part of the Pleistocene. *H. sapiens sapiens* populations expanded on all major landmasses: along the Malaysian Archipelago to Sahul and Australia between 70000 and 50000 years ago; North Asia and the Americas between 35000 and 15000 years ago.

It is very challenging to do justice to the constitutive diversity of the late Pleistocene technological situation. A new blade debitage method, already represented in some regions during the MSA/MP, expanded and became main stream. Blades are relatively narrow elongated flakes obtained through an elaborate technical protocol, variations of the "punch-debitage" (Figure 19).

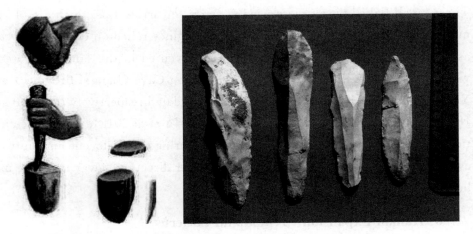

Figure 19: "Punch-debitage" technique and blade sample

(Source: http://archeologie-yvelines.fr)

In the following steps of striking platform preparation, the selected stone block or pebble is shaped into a prismatic core with parallel facetted scars. The blades are then removed one after another, up to the exhaustion of the core. The obtained blades are blanks and parts used later down the line for the production of formal tools. Thanks to better preservation in general, wood, plant fibers, and bones industry are constitutive part of later Pleistocene hunter-gatherer groups' cultural packages. Distinct forms of artistic expressions, stone, bone, and wood sculpture and visual representations in rock-shelters and cave walls, point to *H. sapiens sapiens* cognitive leap-forward. In the 20th century, most of the important palaeolithic paintings sites were concentrated in Southwest Europe, leading to the suggestion of a localized Upper Palaeolithic cognitive revolution. The earliest cave paintings are now dated between 52000 and 40000 years ago in eastern Borneo in South Asia (Aubert et al 2018).

By the time of the final Pleistocene/Early Holocene global warming, the 10000-9000 years hunter-gatherer communities had settled in almost every portion of the world, with the exception of Pacific Ocean islands and New Zealand. Mesolithic or Epi-Palaeolithic communities of the Old World invented the bow and arrow, indirectly represented by geometric microliths.

These small flaked pieces were used as parts for arrow tips. Such a tool was unknown in Australia, where ancestral Aborigines relied on clubs and spears as standard hunting gear. Pottery was also invented in the same time frame with the oldest specimens found at Xianrendong Cave (Jiangxi Province) and Yuchanyan Cave (Hunan Province) in China, dated respectively to 20000 and 18300-15430 years ago (Boaretto et al 2009, Wu et al 2012). The domestication of plants and animals will kick off later during the Holocene and shift the evolutionary trajectory of humankind in another direction, away from the million-year-old hunting and gathering traditions.

6. Human Expansion: Tempo and Patterns

Ecosystems are dynamic entities. All their key components, geological, botanical, and zoological are in constant interaction and change at different time scales. Landforms change more slowly than vegetation and animal communities. Biological populations as constitutive parts of ecosystems are either in steady-state, contraction, or expansion. Expansion is accordingly one of a range of adaptive response to natural selection.

When looked at from the perspective of community ecology, one is entitled to assert that change is the rule and stability the exception. Aristotle defined humans as "zoon politikon", "political animals" living in herds and following rules set by leaders. At more fundamental level however, humans are better defined as "curious apes". It is this special characteristic that sets humankind apart in the long-term evolutionary process of life forms on earth. It is therefore the intersection of this cognitive disposition—called curiosity—and the dynamics of social and biological systems that constantly tips the balance toward novelty and change. 99.99% of humankind history took place with hunting-gathering as the sole subsistence systems. Grasping the principles, structures, and dynamics of hunting-gathering systems is necessary to understand the evolutionary pathways followed by hominins, hominids, and humans.

The dynamics of hunting-gathering systems

Hunter-gatherers, put in the category of savagery in 19th-century evolutionist discourse, were viewed as the anti-thesis of the ideal sedentary urban life. They had no homes. They did not own property. They had no government. It took several decades of dedicated research through participant observations on Australian Aborigines and southern African Khoisan hunter-gatherers to bring to light key aspects of hunter-gatherer lives and social organization (Hiatt 1996, Lee and DeVore 1966, 1976, Sahlins 1972). Contemporary hunter-gatherers are *Homo sapiens sapiens* and not facsimile of Palaeolithic foragers or hominids. In addition, the Aborigines and Khoisan communities studied by anthropologists were under siege. Their original lands were grabbed by British convicts in Australia and in successive and overlapping waves, first by Bantu farmers and herders, and from the 17th century on by European settlers. Consequently, and contrary to what is generally asserted, anthropologists did not study pristine societies out of time, but communities in crisis that developed adaptive mechanisms to cope with actual situations.

In general, with variations from nation to nation, "simple" hunter-gatherers are mobile, and rely on a network of places instead of bounded territorial units. The have fluid social organization with the band as the basic social unit. They have an overarching sharing ethic and lack private ownership. Decisions are made by consensus in small face-to-face communities—the band—of 25-30 individuals, including elders, parents and children. Population growth is kept under check by the long birth spacing enhanced by long periods of breast-feeding. Their diet is generally well balanced. They have short work hours on average and enjoy plenty of leisure time. Impressed by all these particularities, M. Sahlins (1972) ended up dubbing them as "the first affluent society".

Mobility is one of the key characteristics of hunting-gathering systems. It is however not an endless pursuit of animals as initially understood, but articulated to seasonality on the one hand, and internal group dynamics on the other hand. Seasons preside over the availability and distribution of subsistence resources. Through residential mobility, hunter-gatherers tailor their moves to be at the right place at the right time. Despite logistic mobility, they do also use a central location, and bring back resources collected within the daily-territorial range. Population grows exponentially and resources grow arithmetically. Bands' territorial range having a non-elastic carrying capacity, there is a constantly fluctuating and unstable balance between population and resources. Such instability generates pulls or pushes depending on circumstances. In favourable environmental circumstances with sustained population growth—fertility rate＞mortality rate—new bands are formed and settle in their own new territory. Such processes generate moving frontiers on the peripheries of all pristine hunter-gatherer bands.

Primatology—the systematic study of nonhuman primates in their natural environments—provides additional data for modelling hominid behaviour and group dynamics (Anapol et al 2004, McGrew 1992) along with the reasoning.

The optimal hunter-gatherer daily territorial range is estimated to be "2 hours' walk" or 10 km radius around the home-base or central place foraging. The optimal simple hunter-gatherer band's size is 25-30 individuals (Lee and DeVore 1966). These data factored with varying growth rates can be used to run multi-iterated simulations of hominid and human expansion, in and out of Africa. A very simple operation will show that hominid expansion can be relatively rapid.

A Mind Experiment

How long would it take for the descendants of hominid groups to spread from the Middle Awash in Ethiopia to the Nihewan Basin in China, some 11000 km apart?

1. Considering that new bands are formed 5 km away along a moving frontier each generation;

2. Each generation lasts for 25 years;

3. It will take some 2200 generations to reach China;

4. That is $2200 \times 25 = 55000$ years.

If the generation is shorter, say 20 years, it will take $2200 \times 20 = 44000$ years.

The expansion of hominids and early human hunter-gatherer bands does not have to be framed with geological time perception. It can be relatively rapid.

"Out of Africa Ⅰ": *The expansion of early humans*

The hypothesis of an initial expansion of the *Homo* genus out of Africa is based on converging bodies of palaeontological, environmental and geological data. In the present state of research, Ardipithecines, Australopithecines, and Kenyanthropus are confined to African landmass. The latter two genera are considered the most plausible ancestors of the *Homo* genus. *H. erectus*, in possible tandem with *H. habilis*, was the principal agent of the initial and classic formulation of "Out of Africa Ⅰ" scenario. These early hominids drifted north from East Africa, then west, east, and south, with the Oldwayan tool kit.

They reached southern Europe and the southwestern confines of Eurasia 1.8-1.4 million years ago with evidence found at such sites as 1.8-million-year-old Dmanisi (Georgia), 1.3-million-year-old Fuentes Nova and Barranco Leon in Andalusia (Spain), and 1.5-1.4-million-year-old Pirro Nord (Italy).

Their expansion to South and East Asia took place much earlier as indicated by 2.5-1.5-million-year-old Longgupo Cave (Chongqing Municipality, China), 2-million-year-old Renzidong (Anhui Province, China), 2.12-1.26-million-year-old Shangchen (Shaanxi Province, China), 1.7-1-million-year-old Nihewan Basin, 1.66-million-year-old Majuangou Ⅲ, 1.4-million-year-old Xiaochangliang, 1.1-million-year-old Donggutuo, Riwat (Potwar Plateau, Pakistan), 1-million-year-old Isampur (Hunsgi Valley, India), and possibly Liang Bua Cave (Indonesia).

Research proceeds forward with challenging new data in the Western and Eastern components of the "Out of Africa Ⅰ" hypothesis. Bechly (2018) presents a series of publications that according to his understanding requires "rewriting human origins". These interesting data (Malassé et al 2016, Han et al 2017, Zhu et al 2018) deserved serious consideration, in strict Popperian conjecture and refutation terms (Popper 2002).

Han et al (2017) provide recent update on research carried out at Longgupo Cave in Chongqing Municipality in China. The paper focuses essentially on the re-dating of mammalian remains—teeth in this case—from secure stratigraphic positions. A series of "three teeth from CⅢ of the south wall give an average age of ca. 2.48 Ma", making this locality one of the earliest instances of hominid site in East Asia. In fact Longgupo Cave was visited intermittently for a long time from the beginning of the Pleistocene, resulting in a long stratigraphic sequence divided into two main components: a Lower Member dated to 2.5-2.2 million years ago, and an Upper Member accumulated after a 400000 years hiatus and dated to 1.8-1.5 million years ago.

Malassé et al (2016) are the second contribution considered to require "rewriting human origins". Faunal assemblages from the Siwalik Hills in India dated to about 2.6 million years ago contain 3 bones with a series of cutmarks. Experimental replications with the same stone raw material confirmed that "the profiles are typical of the sharp edge of a flake or cobble in quartzite; their size and spatial organization testify to energetic and intentional gestures from an agile wrist acting with precision, and to a good knowledge of the bovid anatomy" (Malassé et al 2016: 317).

For Bechly (2018), "these two findings are remarkable because they not only predate the previous oldest fossil remains of the genus *Homo* outside of Africa (from Dmanisi in Georgia about 1.80 million years ago), but even predate most of the oldest *Homo* fossils from Africa, except for a recently described single jawbone from Ledi-Geraru in Ethiopia (Villmoare et al 2015), dated to 2.8 million years ago. Therefore, the new discoveries suggest either an earlier origin and migration of our genus *Homo* to Asia, or a prior migration of Australopithecine hominins into Asia, or even an independent development of non-hominin tool-using apes" (Bechly 2018).

The third case study is Zhu et al's (2018) contribution that document hominid presence at Shangchen 2.12-1.26 million years ago. All these new contributions require a reconsideration of "the timing of initial dispersal of early hominins in the Old World" (Barras 2018, Kappelman 2018), but certainly not the rewriting of "Out of Africa Ⅰ".

The taxonomy and chronology of Plio-Pleistocene hominins has changed considerably during the last few years. The discovery of the unspecified *Homo* jawbone from Ledi-Geraru dated to 2.8 million years ago referred to above by Bechly (2018) is one important variable among many backing the "Out of Africa Ⅰ" hypothesis. The others are: (1) the discovery in West Turkana, Kenya of the Lomekwian early stone tools tradition dated to 3.3 Myrs, very likely made by *K. platyops*; (2) the reassignment of *H. rudolfensis* fossils to *K. rudolfensis* making the Kenyanthropus genus—with *K. platyops* dated to 3.5 million years ago—the most plausible ancestral branch of the *Homo* genus; and finally (3) the tracing back of *H. floresiensis's* ancestry to Australopithecines or *Homo habilis* (Argue et al 2017), which was initially thought to have derived from either Asian *H. erectus* or Denisovans. In summary, the most parsimonious explanation for the presence of early Pleistocene hominids in East Asia is an earlier expansion of probably more than one hominin genus.

"*Out of Africa* Ⅱ": *The emergence and expansion of modern humans*

The paper of Cann, Stoneking and Wilson (1987) "Mitochondrial DNA and Human Evolution" published in the journal of *Nature* triggered a paradigm shift and a genuine revolution in palaeoanthropology. They sampled 147 individuals selected from five different geographic populations, Africa, Asia, Australia, Europe, and New Guinea, and analyzed their mitochondrial (mt) DNA—transmitted through the female line. They used mtDNA sequences to track genetic differences and migration patterns of the human population and found that "all human populations had a common ancestor in Africa around 200000 years ago" (Haskett 2014). This extraordinary claim sent all involved palaeoanthropologists back to the "drafting board". *H. sapiens sapiens* was understood to have emerged around 45000 years ago in western Eurasia. A new exciting and interesting debate was launched, along with the accelerated pace of discovery of early *H. sapiens sapiens* fossils in Africa (Figure 20).

Early *H. sapiens sapiens* remains have been recorded in North, East and South Africa. The oldest and most complete skull found at Jebel Irhoud in Morocco is dated to 315000 years ago (Hublin et al 2017) (Figure 20). The Rabat-Kébibat remains of a teenager, also in Morocco, are dated to over 200000 years ago (Ouja et al 2017). Wade Dagadie (Djibouti) and Florisbad (South Africa) fossils are dated to the same time range of 260000-250000 years ago. The former is a maxilla and the latter part of the sides and front of the face (Figure 20). The Omo Kibish formation in Ethiopia has provided 3 early *H. sapiens sapiens* fossils, the earliest specimen dated to 195000 years ago. Herto, also in Ethiopia, contained human remains dated to 160000 years ago. The Ngaloba cranium, also called "Laetoli-18", in Tanzania, is dated to 129000 years ago.

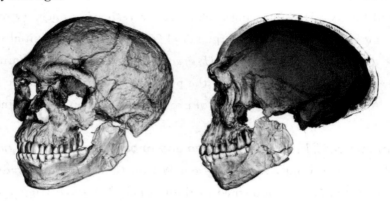

Figure 20: Skull of the oldest *H. sapiens sapiens* specimen dated to 315000 years ago from Jebel Irhoud, Morocco

(Source: Hublin et al 2017)

Comparatively, the oldest non-African *H. sapiens sapiens* remains are found at Misliya Cave, Israel, dated to 180000 years ago (Herkovitz et al 2018); Qafzeh, also in Israel and dated to 120000 years ago; Liujiang in Guangxi Zhuang Autonomous Region, South China, dated to 139000-111000 years ago (Rosenberg 2002); Daoxian in Hunan Province, China, dated to 120000-80000 years ago (Liu et al 2015); and finally, Skhul Cave, in Israel, dated to 90000 years ago.

Genomics explorations and archaeological research converge and present a picture of significant regional chronological differences. It is the meaning and interpretation of this time gap that lead to the formulation of explanations of the emergence and expansion of *H. sapiens sapiens*. Two contrasted scenarios were crafted in the initial phase of the debate on the origins of modern humans: expansion with replacement on the one hand, and regional continuity on the other hand. Continuous theoretical developments and the sustained refinement of evolutionary processes have shown both views to be extreme and implausible, and resulted in the formulation of more nuanced scenarios (Figure 21).

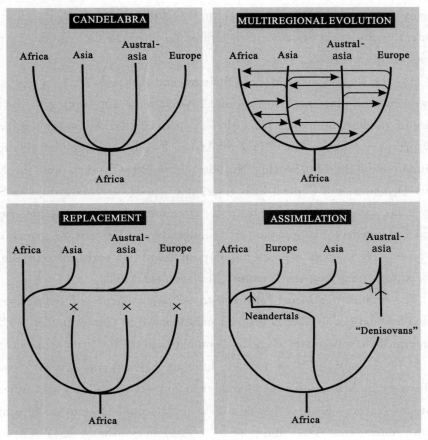

Figure 21: Models of the emergence and expansion of *H. sapiens sapiens*
(Source: www.everythingelectric.com)

Skeletal morphology is of paramount importance in the theoretical elaborations of the Regional Continuity Model (Figure 21). Different contemporary populations of different parts of the world present different clusters of morphological characteristics that single them out. According to the Regional Continuity Model, also called Multiregional Evolution Model (Figure 21), there was an initial expansion of *H. erectus* that resulted in the colonization of most of Africa and Eurasia. Modern humans emerged more or less simultaneously from regional populations in different parts of the world, partly because interregional gene flow was never interrupted (Wolpoff and Caspari 1997). The probability for distant populations to generate the emergence of the same species—*H. sapiens sapiens*—more or less simultaneously along their independent evolutionary trajectories is almost nil, making the regional continuity model hardly plausible.

For the Replacement Model (Stringer and Andrews 2005) a new speciation event took place in Africa around 200000 years ago leading to the emergence of modern humans—*H. sapiens sapiens*. The new species initiated a new process of expansion—"Out of Africa Ⅱ". It outcompeted all previous populations of the Old World, Neandertals in West Eurasia and the Middle East, Denisovans in Central-East Asia, and Epi-*H. erectus* groups in Southeast Asia, and drove them all to total extinction. However, the presence of a small but consistent proportion of Neandertals and Denisovans genes in contemporary *H. sapiens sapiens* populations points to early introgression and admixtures, falsifying the "strong" Replacement Model.

The Assimilation Model, also known as "Replacement with hybridation" was crafted by Smith et al (1989), adopted and expanded by Gunter Brauer (1992), as an intermediate between the Regional Continuity and the Replacement models (Figure 21). It considers that modern humans—*H. sapiens sapiens*—emerged exclusively in Africa and expanded later in Eurasia where they met other populations, Neandertals in the Middle East and Europe, Denisovans in continental and central-east Asia, and post-*H. erectus* in Southeast Asia. They interbred with all these distinct populations with modest admixture levels represented by the small proportion of these populations in modern humans' genes. Assimilation is an ambiguous term to be used in this context. It evocates the equal mutual "fusion", one population absorbing the other. The fact that Neandertals, Denisovans, *H. naledi*, *H. floresiensis*, and *H. luzonensis* are all extinct suggests that replacement was, after all, the dominant process at work in inter-species interaction, with minute degree of hybridation.

"Out of Asia Ⅰ": From Sundaland to Sahul

The expansion of modern humans to Sahul and the southern sea was channelled through southern Asian mosaic landscape, known as Sunda during the Late Glacial Period (Florin et al 2020, Wurster and Bird 2014). Sahul is the name given to New Guinea, Australia and Tasmania when they formed a single land mass during the Glacial Period.

The favoured hypothesis for the initial dispersal of AMH from Africa to Asia was along a "southern coastal route" (Highamet et al 2009, Oppenheimer 2009). It is thought that this route had available coastal ecotones with high-ranked food resources that were easily exploited, thus encouraging continued rapid dispersals along coastal India, and into Sundaland and Sahul ... Genetic dating suggests that founding populations in equatorial SE Asia may have arrived as early as about 65000-79000 years ago (Wurster and Bird 2014).

The expansion process involved many distinct dispersal episodes from different source populations that converged to Sundaland. An early dispersal to Australia from an African source population took place around 70000 years ago (Florin et al 2020, Wurster and Bird 2014). Another later dispersal event took place around 30000 years ago with an East Asian source population carrying Denisovan genes found today in modern Aboriginal Australians, Polynesians, Fijians, and East Indonesians. How did the dispersal processes work and what were the key variables in the successful adaptation of Early Modern Humans (EMH) to their new environments?

Modern human expansion to Sahul involved settlement across Sundaland, hoping from island to island in the Wallacea Archipelago, a sea-crossing expedition of at least 100 km and finally landing to either Australian or New Guinea parts of Sahul. It is generally assumed that expanding hunter-gatherer groups have a narrow diet-breadth, tending to favour coastal habitats with high calorie and low handling-cost food—meat, fish, seafood—with secondary consideration for plant food. Florin et al (2020) challenge that assumption with new data from an early northern Australian site, the Madjed-bebe rockshelter, dated between 65000 and 53000 years.

The excavated rock-shelter is located in western Arnhem Land at the foot of the Djuwanba massif. The recorded archaeological record includes charcoal, abundant ground ochre, grinding stones, a dense assemblage of u-nique flaked stone artefact types and raw materials (Florin et al 2020: 2). The archaeobotanical assemblage, the earliest evidence of Early Modern Humans diet in Sahul, features the exploitation of a relatively broad range of plant foods, some requiring significant processing.

> The evidence for a broad plant food diet at Madjedbebe 65-53 kya is consistent with later Pleistocene archaeobotanical studies conducted in Island Southeast Asia and Sahul, and with evidence for EMH diets in Africa and the Middle East. As such, it indicates that plant exploitation was a fundamental aspect of EMH diets globally. Culturally transmitted botanical knowledge, and the cognitive ability to perform multi-step and intensive processing sequences likely contributed to the adaptability and flexibility required by EMH populations to traverse continents and colonize new environments around the world. (Florin et al 2020: 6)

"Out of Asia II": From Northeast Asia to the Americas

"Out of Asia II" expansion includes two distinct geographic and chronological event series. One and the earliest is the expansion of modern humans from Asia to the Americas. The other and latest concerns the colonization of the southern Pacific islands from Sahul, reaching Hawaiian Archipelago in the north, Easter Island in the east and New Zealand in the south around 900-1000 AD.

The focus will be on the expansion in the Americas as it was the last massive landmass to be reached and developed by humans. The baseline chronology for the initial access to the Americas is a subject of passionate debate with competing scenarios. It is however not disputed that East Asians were the source population that expanded at different times and places in the Americas via Beringia during the Late Glacial Maximum.

Fagundes et al's (2018) study confirms "a late Pleistocene split between Siberians and Native Americans, with Asian populations splitting off some thousand years earlier". It also corroborates the idea that the Native American founder population, which may have ranged in size from 200 to 400 individuals, underwent a strong bottleneck, though less extreme than previously suggested. The expansion of modern humans in the Americas was a three-step inter-connected process: (1) the first step was articulated around the sustained divergence from ancestral Asian populations in Far Northeast Siberia; (2) the second step, was a period of Arctic hunter-gatherers settlement consolidation in Beringia, along with genetic diversification and relative isolation from the source population; and finally (3) the third step was the relative rapid expansion, faster along the Pacific coast, and slower in the hinterlands because of the presence of Laurentide glaciers (Mulligan and Szathmary 2017).

The expansion of modern humans was clearly an expansion with hybridation. Regional continuity and multiregional evolution hypotheses were relevant scientific hypotheses at the beginning of the debate in the 1980s. New data from genomics, archaeology, palaeontology, palaeoclimatology and environmental research overwhelmingly support the "Out of Africa II" scenario.

Concluding Remarks

Humankind is a relatively young biological population. Its contemporary version, *sapiens sapiens* or modern humans, presents a broad range of phenotypic diversity—skin color, hair, facial traits, etc., which is the consequence of natural selection in different environments. Material culture, spoken languages, genes, and the very scientific reconstruction of the human career from its Ardipithecines roots emphasize the unity of humankind. Evolutionary forces are blind and have no goals but humans have the potential of shaping their destiny.

References

[1] AIELLO L C, COLLARD M. Our Newest Ancestor?, *Nature*, 2001, 410: 526.

[2] AKHILESH K, PAPPU S, RAJAPARA H M, et al. Early Middle Palaeolithic Culture in India around 385-172 ka Reframes Out of Africa Models, *Nature*, 2018, 554: 97-101.

[3] ANAPOL F, GERMAN R Z, JABLONSKI N G. *Shaping Primate Evolution: Form, Function, and Behavior*, Cambridge: Cambridge University Press, 2004.

[4] ANTON S C, POTTS R, AIELLO L C. Evolution of Early *Homo*: An Integrated Biological Perspective, *Science*, 2014, 345.

[5] ARAMBOURG C, COPPENS Y. Sur la decouverte dans le Pleistocene inferieur de la vallee de l'Omo (Ethiopie) d'une mandibule d'Australopithecien, *Comptes Rendus des Seances de l'Academie des Sciences*, 1968, 265: 589-590.

[6] ARDREY R. *Territorial Imperative*, New York: Dell publishing, 1966.

[7] ARDREYR. *The Hunting Hypothesis: A Personal Conclusion Concerning the Evolutionary Nature of Man*, New York: Athenium, 1976.

[8] ARGUE D, GROVES C P, LEE M S Y, et al. The Affinities of *Homo* Floresiensis Based on Phylogenetic Analyses of Cranial, Dental, and Postcranial Characters, *Journal of Human Evolution*, 2017, DOI: 10.1016/j.jhevol.2017.02.00 6.

[9] ASFAW B, WHITE T, LOVEJOY O, et al. *Australopithecus Garhi*: A New Species of Early Hominid from Ethiopia, *Science*, 1999, 284: 629-635.

[10] AUBERT M, SETIAWAN P, OKTAVIANA A A, et al. Palaeolithic Cave Art in Borneo, *Nature*, 2018,564: 254-257.

[11] BALTER M. Scientists Spar over Claims of Earliest Human Ancestor, *Science*, 2001, 291: 1460-1461.

[12] BARRAS C. Tools from China areOldest Hint of Human Lineage outside Africa. *Nature*, 2018, DOI: 10.1038/d41586-018-05696-8.

[13] BECHLY G. Rewriting Human Origins, Ongoing in East Asia, 2018, https://evolutionnews. org/2018/11/rewriting-of-human-origins-ongoing-in-east-asia/.

[14] BERGER L R, DE RUITER D J, CHURCHILL S E, et al. Australopithecus Sediba: A New Species of *Homo*-like Australopithecus from South Africa, *Science*, 2010, 328: 195-204.

[15] Berger L R, Hawks J, DE RUITER D J, et al. *Homo Naledi*, A New Species of the Genus *Homo* from the Dinaledi Chamber, South Africa, *eLife*, 2015, DOI: 10.7554/eLife.09560.

[16] BINFORD L R. "Interassemblage variability — the Mousterian and the 'functional' argument," in *The Explanation of Culture Change*, ed. Colin Renfrew, London: Duckworth, 1973.

[17] BINFORD L R. Bones: Ancient Man and Modern Myth, New York/London: Academic Press, 1981.

[18] BLACK D. Tertiary Man in Asia – The Chou Kou Tien Discovery. *Science*,1926, 64(1668): 586-587.

[19] BOARETTO E, WU X, YUAN J, et al. Radiocarbon Dating of Charcoal and Bone Collagen Associated with Early Pottery at Yuchanyan Cave, Hunan Province, China, *Proceedings of the National Academy of Science*, 2009, 106(24): 9595-9600.

[20] BORDES F. *Typologie du Paleolithique Ancien et Moyen*, Paris: Editions du CNRS, 1961.

[21] BRÄUER G. "Africa's Place in the Evolution of *Homo Sapiens*," in *Continuity or Replacement—Controversies in Homo Sapiens Evolution*, ed. G. Bräuer, F. H. Smith, Rotterdam: Balkema, 1992.

［22］BROOM R. The Pleistocene Anthropoid Apes of South Africa. *Nature*, 1938, 142: 377-379.

［23］BRUNET M, GUY F, PILBEAM D, et al. A New Hominid from the Upper Miocene of Chad, *Nature*, 2002, 418: 145-151.

［24］CANN R L, STONEKING M, WILSON A C. Mitochondrial DNA and Human Evolution, *Nature*, 1987, 325: 31-35.

［25］CHEN F, WELKER F, SHEN C, et al. A Late Middle Pleistocene Denisovan Mandible from the Tibetan Plateau, *Nature*, 2019, 569:409-412.

［26］CLARK G. *World Prehistory*: *A New Outline*, Cambridge: Cambridge University Press, 1969.

［27］CORVINUS G. Prehistpric Exploration at Hadar, Ethiopia, *Nature*, 1976, 261: 571-572.

［28］DALBERG F. *Woman the Gatherer*, New Haven: Yale University Press, 1983.

［29］DARWIN C. *On the Origin of Species by Means of Natural Selection*, London: John Murray, 1859.

［30］DARWIN C. *The Descent of Man and Selection in Relation to Sex*, London: John Murray, 1871.

［31］DÉtroit F, MIJARES A S, CORNY J, et al. A New Species of *Homo* from the Late Pleistocene of the Philippines, *Nature*, 2019, 568: 181-186.

［32］ELREDGE N, GOULD S J. "Punctuated Equilibria: An Alternative to Phyletic Gradualism," in *Models in Paleobiology*, ed. T. J. M. Schopf, San Francisco: Freeman Cooper, 1972.

［33］FAGUNDES N J R, TAGLIANI-RIBEIRO A, RUBICZ R, et al. How Strong was the Bottleneck Associated to the Peopling of the Americas? New Insights from Multilocus Sequence Data, *Genetics and Molecular Biology*, 2018, 41 (1).

［34］FALCONER H. Dehra Dun Fossil Remains, *Journal of the Asiatic Society of Bengal*, 1832, 1: 249.

［35］FLORIN S A, FAIRBAIRN A S, NANGO M, et al. The First Australian Plant Foods at Madjedbebe, 65000 – 53000 Years Ago, *Nature Communications*, 2020, 11: 924.

［36］GINNEKEN V V, MEERVELD A V, WIJGERDE T, et al. Hunter-prey Correlation between Migration Routes of African Buffaloes and Early Hominids: Evidence for the "Out of Africa" Hypothesis, *Integrated Molecular Medecine*, 2017, 4(3): 1-5.

［37］GOULD S J. *Wonderful Life*: *The Burgess Shale and the Nature of History*, New York: W. W. Norton, 1989.

［38］HAILE-SELASSIE Y, MELOLLO S M, VAZZANA A, et al. A 3.8 Million-year-old Hominin Cranium from Woranso-Mille, Ethiopia, *Nature*, 2019, 573: 214-221.

［39］HAILE-SELASSIE Y, SUWA G, WHITE T D. Late Miocene Teeth from Middle Awash, Ethiopia, and Early Hominid Dental Evolution, *Science*, 2004, 303: 1503-1505.

［40］HAN F, DENG C, BOEDA E, et al. The Earliest Evidence of Hominid Settlement in China:

Combined Electron Spin Resonance and Uranium Series (ESR/U-series) Dating of Mammalian Fossil Teeth from Longgupo Cave, *Quaternary International*, 2017, 434: 75-83.

[41] HARMAND S, LEWIS J, FEIBEL C, et al. 3.3-million-year-old Stone Tools from Lomekwi 3, West Turkana, Kenya, *Nature*, 2015, 521:310-315.

[42] HASKETT D R. "Mitochondrial DNA and Human Evolution" (1987), by Rebecca Louise Cann, Mark Stoneking, and Allan Charles Wilson, 2014, https://embryo.asu.edu/pages/ mitochondrial-dna-and-human-evolution.

[43] HERSHKOVITZ I W, Quam G W, Duval R, et.al. The Earliest Modern Humans outside Africa, *Science*, 2018,359: 456-459.

[44] HIATT L. *Arguments about Aborigines: Australia and the Evolution of Social Anthropology*, Cambridge: Cambridge University Press, 1996.

[45] HOLL A F C. "The Archaeology of Africa," in *Archaeology*, *Volume* II, ed. D. L. Hardesty, Oxford: UNESCO-EOLSS, 2005.

[46] HUBLIN J J, BENNCER A, BAILEY S E, et al. New Fossils from Jebel Irhoud, Morocco and the Pan-African Origin of *Homo Sapiens*, *Nature*, 2017, 546: 286.

[47] JOHANSON D C, EDEY M E. *Lucy: The Beginnings of Humanking*, Granada: Saint Albans, 1981.

[48] JOHANSON D C, TAIEB M. Plio-Pleistocene Hominid Discoveries in Hadar, Ethiopia, *Nature*, 1976, 260:293-297.

[49] JOHANSON D C, WHITE T D, COPPENS Y. A New Species of the Genus *Australopithecus* (Primates: Hominidae) from the Pliocene of Eastern Africa, *Kirtandia*, 1978, 28: 2-14.

[50] KAPPELMAN J. AnEarly Hominin Arrival in Asia, *Nature*, 2018, 559: 480-481.

[51] KENNEDY K A R, CIOCHON R L. A Canine Tooth from the Siwaliks: First Recorded Discovery of a Fossil Ape? *Human Evolution*, 1999, 14(3): 231-253.

[52] LARTET E. Note sur les ossements fossiles des terrains tertiaires de Simorre, de Sansan, etc., dans le department du Gers; et sur la découverte récente d'une mâchoire de singe fossile, *Comptes Rendus de l'Académie de Sciences*, 1837, 4: 85-93.

[53] LEAKEY L S. A New Fossil from Olduvai, *Nature*,1959, 184: 491-494.

[54] LEAKEY M G, FEIBEL C S, MCDOUGALL I, et al. New Four-million-year-old Hominid Species from Kanapio and Allia Bay, Kenya, *Nature*, 1995, 376: 565-571.

[55] LEAKEY M G, SPOOR F, BROWN F H, et al. New Hominin Genus from Eastern Africa Shows Diverse Middle Pliocene Lineages, *Nature*, 2001, 410: 433-440.

[56] LEE R B, DEVORE I. *Kalahari Hunter-gatherers*, Cambridge, Mass.: Harvard University Press, 1976.

[57] LINNE V C. *Systema Naturae*, Warsaw: Andesite Press, 2015.

[58] LIPSON M, RIBOT I, MALLICK S, et al. Ancient West African Foragers in the Context of Afri-

can Population History, *Nature*, 2020, 577: 665-670.

[59] LIU W, MARTINÓN-TORRES M, CAI Y, et al. The Earliest Unequivocally Modern Humans in Southern China, *Nature*, 2015, 526: 696-699.

[60] LOVEJOY C O, SUWA G, SIMPSON S W, et al. The Great Divides: *Ardipithecus Ramidus* Reveals the Postcrania of Our Last Common Ancestor with African Apes, *Science*, 2009, 326: 100-106.

[61] LYELL C. *Principles of Geology*, London: Penguin Classics, 1998.

[62] MALASSÉ A D, MOIGNE A M, SINGH M, et al. Intentional Cut Marks on Bovid from the Quranwala Zone, 2.6 Ma, Siwalik Frontal Range, Northwestern India, *Comptes Rendus Palevol*, 2016, 15(3/4): 317-339.

[63] MCGREW W C. *Chimpanzee Material Culture: Implications for Human Evolution*, Cambridge: Cambridge University Press, 1992.

[64] MULLIGAN C J, SZATHMARY E J F. The Peopling of the Americas and the Origins of the Beringian Occupation Model, *American Journal of Physical Anthropology*, 2017, 162(3): 403-408.

[65] OUJAA A, ARNAUD J, BARDEY-VAILLAN M, et al. The Fossil Human from Rabat-Kébibat (Morocco): Comparative Study of the Cranial and Mandibular Fragments, *African Archaeological Review*, 2017, 34: 511-523.

[66] PICKFORD M, SENUT B. "Millennium ancestor", A 6-million-year-old Bipedal Hominid from Kenya, *South African Journal of Science*, 2001, 97(1/2): 22.

[67] PICQ P. *Il etait une fois la Paleoanthropologie*, Paris: Odile Jacob, 2010.

[68] POPPER K. *Conjectures and Refutations: The Growth of Scientific Knowledge*, London: Routledge, 2002.

[69] PRICE M. Study Reveals Culprit behind Piltdown Man, One of the Science's Most Famous Hoaxes, 2016, https://www.sciencemag.org/news/2016/08.

[70] RIGHTMIRE G P. Himan Evolution in the Middle Pleistocene: The Role of *Homo Heidelbergensis*, *Evolutionary Anthropology*, 1998, 6: 218-227.

[71] ROSENBERG K. A Late Pleistocene HumanSkeleton from Liujiang, China Suggests Regional Population Variation in Sexual Dimorphism in the Human Pelvis, *Variability and Evolution*, 2002, 10: 5-17.

[72] SAHLINS M D. *Stone Age Economics: The First Affluent Societies*, New York: Routledge, 1972.

[73] SCERRI E M L, DRAKE N A, JENNINGS R, et al. Earliest Evidence for the Structure of *Homo Sapiens* Populations in Africa, *Quaternary Science Reviews*, 2014, 101: 207-206.

[74] SENUT B, PICKFORD M, GOMMERY D, et al. First Hominid from the Miocene (Lukeino Formation, Kenya), *Comptes Rendus de l'Academie des Sciences*, Series IIA-Earth and Planetary Science, 2001, 332 (2): 137-144.

[75] SENUT B, PICKFORD M. The Geological and Faunal context of Late Miocene Hominid Remains from Lukeino, Kenya, *Comptes Rendus de l'Academie des Sciences*, Series IIA - Earth and Planetary Sci-

ence, 2001, 332 (2): 145-152.

[76] SMITH F H, FALSETTI A B, DONNELLY S. Modern Human Origins, *Yearbook of Physical Anthropology*, 1989, 32: 35-68.

[77] SMITH T M, TAFFOREAU P, REID D J, et al. Earliest Evidence of Modern Human Life History in North African Early *Homo Sapiens*, *Proceedings of the National Academy of Science*, 2007, 4(15): 6128-6133.

[78] STRINGER C, ANDREWS P. *The Complete World of Human Evolution*, London: Thames and Hudson, 2005.

[79] STRINGER C, GALWAY-WHITMAN J. When did Modern Humans Leave Africa?, *Science*, 2018, 359: 389-390.

[80] VIGNAUD P, DURINGER P, MACKAYE H T, et al. Geology and Paleontology of the Upper Miocene Toros-Menalla Hominid Locality, Chad, *Nature*, 2002, 418: 152-155.

[81] VILLMOARE B, KIMBEL W H, SEYOUM C, et al. Early *Homo* at 2.8 Ma from Ledi-Geraru, Afar, Ethiopia, *Science*, 2015, 347(6228): 1352-1355.

[82] WALKER A C, LEAKEY R E, HARRIS J M, et al. 2.5 Myr Australopithecus Bosei from West of Lake Turkana, Kenya, *Nature*, 1986, 322: 517-522.

[83] WARGO M C. *The Bordes-Binford Debate: Transatlantic Interpretative Traditions in Palleolithic Archaeology*, Arlington: University of Texas, 2009.

[84] WHITE T D, ASFAW B, BEYENE Y, et al. *Ardipithecus Ramidus* and the Paleobiology of Early Hominids, *Science*, 2009, 326: 75-86.

[85] WHITE T D, SUWA G, ASFAW B. Australopithecus Ramidus, A New Species of Early Hominid from Aramis, Ethiopia, *Nature*, 1994, 371: 306-312.

[86] WHITE T D. Paleoanthropology: Early Hominids-Diversity or Distorsion? *Science*, 2003, 299: 1994.

[87] WOLPOFF M H, CASPARI R. *Race and Human Evolution*, New York: Simon and Schuster, 1997.

[88] WOLPOFF M H, HAWKS J, Senut B, et al. An Ape or the Ape: Is the Toumaï TM 266 Cranium A Hominid?, *PaleoAnthropology*, 2006:36-50.

[89] WOOD B, COLLARD M. The Changing Face of Genus *Homo*, *Evolutionary Anthropology*, 1999, 8: 195-207.

[90] WU X, ZHANG C, GOLDBERG P, et al. Early Pottery at 20000 Years Ago in Xianrendong Cave, China, *Science*, 2012, 336:1696-1700.

[91] ZHU Z, DENNELL R, HUANG W W, et al. Hominin Occupation of the Chinese Loess Plateau since about 2.1 Million Years Ago, *Nature*, 2018, 559: 608-612.

Augustin F. C. Holl　Distinguished Professor，Department of Anthropology and Ethnology，School of Sociology and Anthropology，Xiamen University; Director, Africa Research Center，The Belt and Road Institute; President，International Scientific Committee for Volume Ⅸ of General History of Africa，UNESCO; 2012-2014 Vice-President，International Relations，Université Paris Ouest Nanterre La Défense，France; 2012-2014 Director，Confucius Institute，Université Paris Ouest Nanterre La Défense，France; Deputy Director，French National Center for Scientific Research Institute of Humanities and Social Sciences，France; Member of American Association for the Advancement of Science（AAAS）.

（Received on February 18th，2020）

新型冠状病毒肺炎的防控

人类的历史也是同传染病斗争的历史,人类历史上每一次新发传染病的流行,都经历了从不认知到认知,再到战胜的过程,在这个过程中人类付出了巨大的代价。本文将从四方面向大家介绍传染病的相关知识:

(1)传染病如何伴随人类的历史而发展?

(2)传染病究竟是一类什么样的疾病,有哪些特点?

(3)近年提出的新发传染病是什么概念?

(4)根据目前的疫情,简单介绍新型冠状病毒肺炎(coronavirus disease 2019,COVID-19,简称"新冠肺炎")的相关临床症状、诊断标准以及如何上报疫卡等。

一、传染病伴随人类的历史

事实上,人类历史的进程也是与传染病斗争的历程。追溯历史,许多帝国的衰败、大量人口的死亡都与传染病息息相关。公元前429年暴发瘟疫时,雅典就有接近一半人死亡。1918年,亚洲、欧洲、美洲和非洲肆虐的流感最终导致的死亡人数更是超过2000万。在第一次世界大战的时候,行走在巴黎街头的年轻士兵们都戴着口罩,这是为什么呢?因为这个时候正是流感的流行时期。第一次世界大战伤亡士兵约为3000万人,而这次流感的流行却造成了超2500万人的死亡。所以,人类与传染病的斗争史是一个没有硝烟的战场,人类在与传染病斗争的过程中付出了惨痛的代价。

(一)麻风

麻风在历史上的记载比圣经还要久远。麻风病流行初期,因为不知道它是一种什么样的疾病,所以只能祈求上帝,希望上帝能帮助他们远离这种疾病。人感染麻风杆菌之后会出现肢端残疾及面容毁损,面貌恐怖,麻风杆菌主要损伤人的皮肤和周围神经系统。还有的地方会设置专门的麻风村。何为麻风村?就是针对麻风病患者进行隔离治疗,把所有麻风病患者集中在一个村子里面,然后对他们进行治疗。患者大多面目狰狞,因为疾病对他们造成的皮肤损伤比较严重。麻风发展到最后,可侵袭肢体末端,出现"爪手""猿手""垂腕""溃疡""兔眼""指(趾)骨吸收"等多种畸形表现,残疾使他们的生活无法自理,更无法从事劳动和工作。这种传染病给人类造成了极大的危害。

(二)鼠疫

1910 年鼠疫在我国东北地区流行。初期,它是通过中东铁路由俄国传进中国的东北,最初只有几个患者,之后逐渐扩散至东北三省。当时的伍连德博士临危受命,前往东北阻断这场疫情。对当时的医学来说,这场疫情是一种新的疾病,对其认识较少。伍连德博士抵达东北后,做的第一件事就是尸体解剖。但是在 1910 年,中国人普遍认为解剖是对尸体的不尊重,于是伍连德博士只能偷偷地、秘密地做解剖工作。在解剖的过程当中,他发现了鼠疫杆菌,也就明确了这是一场什么样的传染病。但它不同于以往的腺鼠疫,腺鼠疫侵犯的是淋巴结,是由老鼠、鼠蚤叮咬人而导致的。他发现,此次鼠疫的特点不同以往,当年流行的其实是肺鼠疫。其他的医学官员也进行了一些调查,抓了很多老鼠,希望在老鼠身上找到鼠疫杆菌,但是捕杀 200 多只老鼠以后也没有找到。这个时候,伍连德博士就提出了新的想法——这场鼠疫并不是通过老鼠或鼠蚤的叮咬而传播,而是通过呼吸道传播的。他做了一个决定——戴口罩,让大家先戴上自制口罩阻断呼吸道传播。那个时候口罩都是自制的:在两层纱布中间垫上吸水棉。在这期间,伍连德博士也做了一些其他的工作,包括对环境和所有可能造成疫情传播的调查,结果发现从鼠疫暴发开始,当地政府对因鼠疫而死的患者采取的是国家给予棺材,然后将棺材深埋地下的做法。可是随着死亡人数越来越多,这个工作就无法做下去了,于是政府就找了一个大广场,将尸体都堆放在那里。而且因为鼠疫流行的时候正好是冬天,零下二三十摄氏度的气温,所以这些尸体都被摆放在户外。伍连德博士意识到,如果这些尸体内的细菌还存活着,一旦天气回暖,将成为一个巨大的传染源。所以他请示政府,不能像以往一样土葬,要进行火葬,就是将 2000 多具尸体浇上煤油后烧掉。这么做可以有效地将传染源控制住,同时要求人们戴上口罩,也就切断了传播途径。那么,国内其他地方仍有新发病例怎么办?他们管制了交通,切断了铁路和公路,而且当时规定,凡是从东北进山海关和北京的火车,一定要在山海关停留并隔离 5 天。只有隔离的人群中没有发热,没有鼠疫的症状,才可以放行;如果有任何发热或者鼠疫的症状出现,就要留在当地进行治疗。这种措施阻断了鼠疫由东北向国内其他地区的传播。这场鼠疫的流行最终历时 4 个多月时间才得以控制,死亡人数超 6 万。

（三）人类历史上其他一些重要的传染病

历史上有非常多的传染病都曾经给人类造成过巨大的伤害,从结核病到疟疾,再到伤寒,甚至是麻疹、斑疹伤寒,每一次流行,无论是对人类的文明,还是对人类的健康,都造成严重的威胁。而近代,传染性肝炎仍然在威胁着人类的健康——所指的传染性肝炎是甲肝、乙肝、丙肝、戊肝,这些都具有传染性。对中国人来讲,乙肝和丙肝病毒的慢性感染者约有 1 亿人,也就是说,现代社会仍然面临着与传染病进行斗争的挑战。

二、何为传染病及其特点

只有了解了传染病与其他疾病的区别,了解了它的特点,才能知道疫情来临的时候我们应该如何应对,如何阻断,如何远离传染病。

（一）什么是传染病

传染病,指由病原微生物感染人体后产生的具有传染性、在一定条件下可造成流行的疾病。从定义中可以总结出传染病的特点:一是要有病原微生物的感染;二是感染了之后要有传染性,在一定的条件下可以引起流行。在此,还要强调另一个名词——感染性疾病,这是一个很大的范畴。笔者来自感染科,而不是传染科,这实际上是传染病与感染性疾病的历史沿革问题。最初,我们将其统称为传染科,因为诊疗的是一些具有传染性的疾病,但是现在这个名称逐渐过渡为感染性疾病科,从三级学科提升为二级学科。那么什么是感染性疾病? 它是指病原体感染所致的所有疾病,其中有一些疾病具有传染性,而另一些疾病不具有传染性,这两大类疾病都属于感染性疾病。

（二）感染的五种表现形式

感染性疾病发生的前提是感染,即病原体侵犯机体。那么,病原体侵犯机体会导致什么样的结局? 只有了解了感染的五种表现形式,才能更好地理解传染病在不同时期是否具有传染性,有着什么样的传播途径。

（1）清除病原体。致病微生物感染人体后,机体可以通过非特异性免疫以及特异性免疫功能将其完全清除,不会出现任何病原体感染的症状,体内也没有病原体。

（2）隐性感染。病原体感染机体之后,仅仅诱导了机体的特异性免疫应答,可以用免疫学方法在机体中查到特异性抗体,但是病原体并不引起临床症状,对机体的组织也只引起轻微的甚至不引起任何损伤。在这个过程中,只能通过免疫学检测才能印证是否感染了某种病原体。而隐性感染的结局有两种：一种是机体的免疫功能足够强大，病原体被完全清除；另一种是机体的免疫功能相对较弱，虽然没有出现临床表现，却从隐性感染转变为病原携带的状态，而病原携带的状态具有一定的传染性。

（3）显性感染。病原体感染机体以后，不但诱导了机体的免疫应答，还通过病原体本身以及过激的变态反应导致机体损伤，引起临床表现，如发热、咳嗽、咳痰、腹泻等。而且，受感染机体内的组织脏器也会出现特征性的病理改变。

（4）病原携带状态。它是指病原体侵入机体之后，可以停留在入侵的部位，也可以到远隔的部位生长繁殖，但是人体没有任何症状，这时病原体进入机体，与人体处于共生的状态。也就是说，这种状态下患者没有任何临床表现，只是携带病原体，但是机体因为可以排出这种病原体而成为一种重要的传染源。在这个过程中，人体的免疫功能实质上与病原体处在一个相持的状态，既无法把病原体清除，也不至于引起机体的损伤。病原携带者的存在对传染病的防治防控具有重要意义。可以按病原体种类的不同将病原携带者分为带毒者（携带病毒）、带菌者（携带细菌）和带虫者（携带寄生虫）。根据发生和持续时间的长短又可将其分为潜伏期的携带者、恢复期的携带者和慢性携带者。慢性携带者如慢性乙肝、丙肝携带者，对于慢性乙肝携带者，虽然不需要治疗，但是其因为携带着病毒，所以可以感染其他人。有一点值得注意，所有病原携带者都有一个共同的特点——虽然没有明显的临床症状，但却携带着致病的微生物，可以感染其他人。因此这是传染病防控中的一个非常重要的方面。

（5）潜伏性感染。病原体侵入机体后，可以寄生在某一个部位，由于机体的免疫功能比较强，能将它局限在这个部位，但又不足以将病原体清除，因此在机体的免疫功能下降时，这种病原体就开始活跃和繁殖，最终导致疾病发生，引起显性的感染，出现临床症状。例如，带状疱疹，或者是口唇疱疹，实质上就是一种潜伏性感染。带状疱疹病毒常寄生于人体的肋间神经上，当机体免疫功能比较强的时候，不会显现出任何临床症状，但当机体的免疫功能下降时，这个病毒就会繁殖起来，出现带状疱疹的临床表现。某些人在年轻的时候感染了疱疹病毒，但没有出现临床症状，随着年龄增大，免疫功能逐渐下降，最终在中老年时期发病。在潜伏期间，机体并不会向体外排出病原体，所以此时机体并不是传染源。只有在免疫功能低下而表现出显著的临床症状时，才会有病毒的排出。所以，潜伏性感染并不是传染病防控的一个主要节点。其主要意义在于，当出现一种传染病的临床症状时，要分析传染源是什么，是近期感染还是病原体一直存留在患者机体当中，这是临床医生需要分析的一个问题。

（三）传染病流行过程的基本条件

了解了感染的五种表现形式，就能更好地理解传染病流行过程中的基本条件。一种传染病的流行，首先要具备什么条件？第一，要有传染源，就是机体内要有病原体生存、繁殖并能将病原体排出体外的人或动物。有了传染的源头，传染病才能在人群当中流行起来。第二，病原体要从传染源到达易感人群，则必须有传染的途径，即传播途径，也就是防控过程中要切断的链条。一种传染病只有一种传播途径吗？答案是否定的。一种传染病可能存在多种传播途径。第三，要有易感人群，即对某一种传染病缺乏免疫力的人群。因为没有免疫力，所以一旦接触到这种病原体就容易感染上。而如果人群对某一类病原体都有免疫力，那么这种疾病是流行不起来的。所以，传染病一定要具备三要素才可能流行，即传染源、传播途径、易感人群，它们是传染病流行过程中的基本条件。根据目前的疫情来看，找到传染源，切断传播途径，保护易感人群，就是防控疫情、战胜疫情最好的三种方式。同时需要了解的是传染病流行的周期性。某些感染后能获得比较稳固免疫力的传染病，如麻疹、水痘、乙型脑炎，经过一次流行之后，往往需要经过几年的时间，5～8年甚至更长时间才会出现下一次流行。为什么呢？因为一次流行之后，人群感染后有了一定的免疫力，那么易感人群就会减少。当易感人群减少的时候，每年这一类传染病便呈现散发的态势，偶尔出现一两个病例，且病例与病例之间无传染关系。但是几年之后，易感人群机体中的这种免疫力越来越弱，再加上根本没有接触过这种传染病的人越来越多，他们对这种病原体不具有免疫力，也就是说，当易感人群的数量越来越多的时候，下一次流行就又开始了。传染病的这种流行特点称作周期性。

那么，哪些人是传染源？哪些动物是传染源？首先，人传人传染病的患者是传染源，在显性感染的过程当中，他们有明确的临床表现，是重要的传染源。例如，新冠肺炎患者就是传染源，无论症状轻重，患者都是传染源。而慢性患者可以长期排出病原体，是一个长期的传染源，也是传染病防控中要关注的重点。另外，隐性感染者没有任何临床症状，只是感染了病原体，但在病原体没有被完全清除之前还具有传染性，所以隐性感染者也是要重点排查的一个群体。再者，病原携带者没有临床症状，但机体内有病原体的复制，又能排出病原体，自然也是一种传染源，而且可以长期排出病原体。什么样的动物是传染源？例如，啮齿类动物中的老鼠，如老鼠传的出血热、鼠疫。动物所感染的某种细菌或病毒,会通过某种途径传染给人,则感染的动物就是传染源。例如,在腺鼠疫流行期间,要消灭老鼠,打扫一些污秽的地区,保持清洁,不让老鼠有生存的环境,这是一个很重要的控制传染源的方法。另外,某些野生动物也可以成为传染源,从传染病的角度称之为自然疫源性疾病,如钩端螺旋体病、肾综合征出血热、森林脑炎等。森林脑炎是蜱叮咬之后,将病毒传播给人类,导致脑炎的发生。

一种传染病流行期间,可以有多条传播途径。

(1)呼吸道传播:通过呼吸道的飞沫或者气溶胶,可以把细菌或者病毒传染给下一个易感者。

(2)消化道传播:如细菌性痢疾,痢疾杆菌污染了食物、水、器皿,而有人吃到了这些细菌,细菌便进入机体造成感染。

(3)接触传播:密切接触,如与疫区的疫水、土壤接触,或者破损的伤口污染到细菌等日常生活中的亲密接触。例如常见的手足口病,传播途径除了呼吸道以外,还有密切接触传播。幼儿园有一个小朋友感染了,他的唾液、上呼吸道分泌物污染到手,再去摸玩具,那么下一个孩子再来玩这些玩具的时候,可能就会被感染,这就是一种密切生活接触传播。

(4)虫媒传播:如疟疾,是蚊子叮咬人之后,把疟原虫传染给易感人群,造成人群中的流行,这就是蚊子叮咬所致的传染病。除了蚊子,人虱、鼠蚤、白蛉,甚至是恙虫叮咬之后,也会把不同的细菌、病毒或立克次体等病原体传染给人类,造成虫媒传播。那么,疟疾或者登革热流行的时候,需要做什么?除了控制传染源和治疗患者以外,还要切断传播途径,即清除疫水,就是说把潮湿的地方都清理干净;然后要消灭蚊虫,才能把传染病控制住。

(5)血液/体液传播:病原体在携带者或患者的血液中,通过血制品、性交等传播,乙型肝炎、丙型肝炎、梅毒、艾滋病都是经过血液/体液传播的。

(6)母婴垂直传播:母亲可通过胎盘或在围产期将病原体传染给胎儿或婴儿。

所以,只要切断了传播途径,就可以使疫情得到一定的控制。

三、何为新发传染病

"新发感染病"是世界卫生组织在 2003 年提出的一个概念,指的是由新种或者新的类型的病原体引起的感染病,还有近些年来在局部地区或者国际上导致公共卫生问题的传染性疾病,也称新发感染病。新发感染病中具有传染性的部分也称为新发传染病。"新发"有两层意思：首先，这种病原体是以前没有认知的新的病原体，无论是新种还是新的亚型，都是我们所不了解、不知道的；其次，也可以是以前的某种传染病现在又开始流行了，可能它发生了变异，也可能出现了耐药，也将其看作一种新发感染病。那么，近些年指的是哪些年呢？一般指的是 20 世纪 70 年代以后，如表 1 所示。从 1976 年往后，这些新发感染病都在不同程度上给人类造成了一定的危害，1976 年埃博拉病毒引起的埃博拉出血热，医务人员最初看到患者时，手足无措，没有更好的控制办法，只能按照传统的传染病防控方式处理，即控制传染源、切断传播途径和保护易感人群。1981 年，人类首次发现人类免疫缺陷病毒（human immunodeficiency virus，HIV），又称艾滋病病毒，该病毒感染人类之后会导致人的免疫功能下降，进而出现各种机会性的感染、肿瘤，这就是艾滋病。虽然说现在对艾滋病有鸡尾酒疗法，也有一些抗病毒的药物，但是，目前这种疾病还未被攻克，需要终身服药、定期随访及监测，对人类健康造成了很大的威胁。再到 2003 年的严重急性呼吸综合征（severe acute respiratory syndrome，SARS），也称为"非典"，我们记忆犹新。SARS 流行的时候，我们刚发现冠状病毒可以感染人类，导致呼吸道疾病，包括肺部的炎症。当年的 SARS 也让我们更清楚地认知了什么是新发传染病，或称之为新发感染病。所以在那以后，国家的防控体系，包括感染性疾病科的建设、对传染病的整体认知，都有了快速的提升。

表 1　近些年新发感染病

发现时间	病原体	疾病
1976 年	埃博拉病毒	埃博拉出血热
1977 年	嗜肺军团菌	军团菌病
1977 年	汉坦病毒	肾综合征出血热
1981 年	HIV	艾滋病
1982 年	大肠杆菌 0157	出血性肠炎
1982 年	伯氏疏螺旋体	莱姆病
1988 年	人疱疹病毒 6 型	突发性玫瑰疹
1990 年	西尼罗河病毒	西尼罗河脑炎
1992 年	0139	非 01 型霍乱
1995 年	庚型肝炎病毒	庚型肝炎

续表

发现时间	病原体	疾病
1996 年	朊病毒	牛海绵状脑病
1998 年	尼帕病毒	尼帕病毒性脑炎
2003 年	冠状病毒变体	SARS

国际关注的突发公共卫生事件（Public Health Emergency of International Concern，PHEIC）[①]，是世界卫生组织的一项声明，指疾病通过国际传播，构成了对其他国家的公共卫生风险以及可能需要采取协调一致的国际应对措施的一种不同寻常的事件。2020 年的 1 月末，大家都在担心，如果这次新冠肺炎被认定为 PHEIC，会对我国产生什么样的影响？其实，包括这次新冠肺炎，从 2009 年至今，PHEIC 一共发生过 6 次。2009 年，墨西哥，美国的加州、得克萨斯州的 H1N1 流感大流行，持续了将近 6 个月，死亡人数超过 1.8 万。2014 年，12 个国家发生了脊髓灰质炎流行。脊髓灰质炎主要危害的是儿童，是一种我们力求消灭的传染病。虽然它有疫苗，但是 2014 年发现 12 个国家有 300 多例脊髓灰质炎患者，这表明他们的疫苗接种并没有达到世界卫生组织的要求。2014 年，西非暴发埃博拉疫情。2015—2016 年，巴西暴发寨卡病毒疫情。寨卡病毒主要危害妊娠期妇女，导致新生儿畸形。2018 年，刚果（金）暴发埃博拉疫情。向全世界公布这些紧急事件，就是为了让大家协调一致地把传染病控制住，因为传染病已经跨出了省界，跨出了国界，到达了国际层面，所以要齐心协力地将传染病遏制住，防止疫情泛滥，否则全球都会承受严重的灾难。

四、新冠肺炎

新冠肺炎亦是新发感染病，从 2019 年 12 月到现在，我们一直在跟疫情做斗争。到底什么是新冠肺炎？在传染病流行早期的时候，大概两周的时间，我国的科研平台就已经第一时间分离出了病原体，并测出了其核酸序列，相比 2003 年应对 SARS 的时候，已经快了非常多。而对于 SARS，在 SARS 已经得到有效控制的时候，香港大学和美国疾病控制与预防中心的专家团队先后分

---

① 北京时间 2020 年 1 月 31 日凌晨，世界卫生组织最终宣布此次新冠肺炎事件为国际关注的突发公共卫生事件（PHEIC），3 月 11 日世界卫生组织正式宣布可以用"Pandemic"形容新型冠状病毒的流行趋势，即正式承认新型冠状病毒进入全球大流行状态。——编者注。

离出了病原体,我们自己做了回顾性的研究。但是,在应对目前的传染病时,我国已经有了自己的研究平台,做出了迅速的反应,找出了病原体。目前,临床工作人员以及科研平台都在紧锣密鼓的研究中,包括认知这个病原体、研究其发病机制和传播途径、如何切断传染途径、怎么保护易感人群、研发疫苗与诊断试剂盒等。在短短的两三个月时间里,一些科研成果陆续推出,这彰显出我国的高效应对能力。

（一）新型冠状病毒

新型冠状病毒虽属于β属的冠状病毒,却是一种新型的、未知的病毒,与以往的 SARS-CoV 和 MERS-CoV 都是有明显区别的。但是在溯源上,它同蝙蝠的冠状病毒同源性达到了 85% 以上。体外分离培养时,大概在感染 96 小时后就可以从人的上呼吸道细胞内分离出来,细胞系培养大约需要 6 天的时间。

图 1 是新型冠状病毒的结构模式图,其外表就像长了一圈刺,如同一个皇冠,上面"刺"就是 S 抗原,是由 S 基因合成的蛋白。现在很多平台都在研究,新型冠状病毒是如何侵袭机体的,需要哪些受体,以什么样的机制进入细胞中,如何导致细胞损伤,引起什么样的炎症介质损伤,基因的序列如何,合成哪几类蛋白,是如何致病的。上述问题如果可以快速地研究出来,在临床上就可以快速地将其转化为应对办法,甚至用于药物的研发。

（二）新型冠状病毒理化特性

对于每一种致病微生物,无论是新发现的,还是已知的,都要了解其理化特性。为什么呢?目的就是知道它到底怕什么,怎么把它杀灭。这种杀灭是体外的。对环境、物品,甚至是空气中的病原体,如何能杀灭它?这也是疫情防控中的一个重点,也是院感消毒的重点。新型冠状病毒怕什么?它怕紫外线和热,对紫外线和热敏感,如医院的病房和处置室,就可以用紫外线灯来消毒,杀灭新型冠状病毒。56 ℃下,30 分钟就可以灭活新型冠状病毒,医院的床单、被罩,医务工作者的工作服,都是通过 121 ℃、30 分钟的条件来高温高压灭菌消毒,这样就可以把新型冠状病毒杀死。那么,地面物表怎么消毒?可以用 75% 的酒精和含氯制剂,这些都是临床上用于消杀的常用溶剂,对普通家庭来说,物体表面可以用 75% 的酒精擦拭来消毒,并让它自然挥发,但需要高度注意避免明火。

（三）新冠肺炎的流行病学特点

传染病的流行病学特点主要有三方面,即传染源、传播途径、易感人群。

新冠肺炎的传染源到底是什么?主要是新型冠状病毒感染的患者。虽然

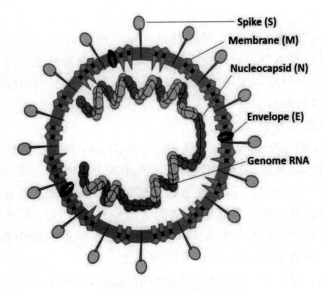

图 1 新型冠状病毒结构模式图

（资料来源：LI G，FAN Y，LAI Y，et al. Coronavirus Infections and Immune Responses，*Journal of Medical Virology*，2020，doi:10.1002/jmv.25685.）

从年前开始开设发热门诊，到建设隔离病房，直到 2 月 8 日也不过三周多一点的时间，但是试行方案已经更新了 5 版，为什么会更新得这么快？主要原因是研究平台和临床工作人员手中有最新、最全、最权威的依据。在前两版中，主要的传染源是新型冠状病毒肺炎患者，但是有没有轻症的传播者？有没有隐性感染？有没有症状很轻的患者？病情没发展到肺炎，是不是也有传染性？临床操作中会不会把这部分传染源给忽略掉了？第 5 版已经更新为只要有新型冠状病毒感染的患者，就是传染源。无症状感染者也可能成为传染源，提醒临床工作者一定要重视。还有潜伏期的传染性问题，其实对呼吸道的传染病来讲，它的规律就是在潜伏期末的时候已经具有传染性了，也就是说，潜伏期如果是 7 天，那么在第 6 天、第 7 天时排病毒量就显著增加了，第 8 天可能就发热了，接着咳嗽、咳痰的症状陆续出现，这个时候都是具有传染性的。

对新冠肺炎来讲，传播途径主要是呼吸道飞沫传播、接触传播。虽说科研工作人员在粪便中找到了新型冠状病毒，但是消化道是不是传播途径目前还在研究中。气溶胶的颗粒悬浮在空气当中，可通过呼吸将其吸进呼吸道。气溶胶传播一般发生于相对密闭的空间，在开窗、开门通风，空气流动性比较大的时候，气溶胶要么被吹走，要么沉降下去，所以提倡大家勤开窗通风，让空气流动起来。

还有很重要的一点就是,保护易感人群。既然新型冠状病毒是一种新型病毒,人群对它根本就没有免疫力,所以人群是普遍易感的。特别是有基础疾病的老年人以及免疫功能比较差的人群,发病之后重症比例比较高。另外,儿童和婴幼儿也有发病的例子。

(四)新冠肺炎的临床表现

新冠肺炎的主要临床表现是发热、乏力、干咳,少数患者也会出现上呼吸道感染的症状,如鼻塞、流涕、咽痛等,还有小部分患者会出现轻度腹泻。但重症病例可能在出现症状一周后便急速加重,出现呼吸困难、低氧血症。对危重症来说,严重者可迅速进展到脏器功能衰竭阶段——首先会出现呼吸窘迫综合征,呼吸衰竭,然后出现脓毒症休克,包括难以纠正的酸中毒、凝血功能异常,这些都是病情加重,到达危重阶段的表现。

仅有低热,或者是体温不高,只有轻微的乏力而没有肺炎表现的患者,多在一周之后自愈,这是轻症的表现。病原体感染机体之后,由于每个人机体的免疫能力都是不同的,因此临床表现有轻有重。从目前收治的情况来看,多数患者的预后是良好的,儿童的轻症相对较多,但是也发现了危重症的病例。死亡的病例大都是老年人,有慢性基础疾病,免疫功能相对比较差。在临床上,对于新冠肺炎患者,无论病情轻重,都要看护和救治,关键的节点为一周,即7天,也有9~12天的说法。值得注意的是,可能前期症状并不典型,发热、咳嗽的症状也不是很重,但是在持续一周以上或者接近9天的时候,会突然间加重,大部分肺部受到损伤,这个时候会出现严重的临床表现。更值得注意的是重型和危重型,早期的时候也可能不发热,或者仅为中低度的发热。这些提示临床医生,当发现一个病例,便要对其进行病程监护,第7天到第12天的时间点应该重点关注。每天都要巡视,都要判断其有没有加重的倾向,这是疾病的自然病程。

那么,实验室现在能够查什么?除了能做血常规,还能做一些生化检查,包括肌钙蛋白、C反应蛋白、降钙素原。除了了解疾病到底进展到什么程度以外,现在还可以做鼻咽拭子,痰、下呼吸道分泌物以及血液、粪便的核酸检测。但是现在核酸检测也报道了有很多假阴性的病例。是不是曾经把传染源放掉了?是不是有的患者的病情并未控制住,结果是假阴性,实质上还在排出病毒?类似的疑问有很多,但是对一种新认知的疾病来讲,检测手段需要逐渐完善,现在临床上不会单纯地因为咽拭子阴性而放掉临床表现非常符合的患者。

对这种患者,仍然要将其隔离治疗,直到治好。既然是新型冠状病毒引起的肺炎,那么有没有特征性的表现?能不能根据 CT 或者胸片来确诊新冠肺炎?其实难度很大,虽说有特征性的表现,如在早期会有小的斑片影,或者是间质性的改变,主要以肺的外带为主,并进展为毛玻璃影、浸润影,严重的会转变为大白肺,这是肺部实变的表现,但特异性不高,需与其他间质性肺炎相鉴别。

图 2 是一个新冠肺炎患者历时 24 天的肺 CT 平扫表现。第一张肺 CT 是发病第 5 天,这是向重型发展的一个过程。到第 10 天的时候,肺部已经开始实变,通气量下降了。但是到第 20 天的时候,肺炎的状态逐渐好转。到第 24 天的时候,肺的透过度明显提高了,炎症有一部分被吸收了。从肺部影像学表现上可以看到感染性疾病从发生、发展到加重,然后转归恢复的过程。那么,从天数上能够看出什么?肺炎治起来,不是一两天就能见成效。可能在疫情最初的时候,大家每天关注的确诊和疑似患者的人数都在往上涨,死亡的病例也在涨,为什么治愈的人数涨得这么慢?目前治愈的标准:体温需退热 3 天以上,呼吸道症状好转,肺的 CT 表现好转,核酸检测需有两次阴性,且间隔一天以上。短时间内 CT 影像学表现是无法好转的,一般的肺炎,无论是细菌性还是病毒性肺炎,轻症要 7～10 天,严重一点的要 14～21 天,图 4 的患者到第 24 天才恢复到这种程度。所以在早期的时候,治愈的患者相对比较少,但治愈患者每天的涨幅会越来越大。达到治愈的标准是有时间性的,要给肺部一段恢复的时间。

(五)新冠肺炎诊断标准

新冠肺炎的诊断标准跟什么有关?主要跟流行病学史有关,所谓的流行病学史,即:

(1)发病 14 天内是否去过武汉,到没到过周边地区,有无疫区旅行、居住史?

(2)14 天内有没有跟新型冠状病毒感染者,主要是核酸阳性的人接触过?如前几天接触过一个人,后来才知道他是核酸阳性,现在被隔离治疗了,这就叫接触史。

(3)发病 14 天之内,有没有接触过来自武汉或者武汉周边地区的人?并不是说一个人从武汉回来,既不发烧也不咳嗽,接触过他就一定会感染新冠肺炎,但接触的人有发热或咳嗽、咳痰、咽痛等呼吸道症状,甚至没有任何症状,都有可能传染新冠肺炎。

(4)值得注意的是聚集性发病,如一个家庭、一个办公室、一个单位、一个社区,有没有聚集性发病都是需要考虑的。

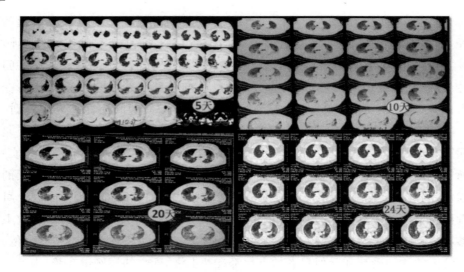

图 2　患者肺部 CT 转归图

（资料来源：首都医科大学附属北京地坛医院新型冠状病毒感染肺炎培训课件）

所以，流行病学史在诊断当中占据最主要的位置。就临床表现来讲，就是有没有发热，有没有呼吸道症状，有没有肺炎的表现，血常规的表现是什么。单纯根据临床症状无法判定是不是新冠肺炎，一定要仔细询问流行病学史，如果没有任何的流行病学史，则感染新冠肺炎的概率就很低，除非肺炎的征象特别典型，但也只能怀疑。对于疑似病例，要做核酸检测以及治疗病程的观察，要进行综合性的考虑，以此明确到底是不是新冠肺炎。所有传染病，要达到确诊的级别，则一定要找到病原体，检测到了病原体才能够确诊。对于新冠肺炎，在疑似病例的基础上，查到了呼吸道样本或者血液样本里有新型冠状病毒核酸或者病原体测序跟新型冠状病毒高度同源，都会作为确诊的依据。目前临床上检测的主要还是呼吸道的样本。

新冠肺炎的临床分型分为轻型、普通型、重型和危重型。轻型患者没有肺炎的临床表现，只有轻微的呼吸道症状、乏力，可能有点低热，一般一周以后自愈，或者一周以后加重，过渡到普通型，甚至是重型和危重型。普通型患者表现出发热、呼吸道症状，还具有肺炎的影像学改变。新冠肺炎目前来看最多的病例实际上是普通型，重型和危重型相对较少。

（六）新冠肺炎病例的发现与报告

在新冠肺炎流行的时候，国家把新冠肺炎定为乙类传染病，按甲类预防和控制。这是什么概念呢？医学上只有传染病有相关的法律，称为《传染病防治法》,将传染病分为甲类传染病、乙类传染病、丙类传染病,传染病对人类的危害越大,级别就越高,最高的为甲类。目前,我国法定甲类传染病只有鼠疫和霍乱这两种。新冠肺炎被列为乙类传染病,按甲类管理。甲类传染病的管理,一方面是上报时限的问题,另一方面是传染源控制的问题。如果确诊了甲类传染病,但是患者不同意在医院治疗,要求回家或者到其他地方,便可以对他进行强制性隔离治疗,无须征求意见。因为甲类传染病的传播速度比较快,造成的危害比较严重,不允许传染源随意走动而传播给其他人。所以对于新冠肺炎病例报告管理,国家有明确的规定,作为医疗机构,发现疑似病例之后,就要立即隔离治疗,启动会诊。若确定为疑似病例,就要采集标本进行核酸检测;确诊之后,将患者转运到定点医院,集中隔离、集中治疗。那么,解除隔离的条件是什么呢?如果认定为疑似病例,则检测核酸两次以上,需间隔 24 小时均为阴性。但是,若患者的起病、流行病学史、影像学改变都高度疑似新冠肺炎,但核酸检测结果却是阴性,怎么办?应该对患者进行隔离治疗并观察临床表现,如果隔离治疗期间逐渐好转,则复查核酸,结果阴性再解除隔离。如果疾病进展,核酸测了 4 次、5 次甚至 6 次才显示阳性,则也在隔离治疗的范围之内。核酸检测的假阴性率高,为什么临床上还要使用?因为这是一种新的病毒、新的疾病,还没有更好的检测方法,目前,核酸检测对临床来说是病原学诊断依据。

(七)新冠肺炎的预防

新冠肺炎如何预防?首先,既然这是一种传染病,就要避免去人群密集的地方,如过年期间,聚会聚餐都是不可以的,尽量待在家里,少外出,也不要到密闭的空间去,如电影院、洗浴中心、KTV 等。所以,不建议人群流动,希望更多的人宅在家里。其次,阻断可能的传播途径,戴口罩,注意手卫生。再次,要进行健康监控。什么是健康监控?我们进校园、小区、单位都需要测体温。若体温偏高该怎么办?体温轻度增高的时候,可以在家里多喝热水,注意休息,与普通感冒鉴别。如果做了相关的治疗,症状好转,则不需要太过担心与焦虑。如果症状不改善,就要到医院就诊。首先,戴上口罩,如果发热,则要到发热门诊就诊。其次,尽量不乘坐公共交通工具,即使没有明确诊断,但是本身已有症状,尤其是从湖北或者其他高发病率地区出来的,也应该尽量避免使用公共交通工具。最后就是在家里要怎么做?勤通风,对于呼吸道的传染病,如果做到室内通风良好,就可以预防疾病的感染;要保持乐观的情绪,精神状态要好,不能因为宅在家里就很萎靡,除了玩电脑就是玩手机,晚上也不好好休息，生活要规律，早睡早起，保证充足的睡眠。在家里也可以适度做一些能够增强免疫功能的运动，如健美操、瑜伽、八段锦等。有一个顺口溜：措施千万条，口罩第一条；洗手要记牢，七步不能少；外出要减少，活动居家好；健康最可贵，不要吃野味；有病不上班，视情去医院。

如何戴口罩呢？有些人戴口罩时因为觉得喘气不是很通畅，便会把鼻子露出来，只覆盖到嘴，这样就真的叫作"口罩"了——只罩住了口没罩住鼻子。这样戴口罩是没有任何意义的。戴口罩要将口鼻都罩住。首先分清口罩的里外面，然后分清上下，上边有金属条。将口罩挂到耳朵上之后，要使口罩上面罩住鼻子，下面罩住下颌，并压一下金属条，吹气，使口罩贴服面部，没有缝隙，在说话的时候或者深呼吸的时候，口罩会跟着一起动，这样密闭性相对比较好。也就是说，这样我们呼吸的空气都是经过口罩过滤过的。如果口罩贴服不好而漏气，那么细菌病毒也会被吸进来。大部分的外科口罩不是挂耳式的，是上下分体系的，先系上面的两根带子，然后把上面的金属条压一下，贴服之后再把下面的带子系好。系好之后最好照一下镜子，检查一下口罩有没有戴歪，有没有漏气。

如何洗手保持手卫生？七步洗手法：内外夹攻大力腕（丸）。在流动的水下冲洗湿润双手，涂抹洗手液，第一步是"内"，先洗内面，即掌心相对，手指并拢相互揉搓；第二步是"外"，洗外面，即洗背侧指缝，手心对手背沿指缝相互揉搓，双手交换进行；第三步是"夹"，即洗掌侧指缝，掌心相对，双手交叉沿指缝相互揉搓；第四步是"弓"，即洗指背，弯曲各手指关节，半握拳把指背放在另一手掌心旋转揉搓，双手交换进行；第五步是"大"，即洗拇指，一手握另一手大拇指旋转揉搓，双手交换进行；第六步是"立"，即洗指尖，弯曲各手指关节，把指尖合拢在另一手掌心旋转揉搓，双手交换进行；第七步是"腕"，即洗手腕、手臂，揉搓手腕、手臂，双手交换进行。七步洗手法一步都不能少，洗手应持续15秒以上，才能把附着在手部皮肤上的细菌和病毒在流动水下冲洗掉，避免病毒和细菌通过我们的手污染鼻子、嘴，甚至是眼结膜而造成感染。

医院的发热门诊团队，在春节前接到通知，建立发热门诊抗击疫情一直到3月份，所有人员集体上岗，一天也没有休息。从最初的一级防护，到目前已经升级为二级防护，虽说疫情在波动，但是我们相信，只要众志成城，我们必定战胜疫情！

付丽娟 博士、主任医师、研究生导师，全国重症肝病诊疗协作组委员，黑龙江省医学会感染病学分会委员，黑龙江省医学会热带病及寄生虫病学委员会委员，黑龙江省性病艾滋病防治协会理事，哈尔滨市医学会感染症学专业委员会副主任委员,黑龙江省医师协会肝病委员会副主任委员,黑龙江省医疗保健国际交流促进会感染病专业委员会副主任委员,厦门市感染肝病委员会委员;主要从事病毒性肝炎的基础及临床研究,尤其是核苷类似物耐药乙肝病毒的基础研究;参与国家自然科学基金合作项目1项,主持黑龙江省卫生健康委课题4项,发表论文20余篇。

(收稿日期:2020年3月5日)

中医自我健康管理

一、对于新冠肺炎中医能做什么

新冠肺炎是传染病,2000 年前的《素问遗篇·刺法论》云:"余闻五疫之至,皆相染易,无问大小,病状相似。"这一段论述对传染性疾病的认识已经非常准确。传染病传播有三个基本环节:传染源、传播途径和易感人群。对传染源和传播途径的防控,中西医已经有高度的共识,这方面内容预防医学、传染病学专家研究得最为仔细。新冠肺炎是一种由新型冠状病毒引起的传染病,所有的人都没有特异性的免疫力,因此,所有人都属于易感人群。提高健康水平,改善体质,提高整体抗病毒能力(主要是非特异性抗病毒能力)就显得非常重要,所谓"正气存内,邪不可干"。对易感人群而言,中医的认识有其独特的学术特点和独到价值,中医学可以从辨证论治角度判断及调理身体的状态,使之达到阴平阳秘。在这种状态下,对内,身体五脏六腑、气血阴阳和谐运行,对外,卫气旺盛,抗邪能力强盛,可以达到两个效果:(1)在接触病毒的情况下,减少发病率,如有的年轻人接触了病毒,导致家里身体虚弱的中老年人发病,自己并不发病;(2)发病后,病情较轻,预后较好。

二、自我生命管理是一生的任务

新冠肺炎也使社会对新健康的概念进行反思,中国文化历来在这方面认识深刻,《礼记·大学》说:"古之欲明明德于天下者,先治其国;欲治其国者,先齐其家;欲齐其家者,先修其身;欲修其身者,先正其心……心正而后身修,身修而后家齐,家齐而后国治,国治而后天下平。"这是儒家传统思想中知识分子尊崇的信条,保持心灵的安静、身心健康,提高自己的品德修养,整理好自己的家庭,布仁政以臻天下太平,这是我们一生要追求和经营的境界。人一辈子的资本说到底只有两个字——时间。马克思曾说过:任何节约归根到底是时间的节约。因为忙事业而没时间睡觉,从而影响健康,最终得不偿失。所谓三十而立,培养人才的成本很大,博士生毕业都差不多 30 岁了,这时候才开始能够为家庭和社会做出一点贡献,如果 30～50 岁就去世,对家庭和社会来说都是惨重的损失。从根本上说,身体不仅是自己的,更是家庭和国家的,是一切的基础,基础不牢则地动山摇,因此,要善于经营自己,保持身心健康(正心、修身),经营家庭(齐家),努力为社会做贡献(治国平天下)。善于经营的人懂得磨刀不误砍柴工的道理,如厦大的资深教授潘懋元先生,生于 1920 年,至今每天坚持运动,保证定时、充足的睡眠,勤奋工作。由于健康长寿,他一辈子比一般人有更多的时间和机会为家庭和国家做出更多贡献。从空间维度看,应尽量保持当下的身心健康,家庭和事业尽量协调发展;从时间维度看,尽量健康长寿,不给他人和社会添麻烦,持续做贡献。因此,要管理好家庭、事业,首先要管理好健康。范仲淹说:不为良相,便为良医。国家和身体都是复杂系统,管理身体和管理社会在中国文化里是高度统一的,都以系统、和谐、强大、平衡、长久为追求。管理公司,管理社会,必须从管理自己开始。

三、判断健康的三维度

每个人都希望拥有健康,但许多人的健康概念经常出现偏差,有的人认为只要觉得没有不舒服就算健康,有的人觉得只要体检正常就算健康……这都是不完善的,存在漏洞。就目前的科学技术水平看,对当下身体健康的判断应该从三个维度进行:

(一)自我感觉

自我感觉的感官角度,是指对机体是否出现异常的感觉。由于每个人对生命的感受存在差异,对身体状态的自我感觉也不一样,因此自我感觉具有个体差异性。比较明显的个体差异性首先是性别差异,一般来说,女性比男性更敏感,这种敏感性往往能够帮助女性停止有害健康的行为,这也是造成女性的平均寿命比男性要长的原因之一。其次,性格差异也是影响个体差异性的重要因素。自我感觉具有可训练性,原来不易察觉自身变化的机体,经过一段时间的修炼后,有可能感受到原来感受不到的变化。这种修炼,是增强大脑皮层信号传导的过程,使机体更易感受到自身的细微变化。例如打坐,修炼者在远离外界嘈杂环境的情况下,放下复杂思绪,呈现自我放空的状态,感受身体内部的"声音",进而能够调整身体状态。自我感觉,包括自我感觉不适和自我感觉无不适。自我感觉不适,一般是指机体出现具体症状,如恶心、呕吐、腹泻、疲劳、疼痛、胸闷等。症状的出现可能是机体的防御性反应或者机体功能不足的反应。机体的防御性反应相当于西医中的代偿期,如腹泻,可能是机体罹患某些疾病时的一种代偿性反应,会随着疾病的痊愈而停止。机体功能不足的反应包括病变反应和衰老,类似于西医中的临床失代偿期。由于身体有非常强的代偿功能,也就是储备功能非常强大,一般而言较为健康的人的脏器功能在平静的情况下只使用了 25%,其余 75% 是储备的。当出现某个器官功能不足时,说明该器官已经严重病损,比如有的人坐着都会出现呼吸困难,这意味着其肺部已经严重病变。如果是肺炎所致,通过治疗,发炎的肺组织一般可以恢复,预后较好;如果是肺癌,就意味着病入膏肓。因此,自我感觉无不适,也不一定就是健康的状态。健康状态会随时间而变化,变化有快有慢;有时几年看不出明显变化,有时在很短时间内急剧恶化甚至死亡。例如,在自我感觉无不适的情况下,以往历年体检未见机体明显异常,但在最近一次的检查中发现检查指标异常,更有甚者,发现肿瘤时已经发展至中晚期,错过最佳治疗时机。其他如心脑血管疾病、糖尿病、慢性阻塞性肺病、慢性肾病等众多慢性病的发病也是一个漫长的过程,疾病早期可能无自我感觉不适。

总之,自我感觉是最重要的,但是自我感觉有时候是不够的,是有漏洞的,所以这就需要中西医手段的帮助。

（二）西医体检

随着现代科技的发展和应用,临床上可运用的设备、仪器和技术也越来越多,对身体状态的检测也越来越精准,正确理解西医体检的特点,对我们了解自己的健康状态非常有帮助。西医学是建立在物理、化学和生物学基础之上的医学体系,相应地采取物理和化学的各种仪器对身体进行探测和检查。西医体检关注的重点是解剖意义上的局部结构病变和物质变化,如局部有无异常的病灶或者白细胞过高、红细胞过低等。目前的西医体检本质上是一种对身体的"抽查",因此存在漏洞,原因有二:首先,有些部位技术和设备难以涉及,如冠心病检查的冠状动脉造影,存在较大风险,操作烦琐,难以普及;其次,抽查本身难免存在漏洞,体检项目主要集中在目前技术设备可行而且发病率高的病种上,发病率低的病种基本没有列入。另外,身心情志方面的低质量状态和体验虽然客观存在,却经常被忽略不计。

大致而言,西医所能诊断的为有明确病理病灶的疾病,其中还有一小部分属于功能性和代偿性的状态,最严重的一部分是出现器质性病变而接近"死亡点"边缘的状态。而对于无病理病灶却有症状的人群,往往因为找不到疾病的具体"靶点"而致治疗无针对性,从而疗效不甚理想。

(三)中医诊断

与西医学关注局部结构和物质不同,中医学关注整体和功能。中医学的核心——辨证论治主要以人体的整体功能状态为关心目标,中医学认为"阴平阳秘"就是健康。"阴平阳秘"意为阴气平和,阳气固密,是人体健康状态的表征,反映了人的有序稳态,是人的生命活动中物质、能量、信息流变等全部复杂情况动态平衡的体现。"阴平阳秘"的含义,要落实到更具有临床实用价值的层次,必须从藏象、经络、气血津液等中医理论来深入探求,以整体观念为指导,以辨证论治为核心,通过四诊合参,动态把握各种病理信息并加以分析、综合和概括。从某种意义上说,辨证论治就是象、症结合的辨证论治。从中医角度辨识的健康状态应该符合4个标准:正气充足、邪气要少、气血顺畅、寒热平衡。

1.正气充足

中医学认为,人自身的健康状态遭到破坏即为疾病,故人体内正气(抗病防病能力)的盛衰才是维持身体健康的关键所在。正气是指人体内具有抗病、祛邪、调节、修复等作用的一类精微物质,即人体需要的东西(包括物质、信息和功能)。正气的盛衰在疾病的发生发展过程中起到决定性的作用,正所谓"正气存内,邪不可干"。《古代疾病名候疏义》曰:"正气者,正犹平也,无病之人,谓之平人,无病之人体中所有'事物'谓之正气。犹今言生理也。"人体之气,由先天之精和水谷之精所化之气,加之吸入的自然界清气(人体是依靠与自然界的"气"相通而不停地进行物质、能量和信息交换的开放系统),经过脾、胃、肺、肾等脏腑生理功能的综合作用而生成,分布于全身,无处不到。因此,为了使正气充足,人体应具备完善的物质(精)、信息(气)和功能(神)。正气不足则容易感受邪气,容易衰老。

2.邪气要少

在要求人体正气充足的同时,人体内邪气也要尽量地少。邪气,泛指各种致病因素,包括一切由外界侵入或由体内产生的各种具有致病作用的因素。邪气少,就是指机体尽量少存在对身体有害的、多余的物质、信息和功能。邪气祛除,正气恢复,体质平和,进而达到阴平阳秘的状态,则疾病自然消散,身体自然重返健康,正应"邪留则正伤,邪去则正安"之理。邪气多的身体容易出现实证(图1为实证舌象变化过程),最常见的实证疾病有肿瘤、高脂血症、痴呆。

3.气血顺畅

气与血是构成人体和维持人体生命的基本物质。人之所以有生命,机体之所以能够正常活动,五脏六腑等各个器官之所以能够进行新陈代谢,都与人

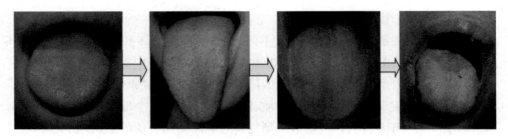

图1　实证舌象变化过程

体内的气血直接相关。气血调,是精神保持正常状态的重要基础。若"血气不和,百病乃变化而生"(《素问·调经论》)。现代医学研究也表明,气血顺畅是人体恢复健康的重要标志。需要指出的是,脉象是评价气血是否顺畅的核心,健康人的脉象是"平脉",缓和而有力,遇事脉象变化不明显,能够从容应对。脉象不仅能够精准迅速显示出机体动态实时变化,还能够预测近段时间内人体的某些变化,具有不可替代性。常见的脉象有弦脉、浮脉、虚脉、细脉、数脉、滑脉等。以弦脉为例,有此类脉象者,常可见睡眠不深、易早醒,遇事易紧张或者激动;若弦脉与浮脉共见,多数情况是睡眠不足,近日多可能遇事烦扰;若弦脉与细脉共见,常可见内心易激动但又自觉较易疲乏,多表现为有脾气、无力气。总体上,从脉象解读人的心理性格及近日生活状态优于西医,对脉象的把握体现了医生针对的重点是生病之人,而非人生之病。

4.寒热平衡

八纲辨证中,寒热是辨别疾病性质的两个纲领。《素问·阴阳应象大论》曰:"水火者,阴阳之征兆也。"《类经·疾病类》曰:"水火失其和,则为寒为热。"《景岳全书·传中录》亦云:"寒热者,阴阳之化也。"由此可见,寒与热突出反映了人体阴阳的偏盛偏衰、病邪属性的属阴属阳,而阴阳是决定疾病性质的根本,寒热平衡是阴阳平衡的一个表现。笔者认为,在中医学中,最直观迅速反应寒热的是舌象,舌质淡为寒,舌质红为热。

总之,健康状态的辨识标准应当结合:

(1)自我感觉(主要是个体的感受,一般以无症状为好)。

(2)西医诊断(通过物理、化学、生物的角度,侧重关注的是机体的局部结构、物质层面)。

(3)中医辨证(通过对"象"的把握,侧重关注机体的整体功能、状态)。

因为自我感觉、西医诊断和中医诊断各有侧重点,而且是互补关系,所以健康辨识不应拘泥于西医或者中医的单纯标准,更不能仅凭自我感觉良好,而应结合中医和西医的视野,开拓思维,扬长避短,综合考虑。人体无时无刻不处于动态变化之中,有时候自身处于健康和疾病之间的中间动态过渡状态,具有双向转化可能性,在一定条件下如果不及早调整则会向疾病方向转化,而及早诊断并采取主动的生活方式改变可能就会向健康方向转化。

总而言之,要判断当下的健康状况,要从自我感觉、西医诊断和中医诊断三个方面进行;要判断一辈子的健康,可以将当下的健康状态和基因结合起来判断,判断基因的大致情况,主要从基因检查和家族史调查获得,主要关注是否存在易感疾病。例如,美国著名演员安吉丽娜·朱莉就通过基因检测和家族史发现自己容易罹患乳腺癌和卵巢癌,因此做了乳腺和卵巢的切除术。再如,某个人有癌症家族史,且中医辨证属于痰湿瘀血体质,痰湿瘀血是容易发生癌症的体质,两个发生癌症的因素叠加,就要高度重视,全面进行影像学和实验室排癌检查。

每个人都是自己健康的守护神,因此要注意培养自己对健康的感觉。"西医看门儿,中医看人儿",西医诊断依赖好的医生和设备,一般大医院实力强,队伍壮,设备好;中医诊断主要通过舌象和脉象进行,依赖一个舌诊脉诊水平高超的医生,与医院的等级关系不大。

四、中医学健康管理的基本知识

中医健康管理的理论基础是中医学辨证论治,所谓证,就是身体的状态,关键是判断身体失调的性质和程度。通过"望闻问切"四诊和理化检查收集身体发出的各种信号,分析体质特点,找出失调的原因和病机,用自然疗法对身体状态进行调整和干预,达到阴平阳秘的目标,这就是健康管理的过程。实施调整的前提是辨证——判断身体状态失调的性质和程度。也就是说,调整的方向必须正确,调整正确有好处,调整错误则有害。《汉书·艺文志》说:"有病不治,常得中医。"意思是生了病以后顺其自然,相当于找了个中等水平的医生看病。换句话说,不调整是不好不坏的调整,与其有病乱投医,乱吃药,不如安下心来想一想自己到底出了什么问题。中医学健康管理的内涵,主要从寒、热、虚、实、升、降这六个角度来调整人体的状态。食品、推拿、针灸、中药、西药……都是调整的方法。例如,上火了喝绿豆汤,才是正确的调整;如果身体寒凉还喝绿豆汤,那就是雪上加霜。

中医理论博大精深,包含气血津液、脏象等多种学说。中医认为,气血津液是构成人体的基本物质,是腑脏、经络等组织器官进行生理活动的物质基础。元气是中国古代的哲学概念，也是生命之源泉，《庄子·知北游》有云："人之生，气之聚也，聚则为生，散则为死"，"通天下一气耳"。由此可见，气的盛衰聚散及运行正常与否，直接关系着人的生老病死。血在脉中运行，不断营养和滋润全身各腑脏组织器官，维持人体正常的生理活动。津液是机体一切正常水液的总称，是各腑脏组织器官的内在体液及正常分泌物。气血津液与组织器官相辅相成，如果气血津液代谢不正常或腑脏、经络等组织器官不能进行正常的生理活动，就会导致疾病的发生。

而脏象学说把人体分为五大功能系统，分别是心、肝、脾、肺、肾，主要生理功能是化生和储藏精气。五脏之间又有明确的分工，具体说来，心主血脉，肝主疏泄，脾主运化，肺主气，肾藏精。有趣的是，中西医所说的"肾"虽然名字一样，但功能却大不相同。在西医中，肾脏主管尿液的生成与排泄。在中医理论中，肾为"先天之本"，中医最强调的是肾精，中医的五脏六腑都有虚实对应，但肾只有虚证没有实证。所以，中医把进化论中的薄弱环节称为肾，对身体而言，肾是木桶理论的短板。

舌脉象是辨别寒、热、虚、实最重要的信息。判断健康状态首重虚实，所谓实证，通俗地说就是身体里东西太多了（图2）。例如，阳太多了就会上火，解决的办法就是把多余的阳泄掉，如吃一些清凉降火的东西或者通过拔罐把火气泄掉。再如，炎炎夏日有些人贪凉，喝太多冷饮，导致身体不舒服，这时就要驱寒，最常用也最好用的就是生姜。身体太胖就是阴太多，所以中医说胖人多湿。这些都是实证。所谓虚证，与实证恰恰相反，身体里东西太少了（图3）。阳虚的人怕冷，年纪大的人怕冷。人过四十阳气至半，这是自然规律，犹如过了中午太阳逐渐西落。而阴虚的人就会发热，一般来说，沿海地区阴虚的人比较少，内陆地区则比较常见。

在辨证施治的过程中，中医最倚重的莫过于舌象和脉象。脉象科普困难，因此本文重点讨论舌象。一个正常的舌象应该是舌质淡红，说明寒热均衡；舌苔薄白，舌苔不多说明邪气少，舌苔不少说明脾胃不虚（图4）。

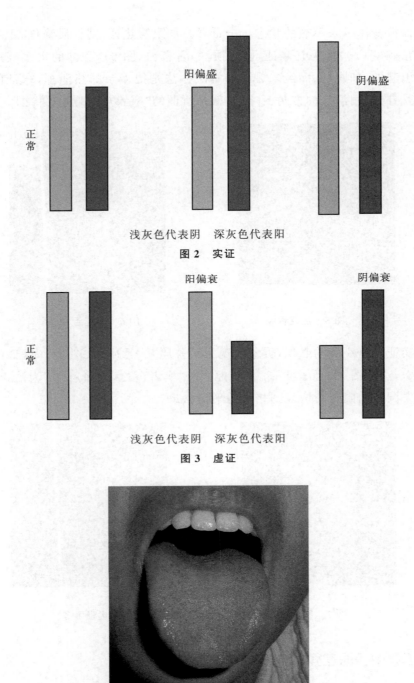

浅灰色代表阴　深灰色代表阳

图 2　实证

浅灰色代表阴　深灰色代表阳

图 3　虚证

图 4　正常舌象

保持身体不寒不热的状态十分重要。如果有热证,则舌质绛红,舌尖和舌边生芒刺(图5);如果有寒证,则舌质淡,舌苔白(图6),身体的很多疾病都是由寒引起的,如腹泻、痛经。热证的解决办法是把多余的热泄掉,寒证的解决办法是补阳,用温热的方药治疗,这就是所谓的"寒者热之,热者寒之"。

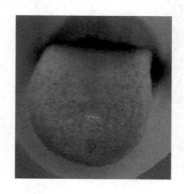

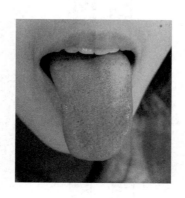

图5　热证舌象　　　　　　图6　寒证舌象

实证多有痰湿的表现,舌象表现为舌苔厚腻,舌质紫(图7)。虚证的舌象是舌嫩苔少(图8),舌苔少,就是脾虚。以"实者泻之,虚者补之"为治疗原则,促使失调的阴阳重新恢复到相对的平衡状态。

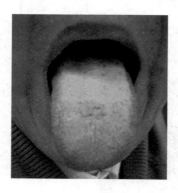

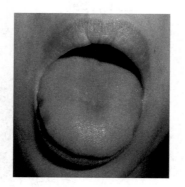

图7　实证舌象　　　　　　图8　虚证舌象

五、中西医差异与自我健康管理

中西医是我们维护健康和疾病治疗的双重保障。乳腺增生、癌症等疾病,都需要中西医结合治疗。那么,中西医的差异是什么呢?在于认知的角度不同。中医通过调理状态,恢复机体内环境平衡,利用自我调节系统解决疾病,俗称"治人不治病"。西医则是直接去除引起疾病的原因,达到改善状态的目的,俗称"治病不治人"。例如咽喉疼痛,西医认为可能是细菌生长繁殖导致了咽喉疼痛,处理方式就是用抗生素把细菌杀死,则人就能恢复健康。中医则是从不同的角度考虑,患者平时喉咙不痛,可能最近经常熬夜,又吃了上火的东西,导致全身处于热的状态,而在喉咙处暴发出来。中医的治疗办法就是把身上多余的热泄掉。所以,中西医治疗角度完全不同。再如癌症,中医看到的是全身有很多"垃圾",必须清理,经过几年反复,把垃圾全部清除。西医看到的是把长出来的东西切掉,但身体的不良状态始终存在。所以,对癌症应该中西医结合治疗。

中西医看病通过四诊,称为"望闻问切",西医则将其称为"视触叩听",手段基本一致。现代中西医都会用上理化检查,理化检查可以在患者不开口的情况下了解病情,主要是局部和物质方面的病理信息;中医师看病还需要"象",首重舌象和脉象,通过舌象和脉象可以较为直接地了解寒热虚实等身体状态的关键维度情况。如果存在失衡,则采取相应的方法进行调整,以达到保持健康的目的。西医药物治疗主要有三大"素":第一个是维生素,有需要的时候可以吃,没有什么毒副作用;第二个是抗生素,是能够杀死细菌的药物,细菌是一种生物,所有的生物都是从单细胞生物进化过来的,因此抗生素对细菌的细胞有抑制或者杀灭作用,对人类这种多细胞生物也有一定的副作用,而且抗生素的耐药性问题更是棘手;第三个是激素,很多疾病没有办法治疗时就只能用激素。2003 年,SARS 病毒如洪水猛兽,为抢救生命和控制疫情,糖皮质激素被大量用于非典紧急治疗。诸多患者因此出现股骨头坏死症状、肺部功能障碍和其他药物副作用,大部分人丧失劳动能力,生活难以自理,严重者不得不更换股骨头关节。为什么许多疾病使用激素疗效好?因为生病就像一场战争,敌我双方大战,战场就是身体,因此会导致身体不适,最明显的一个症状就是发烧。要让这场战争平息下来,最好的办法是把敌人消灭,但实在没有办法消灭敌人时,只能通过抑制我方的战斗力来让战争烈度低一点。激素通过抑制免疫反应取效,因此,激素短期抑制炎症反应的效果很明显。但问题在于,这种自残的疗法长期使用代价惨重,所以建议:必须在中西医其他方法无效的情况下才能够使用激素。总之,疾病治疗需要中西医结合,健康管理也需要中西医结合。

六、中西医治疗病种差异

健康和疾病是每个人都必须面对的问题,"尺有所短,寸有所长",中医和西医有各自擅长的治疗领域,遇上疾病选择合理的诊疗方式是首重之事,否则可能事倍功半,甚至丢失性命。此次新冠肺炎的诊疗就充分说明这个道理。对于传染源和传播途径的控制,预防医学术有专攻;对于病毒治疗,西医从局部和物质层面的抑制、杀灭病毒的基本方法以及对症治疗入手;中医则从调理整体状态入手,扶正祛邪,帮助身体各个系统和谐工作,度过免疫应答反应期,在避免轻症转化为重症,避免重症死亡等方面均有突出表现。中西医结合是诊疗新冠肺炎的最佳途径。

中医擅长治疗以下四种疾病:

(1)生活方式疾病(内伤病)的早期预防和调理,癌症、心脑血管疾病、代谢性疾病、自身免疫性疾病、亚健康状态、神经官能症和功能失调性疾病。

(2)西医上机制复杂或者疗效不好的疾病,如过敏性鼻炎、哮喘、萎缩性胃炎、肠易激综合征、克罗恩病、慢性溃疡性结肠炎,糖尿病并发症、心脑血管疾病、胶原血管性结缔组织病、肺间质纤维化、晚期肿瘤、病毒性疾病和某些耐药性细菌性疾病。

(3)妇科的乳腺病早期、月经病、带下病、不孕症,均适合选择中医或者中西医结合诊疗。

(4)中医学治疗具有较好效果的疾病,如失眠、头痛、梅尼埃病、低血压、更年期综合征等。

中医最不适宜治疗的疾病有畸形病、遗传病、脏器衰竭、需要手术处理的外伤、无法进食的慢性病。

西医擅长治疗以下五种疾病:

(1)预防医学对传染病和流行病的防控。

(2)对于各种急症的急救,西医学拥有较为清晰的理论和维持基本生命的关键技术,如肠外营养和维持心、肝、肺、肾功能的机器。

(3)具有特效抗生素的细菌性疾病。

(4)器官衰竭后的替代治疗,如胰岛素依赖型糖尿病的胰岛素治疗、尿毒症的血液透析、心脏起搏器植入等。

(5)需要手术的疾病,如肿瘤切除、器官移植等。

西医最不适宜治疗的疾病有:生活方式疾病的亚健康状态、过敏性鼻炎、失眠、痛经、低血压、偏头痛等。这些病症西医也有对症处理的办法，但是不能根治，勉强对症处理则可能耽误了用中医学办法根治的机会。

七、道法自然与自我健康管理

中医学能持续几千年而不衰，关键在于它已形成了一套独特的理论体系，如"天人相应"的整体思想、"辨证论治"的个体化治疗理念、"上工治未病"的预防原则、"冬病夏治"的时间观念。从中医的角度来讲，自我健康管理的关键在于保持阴阳平衡，指标是舌象、脉象，最高法则就是道法自然。饮食养生讲究的是"热者寒之、寒者热之、虚者补之、实者泻之"，而四季养生则讲究"天热吃凉、天冷吃热、潮湿吃祛湿、干燥宣肺滋润"。任何养生方法都要因地、因人、因时而异。北方的春天和南方的春天差别很大，养生方法也不同。最重要的落脚点是因人而异，夏天热，可以多吃点西瓜、绿豆汤，但如果是阳虚的人，吃西瓜则会拉肚子。自我健康管理的方案必须因人而异，纠正身体状态的偏差，以达到内环境的阴平阳秘。另外，还要注意"天人合一"，保持身体内外环境的平衡。要做到内外环境的平衡，只能尊崇天人合一的原则，把自己作为自然的一分子，顺应自然规律，才能够健康长寿，顺势而为才能事业有成，既有益于自己和家庭，也有益于社会，才能在科学、文化等方面为人类做出更大贡献。

王彦晖　厦门大学医学院中医学教授，国务院政府特殊津贴获得者，世界中医药学会联合会舌象研究专业委员会会长，中国教育部中医药教学指导委员会委员，福建省中医药学会常务理事，厦门市中医药学会副会长，长期从事中医诊断学、温病学、内科学、养生学的理论教学及中医临床工作。

（收稿日期：2020 年 2 月 25 日 ）

突发性公共事件中的自我心理平衡

> 心安是国安也,心治是国治也。
>
> ——管子

2020 年的开局颇不平静。突然袭来的新型冠状病毒打乱了人们的春节计划,让以往熟悉的世界一瞬间到处都充斥着"病毒""感染""封城""隔离""口罩"等词语。持续存在的疫情不仅威胁着民众的身体健康,也侵蚀着民众的心理健康。

在抗击疫情的关键时刻,有千头万绪的工作要做,为什么要额外关注心理健康问题? 这是因为心理健康问题并不只是突发性事件的副产品、会随着疫情的消退自然而然地解决;心理状态在突发事件的应对中扮演了重要角色,处理不好可能导致次生灾害。科学应对突发疫情,既需要医学的手段,也需要心理学的方法。疫情发生后,国家卫生健康委员会第一时间发布了《新型冠状病毒感染的肺炎疫情紧急心理危机干预指导原则》,将心理危机干预纳入疫情防控整体部署,以减轻疫情所致的心理伤害,促进社会稳定。普通民众也要科学调适心理,管理不良情绪,以正确面对疫情,共同抗击病毒。

一、突发性公共事件中的心理挑战

(一)应激与应激反应

在突发事件来临时,个体所产生的身心反应称为应激。具体而言,应激(stress)指机体在受到内外环境因素及社会、心理因素刺激时所出现的非特异性、全身性的适应反应,也称应激反应(stress response)。所谓非特异性,指各种刺激因素引起的应激反应的表现是相似的。也就是说,不论应激源是个人性的还是社会性的,不论是健康相关的、事业相关的还是人际相关的,个体都会出现这些反应。

应激反应由一系列生理和心理过程组成,包括三个阶段:警戒阶段、抵抗阶段和疲惫阶段。这三个过程不一定会全部出现，有时可能只出现其中一到两个阶段，这与个体对应激的应对和调节能力有关。

1.警戒阶段

警戒阶段是应激反应的最初阶段。进入警戒状态就像是在心里拉响了警报，目的是提醒机体危险来临，必须要做出战斗或逃跑的反应，以保护自己。

网络上广为流传的叙利亚女孩看到摄像机镜头时误以为是枪、本能地举起双手的照片很好地说明了什么是应激状态下的警觉性提升。相比于生活在和平地区的人，生活在炮火纷飞环境下的人由于长期处于应激状态，警觉性要高得多。汶川地震发生后，很多志愿者从外地赶赴四川开展援助工作。夜晚发生余震，当地人都惊醒并迅速离开大楼逃往安全场所，而外地志愿者却都还在睡梦中。这是因为刚刚经历了大地震的当地人处在应激状态和对危险的高度警觉下，对地震的信息尤为敏感。而外地志愿者虽然通过新闻报道等间接方式激发了一定的应激状态，但程度还没有强烈到睡梦中对余震有足够的警觉。想一想，如果这是一次大地震，那么外地志愿者的生存机会显然要比当地人小得多，这就是应激警觉性的作用。同样地，面对突发疫情，处于应激唤醒状态的人大多早早戴上了口罩宅在家里，而没有意识到问题严重性的人则迟迟未能进入应激状态，反应迟缓，动员不足，粗心大意，麻痹轻敌，就有可能被敌人——病毒轻易击垮。

在警戒阶段，个体的生理和心理会发生一系列的反应。当下丘脑接收到大脑皮层传来的应激信息后，促肾上腺皮质激素和肾上腺皮质激素分泌增多，随血液循环扩散到全身，调动心率增快以泵出更多的血液，并使血液重新分布，更多集中在心肺和骨骼肌，以便更好地做出"战斗"或者"逃跑"的反应。相应地，内脏器官如消化系统的血液分布减少。

同时，当人们意识到灾难和危险来临时，会出现紧张、恐慌、愤怒、悲伤等负性情绪。这些强烈的情绪会导致一系列的行为，推动个体采取行动去处理这些引发不舒服和痛苦的体验：恐惧让我们逃离危险，增加生存机会，愤怒给人力量，去改变需要改变的。

2.抵抗阶段

应激源持续存在，警戒反应将使机体的生理和心理变化升级，进入应激反应的第二阶段——抵抗阶段。

在这一阶段，机体提高警惕、神情专注，动员潜能，蓄势待发，充分调动各种资源、采用各类手段应对当前问题，竭尽全力地与应激状态进行抗击，试图恢复原有的正常状态。这时大脑供氧充足,帮助做出各种决策、完成任务。在面对突发灾难性事件时,处于这一阶段的救援人员会出现高昂的斗志,易产生责任感和兴奋感,身心资源投入较大。

由于持续存在的生理和内分泌的改变,在这一阶段我们有时会出现心悸、气急、出汗、四肢发抖、肌肉酸痛、腹痛腹泻等问题。回忆一下,在面临重大考试或其他很重要但不太有把握的事情时,是不是有时会拉肚子?这是由应激状态下消化系统的神经功能紊乱造成的。紧张时肩颈腰背等处的肌肉可能出现疼痛,如果没有外伤和生理疾病,则是因为肌肉一直保持应激收缩状态而导致的酸痛感。同时还可能出现心悸、气急、出汗、四肢发抖等自主神经功能紊乱的症状。这些身体上的不适感实际上是机体在调动资源应对压力的表现,在一定范围内出现并无大碍,无须惊慌。通常在压力缓解时,这些症状也会得到相应的缓解。

在心理上,处于抵抗阶段的个体会对相关信息非常敏感,注意力高度集中,情绪随着应激事件的发展而起伏。疫情期间,很多人每天早晨醒来的第一件事就是拿出手机了解疫情的进展,直到消息基本刷完才开始做别的事情,心情也随着接收到的积极或负面的信息而起伏,有网友称自己每天上微博看相关报道时候的情绪感受如图1所示。

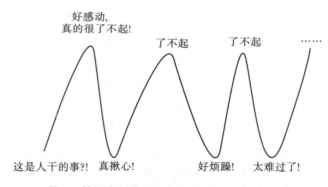

图1　某网友浏览网络新闻报道时的情绪感受

如果个体所做的抵抗努力获得了成功,机体将重新恢复到正常状态;如果努力失败,由于大量的能量消耗,机体会再度表现出生理和心理上的不适,进入应激状态的最后阶段——疲惫阶段。

3.疲惫阶段

这一阶段的主要特征是生理和心理上疲惫。机体已经耗费了大量的生理和心理能量,开始启动自我保护,反应变得迟钝。在这一阶段,面对突发性事件,救援者高昂的斗志逐渐消退,繁重的任务、环境的压力、生活的简陋和身体的消耗等不利因素逐渐集中反映出来,可能会出现无力、悲伤、隔离、愧疚等情绪反应和免疫能力下降、认知局限等生理心理反应。

（二）过度应激

面对灾难和危险,人们出现应激反应、存在负面情绪是正常人类应对不正常情况的正常反应。这些反应在一定的程度范围内不仅是正常的,甚至还有积极作用。但是,如果应激量过大、持续时间过长,则会出现一系列非适应性的过度应激或称为劣性应激的负面反应,影响任务的完成。处在过度应激状态下的个体,或者震惊之下呆若木鸡,或者慌乱之下提前走火,或者耗竭透支导致反应能力下降,是没办法战斗的。过度应激还会导致一系列身心乃至社会后果,造成次生灾害,其影响可能比灾害本身更严重。

1.过度应激损害生理健康

心理学家通过一系列实验证实了心理状态会影响到生理健康。以科恩1991年开展的"心理应激影响个体对普通感冒的易感性"[①]实验为例。有些感冒是由病毒引起的。那么,心理状态可能会影响感冒吗?

> 科恩随机抽取了 420 名成年人(其中男性 154 人,女性 266 人)作为研究对象。在进行医学检查、确认参与者处于健康状态后,在每位参与者的鼻子里滴入感冒病毒,并要求他们完成心理应激相关的测量问卷,最后进行隔离观察。结果显示,心理应激的状态与感染病毒和感冒的人数呈显著的正相关,应激程度最低者得感冒人数比例为 27%,应激程度最高者得感冒人数比例为 47%,说明过量的应激会造成个体生理上的损害,削弱机体对病毒的抵抗力。

由于病毒具有将遗传物质插入细胞染色体的特性,能够干扰病毒复制的药物难免引起人体细胞功能异常,加之病毒种类多、共性少、变异快,抗病毒药物研发困难,目前面对新型冠状病毒感染的肺炎还不存在特效药,只能依靠人体自身的免疫力。医院所能给予的治疗是支持性的治疗,修复或替代受损害的心、肺、肾脏等功能,让人体免疫系统跑赢病毒的复制速度,重新获得优势。这时候免疫力是最重要的,减少不必要的应激状态,有助于提升个体应对疫情

---

① Cohen S, Williamson G M. Stress and infectious disease in humans. *Psychological Bulletin*, 1991, 109(1):5-24.

的能力。

除了免疫力,过度应激还会引起很多身心和心身疾病,如高血压、哮喘、消化性溃疡病等。研究显示,身心疾病和心身疾病占医院门诊总量的 30%～40%,在部分科室甚至高达 60%～70%。心身疾病当然并非全由应激引起,但应激是其中的重要影响因素,不能忽视突发性公共事件发生后应激对个人产生的负面生理影响。

2.过度应激损害心理健康

面对巨大压力,较为常见的心理损害是情绪容易失控。平日里脾气很好、遵守社会公德的人会因为应激过量而变得控制不住地发火、哭泣,或回避与人接触、自我封闭。这是由于长期应对压力和危险,个体用以调节情绪的心理资源逐渐耗竭,源源不断的负面情绪来不及疏解。负面情绪就像杯子里的水,当情绪越积越高而又不能及时倒掉,哪怕新增一点点压力,情绪也会溢出。当疫情袭来时,医护人员在巨大的应激和工作压力下,"刚脱下工作服便再也忍不住,瞬间变身'小女生'坐在房间里号啕大哭","这段时间每天至少要哭三次,每天下班都会和同事抱在一起哭一场再回家"。普通民众,面对节节攀升的感染人数,可能会存在日趋加重的易激惹状态,表现在不同群体之间的愤怒和相互攻击。人们会看到网络上对当地红十字会铺天盖地的批判,看到一些疫情严重地区的返乡人员受到排斥或与当地发生冲突,看到医生在全力治疗患者时反而被病人撕下防护用具攻击,等等,诸如此类其实都是高压状态下人们情绪失控的表现。如果忽略这些心理失衡状态而不进行干预,整个社会就会弥漫在一片躁动不安的氛围中,而当这些情绪到达了顶点,就容易导致理性的全面崩盘。

当负面应激一直持续、缺乏自我心理调适时,严重的可能出现疑病症、躯体化障碍、焦虑症等心理疾病。疑病症指担心或相信自己患有一种或多种严重躯体疾病,反复就医,尽管多次医学检查显示阴性也不能打消其顾虑。躯体化障碍指无器质性问题,但在主观感受上确实存在一些身体不适如胃疼、肩膀疼、背疼、怕冷、喉咙堵、乏力、出汗、发抖等症状。焦虑症以焦虑情绪体验为主要特征,分为广泛焦虑和惊恐发作:前者指的是无明确客观对象的紧张担心、坐立不安,自主神经功能失调症状如心悸、手抖、出汗、尿频及运动性不安;后者是一种急性焦虑,自主神经系统剧烈反应,产生心跳、心慌、发冷、手发僵等身体反应,当事人感受到濒死感。即便疫情结束,个体仍有可能持续存在悲观消极的情绪或对相关事物的过度恐惧以及对曾经喜欢的事情失去兴趣,不愿与人交谈等体验。

3.过度应激损害认知能力

过度应激状态下个体的认知能力也会受到损害。先尝试一下下面的脑筋急转弯：

> 在心里默念"老鼠"这个词十遍，"老鼠、老鼠、老鼠……"
>
> 再把这个词倒过来，"鼠老"，默念十遍，"鼠老、鼠老、鼠老……"
>
> 现在，请又快又准确地回答这个问题：猫怕什么？

看到上面的问题，你是不是脱口而出回答"老鼠"？如果是这样，那就被这个脑筋急转弯给"套路"了，因为不是猫怕老鼠，而是老鼠怕猫。在这个小游戏中，由于前面默念任务的设置，大家的关注点被锚定在"老鼠"这个词上，认知狭窄，做出了错误的反应。在过度应激状态下，人们也时常会出现注意力狭窄，过度关注应激事件相关信息，对其他事物注意力不容易集中，不愿意与他人交流，拒绝合理的休息和娱乐等问题。在当今的网络时代，个体被淹没在海量、复杂的信息中，信息超载。就像电脑同时运行太多进程、CPU（中央处理器）和内存资源耗竭会出现宕机而无法工作，人的大脑在重压状态下有时最基本的记忆和判断都会出问题。同时，应激状态下对负面信息的更多关注会让人只看到问题和危险，看不到解决问题的资源和可能性，最终做出错误决策。

当个体为负面情绪和压力所困扰，急于摆脱又无法理性思考时，就可能做出不恰当的行为和决定。一是盲目和冲动地行动。如反复多次查看相关信息而不能自拔、轻信谣言、恐慌性抢购等。二是回避和隔离。当面对持续存在的应激事件、压力过载时，可能出现自我保护式的心理防御行为，回避所有相关信息，并伴随对其他事物的兴趣下降，情感迟钝麻木，注意力不集中，做事动力不足等。在疫情持续过程中，有人会感觉到慢慢地对疫情动向没兴趣、不再愿意关注，但好像别的事物兴趣也减少了，这就是一种回避和隔离反应。

4.过度应激下的群体反应

面对突发性公共事件，理想状态下群体状态似乎比个体状态具有更高的应对能力：更多的资源、更多的思路……所谓集思广益、众人拾柴火焰高。但如果没有处理好，非组织性的群体在面对突发性应激事件时容易产生共振效应，让负面影响成倍放大，产生"1＋1＞2"的效果，表现为认知上谣言四起，情绪上简单狂暴，行为上非理性。2012年中日钓鱼岛争端激化，中国多个城市暴发了大规模反日游行，西安数十万人走上街头表达爱国情怀，但场面失控，一些人以"爱国"的名义打砸日系车辆和涉日商铺,一名受害者遭到游行者殴打,后被送进医院。还有些时候个人的非理性行为聚集成群体的恐慌性行动,如恐慌性抢购、恐慌性就诊、恐慌性挤兑等,会使得原本资源并不匮乏的状态演变成大的社会问题。

个体处于群体之中时,容易出现去个性化现象,同一性和责任感降低,做出在正常单独条件下不会做的事情。具体来说,处在群体之中的人们会有高水平的社会唤起,更容易对情境线索做出回应,无论这线索是消极的还是积极的。在突发的灾难性事件面前,人们会表现出万众一心、众志成城的救援场面,处于群体中去个性化的人们会提供更多的资源、捐赠更多的钱财。但同时,个体隐身在群体之中,形成匿名性,导致自我意识减弱、群体意识增强。匿名性与责任扩散的结合有可能使人们放弃自我道德约束,在正义的名义下,以群体为掩护,做出盲目或过激行为。

互联网提供了类似群体的聚集性和匿名性。网民根据自己的兴趣爱好、性格特征等在一些网络空间下进行聚集,由于兴趣爱好趋同,同一网络空间下的网民对同一事件的关注度更高,言论更趋一律,原先个人的观点和情绪不断被认同、强化,形成一种内聚力强大的集体心理场。在网络匿名性的催化下,群体极化越发明显,表现为不允许出现不同的声音,借助数量即正义之名实施"多数人暴政",甚至出现"网络暴力"行为。在危机事件面前,有些人悲天悯人,但他们要求所有人与他们情绪同步,给一切正向情绪和娱乐行为都贴上"没道德"的标签;有些人用"放大镜"和"有色眼镜"去审视人物的言行,对捐款数额较少的娱乐明星进行言语攻击和侮辱,对接待和收留武汉人的旅店老板进行诅咒,对不愿意免租的房东进行批判……当前互联网已经融入人们的生活,在突发性事件来临时,每个身处其中的个体都要有一份觉察,别让自己的理性完全被群体淹没。

（三）替代性创伤

在突发性公共事件发生后,除了直接面对应激的当事人及其亲友、救援人员,关注事件的普通民众也会受到应激事件的影响而产生心理创伤,这称为替代性创伤。替代性创伤指的是在目击大量残酷的、破坏性的场景后,部分人群的心理和情绪耐受超过了极限,出现包括睡眠障碍、焦虑、恐惧、易激惹、注意力不集中、厌食、易疲劳等情况在内的心理损伤现象。替代性创伤的存在是由于人拥有共情的能力,对他人的痛苦能感同身受。研究发现,在婴儿期,看到别的婴儿哭泣时,个体就会表现出关注、伤心、痛苦等情绪反应。共情现象反映了人们内心的美好和善良,让人们在灾难发生之后会一方有难八方援助,但同时也会使人们被间接伤害而产生心理创伤。

国家卫生健康委员会在《新型冠状病毒感染的肺炎疫情紧急心理危机干预指导原则》中要求对四类人群开展心理干预,就是强调不仅要关注直接面对疫情人员的心理健康问题,还要关注可能遭遇替代性创伤人群的心理健康。

第一级人群:新型冠状病毒感染的肺炎确诊患者(住院治疗的重症及以上患者)、疫情防控一线医护人员、疾控人员和管理人员等。

第二级人群:居家隔离的轻症患者(密切接触者、疑似患者),到医院就诊的发热患者。

第三级人群:与第一级、第二级人群有关的人,如家属、同事、朋友,参加疫情应对的后方救援者,如现场指挥、组织管理人员、志愿者等。

第四级人群:受疫情防控措施影响的疫区相关人群、易感人群、普通公众。

二、应激条件下心理平衡的维护

(一)增强觉察

1.什么是觉察

觉察指个体辨别和了解自己和他人的感觉、信念、态度、价值观、目标、动机和行为。增强对自我和他人心理状态的觉察是应激条件下心理平衡维护的第一步,是理解和改变的开始。

觉察并非随着事件的发生而自然产生的。有时人们缺乏对自我身体健康的觉察。有这样一种说法:有的人平时看起来身体很好,几乎不生病,但一病就是大病;有的人看起来身体虚弱,动不动就去医院,反而长寿。其可能原因之一是前者并非身体真的很好,其实有这样那样的小毛病,但当事人并没有觉察到自己的身体健康问题,等疾病严重到不得不重视的程度时,已经积重难返。有时人们缺乏对自我心理健康的觉察。在内科就诊的患者中,有不少人是以各种性质不明的疼痛、心慌、易疲劳为主诉,但反复检查没有发现器质性病变,被诊断为"自主神经功能紊乱""神经官能症"等。其实这些躯体不适是抑郁情绪的表现,但当事人的抑郁体验被隐藏,只有详细地了解才能帮助他们觉察到自己的情绪状态。觉察自我尚且不易,要觉察和理解他人就更加困难了。

2.对自我的觉察

觉察到自己在应激事件中出现情绪过载后,个体就能够开始调节自己的心理状态,更好地应对应激事件。

情绪粒度可以用作自我觉察细腻程度的指标。情绪粒度指的是一个人区分并识别自己具体感受的细腻程度,换句话说,就是个体觉察到的情感"颗粒"的大小。情绪粒度小意味着对情绪的体验更加具体和丰富,并且能够用准确的词语来表达自己的情绪。例如,在疫情期间,当听闻某个噩耗时,甲的感受是"我感觉很难受,像要爆炸了一样",乙的感受是"我第一反应是不敢相信,'怎么会这样,这是真的吗?',之后感觉到巨大的悲伤,接着是愤怒,对于'怎么可以发生这样的事情'的愤怒,最后是担心,'不知道是否会有类似的甚至更糟糕的事情发生'"。可以看到,甲和乙都对自己的感受有所觉察,甲的情绪粒度更大,乙的情绪粒度更小。相比于大颗粒的情绪感受,颗粒度小的感受能给我们提供更多、更精确的信息,更能够指导下一步行动的方向,做出更有针对性而非全身性的反应,减少身体的能量损耗。

3.对他人的觉察

增强对他人的觉察有助于理解他人的情绪和行为。觉察是"阻断"负面情绪传染的"口罩",避免产生二次问题。在疫情期间,觉察到他人当前的情绪激动、不稳定是在应激和压力下的反应,就可以多一分理解、少一分冲突。在武汉火神山医院施工现场,曾出现过两伙工人争执、冲突的情况:铺设排污水管的单位要开挖道路铺管,但该道路是材料和设备进出的主路,挖断了会中断箱房的吊装施工,双方在时间协调上出现了分歧,导致争执推搡。这其实是由于连日高负荷运转、施工人员在高压下表现出的一些失态行为。当觉察到双方的目标其实是一致的,都是为了尽快完成任务时,冲突就不会升级,周围人员很快就将其劝阻分开了。类似地,当遇到一些基层工作人员在设置关卡、测量体温、登记和收集信息时语气不好、方式粗暴时,如果能觉察到他们所面对的压力——暴露在外感染风险高、时间长、任务重且情绪超载,就可以多一分理解:对方不一定是本性如此,更不是刻意针对谁,这样就不会被其态度激怒而起纷争或把负面情绪传递给其他人。为了阻断疫情,人们需要长时间待在家里。心理学家卡尔霍恩把一群小白鼠放在一个安全、密闭、食物充足的狭小空间中,发现长时间待在这样拥挤的环境里,小白鼠行为会出现异常。人也是一样的,长时间"宅"在拥挤空间里容易引发负面情绪和人际冲突。有大学生表示,在家时间长了,感觉要被爸爸妈妈嫌弃死、唠叨疯。再加上疫情带来的安全威胁和生活不便,就需要大家能格外觉察自己和家人的情绪状态,相互之间多理解,多支持,少冲突,少指责。

4.过度应激的自我觉察与判断

当觉察到自己或他人处于应激状态之下时,如何判断什么情况是正常的应激反应,什么情况是过度应激呢?

(1)轻度应激状态:存在一定的躯体、情感、认知改变,但不影响正常生活。这时只需保持对自我状态的觉察即可。

(2)中度应激状态:存在较明显的躯体、情感、认知功能的应激反应,比如易激惹、缺乏工作和学习动力,一定程度上影响到个体的社会功能,在离开应激现场后一周内症状逐渐消失。这种情况下需要进行自我的心理调节。

(3)重度应激状态:出现疑病、强迫、惊恐发作等反应,如总是觉得自己被感染了,即使去医院排除了也不安心,过分清洁、反复检查,听到相关消息就沮丧不已或惊恐不安,睡眠障碍、饮食异常、物质滥用、自我封闭、注意力障碍,出现闪回或解离,被感染的场景不断在脑海中闪现,感觉周围事物变得不清晰、不真实,好像在梦中一样,应激反应持续 4～6 周。这时需要寻求专业人员的帮助。

(二)舒缓情绪

1.情绪与理性

很多人都有过这样的经历:觉察到了自己的慌乱,不断告诫自己"别紧张""冷静点",但就是做不到,还是乱了方寸,无法沉着地思考和行动,继而可能又对自己的不冷静而自责。为什么有时候我们的理性无法控制自己的行为呢?这与人类大脑的结构和功能有关。

为方便理解,可以简单地将人的大脑分为三个部分:爬虫脑、情绪脑和理智脑。爬虫脑在连接大脑、小脑和脊髓的部位,是最原始的脑,掌控着心跳、呼吸、血压、体温等基本的生理功能。情绪脑在大脑深处的中心区域,主管基本情绪,是情绪处理的"快通路",在遇到危险情况时这一部分最快做出反应。理智脑指的是以前额叶皮质为主的大脑皮层,是人们注意、理解、思维、判断和意志力的来源,这一部分脑对情绪有理性的调控作用,但反应速度较慢,称为"慢通路"。这三部分脑结构中只有理智脑可以控制意识和交流。

大脑的这三个部分并不总能交流、合作得很好。负责理性的理智脑是进化中最年轻的部分。在重大应激和压力下,往往是更古老的、掌控生存本能的情绪脑占据上风。有个形象的比喻:情绪脑是大象,理智脑是骑大象的人,当两部分大脑合作愉快时,是骑象人(理性)在控制着大象(情绪)往哪个方向前进,但当遇到危险时,大象(情绪)发狂,骑象人(理智脑)就没法正常开展工作,只能被带着走而起不到调控作用了。

生活中有很多这样的例子。当看到狮子扑过来时，人们本能地就会往后退，这是情绪脑、快通路在无意识地控制行为，接着马上反应过来这是在动物园，有隔离，不用害怕，这是理智脑、慢通路在有意识地调控情绪。精心制作的航模第一次试飞时被人一脚踩坏，感到生气，这是快通路的作用，但在知道对方是盲人后就不那么气愤了，这是慢通路认知对情绪的调控。有人觉得自己临场反应慢，与人发生冲突时只会干着急、不知道怎样更好地表达自己，事后才反应过来当时可以怎样去"怼"对方，这是因为在发生冲突时情绪强烈，情绪脑占主导，负责语言等高级功能的理智脑的功能没有充分发挥，等到情绪的"水"落了，理性的"石"才出来。电信诈骗很多也是利用这个心理学原理。诈骗者通过编造家人出事故、被警方监控、被法院发传票等情况刻意营造恐慌气氛，让受骗者的情绪脑被过度激活而思维暂时短路，等理性反应过来已经为时晚矣。

在面对突发性应激事件时，要调节心理失衡的状态就要先做好情绪的调节。心理疏导，要先"疏"情绪，后"导"认知。要做到"通情达理"，往往是"情通"，才能"理达"。

2.负面情绪的宣泄

觉察本身能让负面状态有所缓和或消退。不过更多时候还需要主动、有意识地宣泄情绪，给负面情绪一个安全的出口。宣泄压力带来的负面情绪体验能够缓减事件的消极影响，增进身心健康。

（1）倾诉。激活社会支持系统，寻求心理支持。用通俗的话说，就是从个体的社会关系网络中寻找信得过、谈得来的亲朋好友，向其寻求精神上的帮助和支援，将自己遭遇的压力和体验到的各种负面情绪，包括痛苦、孤独、焦虑、恐惧，向他们倾诉，寻求倾听和安慰。倾诉有助于将身体里的负面情绪和能量倒出来。一通5~10分钟的电话就可以使人们感觉好很多。

（2）哭出来，喊出来。哭并不是女性的特权。世界各国女性的平均寿命高于男性，原因之一是女性比男性更擅长宣泄不良情绪。当然哭泣最好是在有社会支持的情况下进行。疫情期间，武汉封城，网络上有人组织隔离在家的人们大合唱。虽然事后因为可能会传播病毒马上被喊停，但这种方式对于缓解心理压力、维护心理平衡是非常好的。

（3）记录和表达。把负面的情绪和想法记录和表达出来，用语言、文字、图片、音乐等方式作为载体承接住，而不是让它们一直盘旋在大脑中。如果任由负面情绪和想法停留在大脑里,是一种"未完成"状态,就像电脑中一直在后台运行,持续占用内存的程序,只有把它们保存在"硬盘"里而不是"内存"中,才能在心理上结束这个进程,放下这些情绪。可以用表达性的艺术方式,如绘画、书法、唱歌、记日记等来完成这个放下的过程。《少年维特之烦恼》的作者歌德,在23岁的时候遇到了事业、感情危机以及朋友去世的多重打击,一度把一柄短剑挂在身边准备结束自己的痛苦,但最终他用了四个多星期的时间,把伤心事用小说的形式表达出来,成就了自己。在心理学中这种应对压力的方式叫作升华。选取自己擅长、习惯使用的方式来表达,比如,疫情期间有网友就把在家待得烦躁、想要出门的感受制作成表情包来宣泄郁闷之情。可以高雅脱俗,可以简单幽默,一两句话的随笔、写写日记、涂涂鸦,效果是一样的。

3.用积极情绪替代消极情绪

除直接宣泄负面情绪,还可以采取一些方法引入积极情绪以冲淡负面情绪的影响:

(1)阻断负面信息的持续输入。在疫情期间,对于存在替代性创伤的普通民众,过度的信息卷入并不能在现实层面改变什么,照顾好自己的身心健康就是为社会做贡献,所以对于减少信息关注不要有太多的内疚感,休息、娱乐的时候不要有负罪感。只接受官方或权威媒体的消息发布;每天接触相关信息的时间控制在1小时以内,尤其不要在睡前过度关注。对于一些充斥负能量的微博话题或微信群,选择不关注。

(2)规律作息。在家"宅"的时间久了,作息容易日夜颠倒。良好的睡眠可以增强抗感染的能力,而熬夜对于降低人体免疫能力具有"立竿见影"的效果。最新研究表明,有一种调控睡眠的基因可以指导大脑合成抑菌肽、增强抵抗力。这可能是生病时睡眠增加的驱动力:睡眠状态是自我修复和对抗感染等疾病的需求。而睡眠不足又会让人们容易烦躁,影响情绪状态。因此,维持良好的作息规律,该吃吃、该睡睡,是自我心理调节的重要方式。

(3)兴趣爱好。阅读、听音乐、看电影、运动、玩游戏、泡热水澡……每个人都有自己偏好的放松、能够带来沉浸体验的活动,在压力大、负面情绪多的环境里,需要充分调动这些行为为自己减压。疫情期间,几千万人选择了在网上当"监工"的方式来调节自己的情绪:武汉建造火神山和雷神山两座医院,视频直播施工现场。这个没有视角转换、没有主持、没有配音、没有解说的直播竟然有4000万人在线围观,给各种吊车、叉车、搅拌车取昵称,编排剧情,设助力榜……这种云围观行为能够减少恐慌、焦虑和无助情绪:多数人面对疫情的威胁只能被动防御,不能主动做些什么;看着工人们在努力,好像自己也在一起努力,看着医院一点点建起来,对生活的控制感也一点点找回来。方舱医院里的医务人员带领患者跳广场舞、网友们在朋友圈比拼厨艺,这些都是人们自发地通过积极体验调节自我心理状态的例子。

(4)正念减压。正念减压干预能有效改善压力状况。身体扫描、正念呼吸、观情绪、观想法等练习,帮助人们更多地减轻焦虑、放松身体、活在当下。

4.为他人提供心理支持

在遇到应激性压力事件时,人们需要他人的帮助,同时也为他人提供心理支持。如何做才能在他人倾诉时起到心理支持的作用呢?提供心理支持,最重要的是拥有同理心,即暂时进入对方的内心世界,不带任何评价地去感受对方的感受和经验,并对他人的处境有合适的共情性回应。这里分享三个提供心理支持时要注意的技巧。

一是多听、少说。有的人觉得自己不会安慰人,担心不知道该说些什么劝慰对方。其实提供心理支持最重要的是听,是提供一个安全、温暖的环境,让对方可以充分倾诉,感到被听到、被理解、被支持,而不用担心被评价甚至被批判和指责。倾听的过程中要注意经验的开放性,不要简单地用自己的想法先入为主地揣度他人的观点。有这样一则小故事:

> 一位主持人问一位立志做飞行员的四五岁的小朋友:"假如有一天,你驾着飞机飞到太平洋上空没油了,你会怎么办?"小朋友想了想,说:"我会先让大家系好安全带,然后我背着降落伞跳下去。"台下的观众都笑了:"这个小朋友好狡猾,自己一个人逃生。"但小朋友眼带泪光,不像在开玩笑的样子。主持人追问:"你跳下去以后要做什么呢?"小朋友说:"我去拿汽油,我还会回来的。"

在这个故事中,如果主持人没有持开放性的观点、自以为了解了小朋友的想法,就会产生误解。多倾听、多理解,方能产生心理支持的效果。

二是不要着急在第一时间给出建议。很多时候人们存在一个误区:只有帮对方解决了实际问题才算是有帮助。事实上,简单听对方描述困扰后就马上给出的建议多半是不靠谱、敷衍的,因为支持者在短时间内就能想到的解决方案,对方一定也想到过甚至已经尝试过了。之所以着急给建议有时是因为支持者感受到了对方的负面情绪,因存在同理心也跟着体验到焦虑或无助,为尽快摆脱这些负面情绪,支持者常无意识地通过给建议的方式把球又踢回给对方:我已经给出方案,剩下的你自行解决。当对方处于负面情绪中时不要着急给建议,陪伴在他/她身边就是在分担他/她的痛苦,就是在提供支持。

三是不要试图简单地"大事化小"。"别这样,没什么大不了的","是你想太多了",类似的说法其实是在否定对方的感受,无法起到支持和理解的作用,甚至有时会起反作用。例如,学生被老师批评、好几天闷闷不乐,家长安慰她:"这只是一件小事,别太往心里去。以后等你走上社会,遇到的批评和困难还多着呢。"学生听到家长的劝说后,不仅没有轻松起来,反而感觉更沉重了:家长口中的小事已经让她如此难受,对充满困难和批评的未来生活她更没有信心。接纳对方的情绪、理解对方当前的负面体验才能帮助对方尽快放下、走出消极状态。

（三）调节认知

著名心理学家埃利斯指出,并不是人和事让我们喜悦或悲伤——它们只不过是提供了一种刺激;是我们的认知决定了我们在特定情况下的感受。埃利斯提出情绪 ABC 模型:A 代表"前因"(antecedent,引发反应的情况),B 代表"观念"(belief,对该情况的认知),C 代表"结果"(consequence,感受和行为)。尽管人们倾向于认为是"A"(前因)造成了"C"(结果),但其实是"B"(观念)调节着感受。面对应激性事件,在安抚好情绪脑之后,人们的理智脑可以开足马力工作,面对和解决问题了。

不过人的理性和认知并非无懈可击的精准,在收集和处理信息时可能出现这样或那样的偏差。认识自身常见的认知和思维偏差将有助于我们更好地摆脱非理性,更科学地决策和行动。

1.常见的认知偏差

人脑每天要接收大量的信息,但思维能力不足以对全部的信息进行加工处理,只能选择其中的一些进行分析,其他信息就被忽略了。哈佛大学的研究者设计了一个实验①:研究者拍下一段两队球员练习传球的视频(1 分钟左右时长),其间会有人穿着显眼的大猩猩玩偶服击打着自己的胸膛在镜头前场地中央显眼处停留 5～10 秒。被试者在观看这段视频时,被要求记录其中某队球员的击球次数。但实际上研究者是想了解人们在关注传球的同时是否注意到人群中走过的那只"大猩猩"。该实验在全球范围内被重复了若干次,结果

---

① 克里斯托弗·查布利斯,丹尼尔·西蒙斯:《看不见的大猩猩》,中国人民大学出版社 2011 年版,第 21～23 页。

十分一致：至少有一半的人没有看到影像资料中的大猩猩。类似于这样的注意错觉和认知偏差会导致人类产生思维盲区。

除了信息选择过程的偏差，人们在进行判断时也会受到多重因素的影响而出现失误。

案例一：启发式推断。启发式推断指一种单凭经验做出决策的方法，主要有代表性启发式、可得性启发式、锚定与调整性启发式以及情感性启发式。启发式推断能帮助人们快速处理信息，节约心智资源，但有时也容易发生错误。

> 琳达，31岁，单身，坦率直言，性格开朗。她所学的专业是哲学。当她还是一个学生的时候，她非常关注歧视和社会公正问题，同时参加了反对核武器的活动。请从以下选项中选出可能性更高的选项①：
>
> 选项A：琳达是一个银行出纳。
>
> 选项B：琳达是一个银行出纳，同时是一个活跃的女权主义者。

启发式推断会让人快速地做出判断：选项B的可能性更高。但从数学集合的角度分析，选项A是一个更大的集合、选项B只是A的一个子集，无论题干中对于琳达有怎样的描述，选项A都是可能性更高的那个。

案例二：框架效应。框架效应指的是人们对一个客观上相同的问题由于不同描述产生了不同的决策判断。

> 假设要求你作为陪审团的一员，需要确定对一家从事欺骗性广告的公司进行罚款②。
>
> 正面陈述：有20%的可能性，这个机构不知道它的广告具有欺骗性。
>
> 反面陈述：有80%的可能性，这个机构知道它的广告具有欺骗性。

在这一案例中，将正面陈述与反面陈述放在一起时，可以很快看出两者在实质上是相同的。但只单独接收正面陈述或反面陈述信息时，反面陈述给人感觉其恶劣程度要高于正面陈述。实验的结果也是如此，只接收正面陈述的陪审团给出的罚款金额平均为40153美元，而只接收反面陈述的陪审团给出的罚款金额平均为78968美元，近乎前者的两倍。

---

① 斯科特·普劳斯：《决策与判断》，人民邮电出版社2004年版，第97页。

② Dunegan, K J. Fines, Frames, and images: examining formulation effects on punishment decisions, *Organizational Behavior and Human Decision Processes*, 1996, Vol.68, pp.58-67.

2.谣言

谣言是未经证实、广为流传的工具性的信息陈述,通常发生在那些信息来源模糊、让人感到威胁或存在潜在威胁的情境中。谣言一般具有以下特点:内容简单,对于事件的具体细节描述不完整;信息来源不明确,或被冠以"某知情人士""专家""教授"的名号;某些细节被刻意突出,刻意煽动情绪。

在大型突发性事件里,谣言从未缺席,且往往比真相更有市场。这是因为谣言满足了人们的一些基本心理需要,它的传播方式也符合危机中人们的信息加工特点:

一是谣言满足了人们寻求信息的动机。在突发性事件中,情况尚不明了、危险尚未解除时,"总得做点什么事情才会安心"的思维会驱使人们通过行动获取短暂的安全感,而为了在环境中有效地行动,就需要掌握充足、有效的信息。寻求信息的心理动机为谣言的滋生提供了土壤。当正常渠道(如官方部门)暂时没有提供信息时,人们会通过非正式渠道获取信息。相反,官方信息发布越及时、越透明,谣言就越没有市场。

二是谣言迎合了人们的恐慌心态。人们会无意识地进行信息筛选,本能地寻求与自身已有认知(如思想、态度、信念)相一致的信息,以避免认知失调。即个体会看到自己愿意看到的,相信自己愿意相信的。大量与认知不符合的信息就像"看不见的大猩猩"例子中的那只大猩猩,明晃晃地被忽视了。突发性公共事件的情境下,人们处在紧张、焦虑、失控和恐惧中,会本能地关注、接收并相信大量的负面信息。谣言越是恐怖和夸张,就越容易与人们在突发事件中的恐慌、愤怒情绪相共振,越容易被接受。

三是谣言的文本呈现方式符合人们处理信息的方式。在常见的认知偏差中我们提到,信息的表述方式会影响到人们对信息内容的接收和加工。为了让人相信,谣言省略了有助于了解事实真相的细节,保留下来的信息凝练而突出,所以谣言看上去总是简单直接,让人印象深刻又便于记忆和传播。谣言的这种简单直接的方式也与处于突发性事件中慌乱的人们的信息处理方式相吻合。人拥有两套信息加工系统:第一是快通路,简单直接;第二是慢通路,需要耗费心智资源去再三斟酌。人在慌乱中心智资源无法被充分调动,谣言提供的简便易行、深具可操作性的"特效办法"恰好击中了处于慌乱中的人的痛点,比如买盐、买板蓝根、买双黄连等,只需要通过简单的买买买操作就可以避免巨大的风险,何乐而不为呢?要抵御谣言、不被蛊惑,必须充分认识到事物的复杂性,慢下来,投入心智资源做深入思考。

四是真相错觉。"三人成虎",不断地重复会让信息变得更加真实可信。当前是网络和自媒体的时代,大数据算法精准推送,网民所看到的信息多是其曾经浏览过的相似内容,结果就是同类的信息被不断被放大,不同的声音则很少出现,让人们以为自己所看到的、了解到的就是真相的全部。

五是人们会不自觉地散布谣言。前文中提到,寻求社会支持、相互倾诉是人们缓解焦虑的有效途径。在分享情绪的同时,人们也常常乐于向亲朋好友分享各种信息,包括自己从特定渠道听到的谣言,且这种分享有将其视为内群体成员的心理一体感,即"一般人我不告诉他"。而来自亲友的分享又让谣言多了一重可信度。

3.常见的不合理信念

人们的思维中有时会存有一些固有但不合理的信念。这些不合理信念会让人们产生更多的负面情绪,心态失衡。以新的合理信念替代旧的不合理信念,可以减轻负面感受。在面对突发性公众事件时,发现并改变自己的不合理信念,调整认知,有助于更好地调节身心状态,重建心理平衡。

(1)绝对化要求:最常见的一种不合理信念,指人们以自己的意愿为出发点,对某一事物怀有其必定会发生或必定不会发生的信念,常与"必须""应该"这样的词连在一起,如"我必须做得最好""他必须那样做才对"等。如在新型冠状病毒感染的肺炎疫情中,很多民众会把问题和责任完全归咎于权力,这样的心理过程隐含的一个认知的逻辑是:权威"应该"可以完全控制疫情,"必须"要完全阻止疫情暴发,完全帮助所有人。没有实现这个期望就会导致愤怒情绪的产生。

(2)过分概括化:一种以偏概全、以一概十的不合理信念。过分概括化的人在看问题时易走极端,往往产生对自身或他人的不合理评价。如一遇失败便认为自己"没用""非常笨""不可救药",别人稍有过失就认为这个人无一可取,全面否定。持有这种信念的人要么会盲目自责自罪、自卑自弃,要么会一味责备他人或外在环境,产生敌意、愤怒等不良情绪。

(3)糟糕透顶:认为某一事情发生了,必定会非常可怕、非常糟糕。个体一旦具有这种信念,就会产生焦虑、悲观、抑郁等不良情绪。"这次疫情很严重,医生都无法幸免,普通人更无法幸免了","无论怎么做都很容易感染","没有可以治疗这种肺炎的药物,感染了就完蛋了",这类不恰当的认识很容易催生莫名的压力和苦恼。

祝婧媛 女，厦门大学心理咨询与教育中心副教授，浙江大学心理学博士，国家二级心理咨询师。研究领域为心理健康、社会心理学、决策心理学。

（收稿日期：2020 年 2 月 26 日）

公共危机管理与沟通：
基于新冠肺炎事件的反思

当前，我国正遭受新冠肺炎所导致的重大疫情，这是影响到每一个人的重大公共危机。因此，本文将结合当前的新冠肺炎疫情危机，来讨论公共危机管理与危机沟通的基本知识点、原则，提供对新冠肺炎疫情危机的一些观察与思考。本文的主要内容包括：新冠肺炎疫情危机迄今的基本概况；公共危机管理的基本知识点，包括公共危机的界定、特征、类型、阶段、原因与影响以及如何应对；公共危机沟通的内涵、其中的行为体与一般原则；新冠肺炎疫情危机中的应对与沟通。

当然，需要强调的是，此次疫情危机仍在演化中，相关信息尚不够清晰或无法获得，因此这些观察与讨论都是初步的。

一、新冠肺炎事件的演变

此次疫情为一种新型冠状病毒感染所致。这种病毒此前从未被人类发现或认识到，它是一种完全新型的病毒，就如同 2003 年的 SARS 病毒一样。世界卫生组织最近以"COVID-19"命名由此病毒引发的疾病。迄今发现，对于此病毒，人群普遍易受感染。一般而言，人感染后 3～7 天后发病，也有长达 14 天后发病的；症状主要以发热、乏力、干咳等为主；部分患者可发展为重症、危重症，并可引发呼吸衰竭等而导致死亡。但也有报道，有一些人感染病毒后，并无症状，而不自知。病毒传播的方式为呼吸道飞沫传播和接触传播，或者有可能也通过气溶胶等方式传播。目前来看，尚无针对由此病毒引发的肺炎等的特效药，而是以生命支持治疗、激素治疗等为主。需要强调的是，此新型冠状病毒的出现及其传播、致病机理，以及如何进行医治等，都有许多未知之处，包括科学家和医生等对它的认识仍在不断发展中。比如，关于此病毒，最早被认为不会感染人，后来又认为其只易感染年老、有基础病等人群或在这些人群中感染易发展为重症。慢慢才意识到，人群对此新型冠状病毒可能是普遍易感的，并且有许多年轻、强壮者也会发展成重症，甚至死亡。

从元旦前后到 1 月 20 日中央政府做出重要指示和部署，启动全国疫情防控这段时间，威胁在无声地扩散中。2020 年 1 月 9 日前后，国家疾控中心等科研机构，分别确定分离和确定出致病的病原——之前不为人知的新型冠状病毒；基因测序和开发检测试剂盒等很快也完成了。相关信息等也向世界卫生组织与包括美国在内的其他国家和地区有关部门等做了通报。

最初，检测和报告的案例似乎都很有限，因此，武汉卫健委判断新冠肺炎人传人的风险比较低。随着时间的推移，相关病例增多，人传人的证据比较明确。2020 年 1 月 20 日，国家卫生健康委高级别专家组组长钟南山等在发布会上，公开宣布新冠肺炎具有传染性，可以人传人；新冠肺炎被列为乙类传染病，但按甲类管理。当日，习近平总书记做出重要指示，1 月 21 日，国务院启动疫情防控联动机制。

事态快速发展。报告的感染病患人数快速增加。疫情不再局限于武汉，而是很快扩散到湖北其他地区，大陆其他的省（自治区、直辖市），以及港澳台地区；有一些医护人员也被感染。武汉的医疗系统很快变得难以应对越来越多的感染者或潜在疑似感染者的诊治需求。截至 2 月 8 日，根据国家卫生健康委官方网站的通报，中国大陆 2 月 8 日一天新增确诊病例约 2700 例，其中湖北约为 2100 多例；累计确诊病例约 34000 例（其中重症约 6200 例）；累计死亡病例 800 多例。新增疑似病例约 4000 例，其中湖北约 2100 多例；现有疑似病例约 29000 例。

截至 2 月 8 日，根据相关数据显示的趋势，此次疫情无疑尚在发展中，感染者人数可能还会持续增加一段时间，断言形势会发生逆转或疫情会结束，尚为时过早。

人类在发展过程中，总会选择一些重大或特别的事件来标示不同的历史时期。毫无疑问，此次新冠肺炎疫情事件都很可能会成为这样的一个标志性事件，正如 SARS、H1N1 危机一样。

对于这样的事件，人们会有很多观察、记录的角度，很多的阐述方式，还有各种各样的分析与结论。1 月 23 日，武汉封城后，湖北省多地宣布封城；全国各级政府纷纷启动重大突发公共卫生事件一级响应，进行大规模的动员，采取严格的防控措施，控制人员的流动，应对疫情。全国大量工厂停工或延迟开工，商铺关门，学校延迟开学，大量航班被取消，火车等公共交通停运，公共活动被取消，居民被劝应尽量居家勿外出……而境外的感染者人数，也呈现不断增加的趋势。同时,有更多国家或地区报告出现病例;一些境外政府机构,纷纷调高危机应对级别,其中包括限制来自中国的旅客入境、暂停签发签证等措施。世界卫生组织在北京时间 1 月 31 日凌晨最终宣布此次新冠肺炎事件为国际关注的突发公共卫生事件(PHEIC)。

因此,此次疫情事件是一次严重的公共危机,而从公共危机管理的视角则提供了观察此次疫情演变与政府应对的直接视角。接下来,将先介绍有关公共危机管理的一般知识点。

二、公共危机管理:概念、类型与原则等

首先是有关概念问题。事实上,除了公共危机,还有紧急事态或事件、突发事件等概念,也被学者们或公共危机管理的实践者等普遍使用。在不同的语境下,这些概念的含义与应用也有细微的区分。但一般而言,这些概念的含义有很大的相似性,它们大部分时候是可以互换使用的。

那什么是公共危机呢?引用学者罗森塔尔的说法,公共危机即"对一个社会系统的基本价值和行为准则架构产生严重威胁,并且在时间压力和不确定性极高的情况下必须对其做出关键决策的事件"。当然,对于此概念的不同界定往往大同小异,倒不必特别在意,关键在于理解公共危机的特征。

一般而言,公共危机具有以下特征:第一,突发、紧迫性。公共危机往往突然发生,并且事态形势很紧迫。比如地震,其往往不定期而突然发生,并可能造成大量死亡、损失,需要尽快处置。第二,不确定性。公共危机,从发生到其发展演变,再到其结果,都存在诸多不确定性;而且从人的角度来看,有关危机的信息与认识,也存在诸多不确定、未知之处。第三,破坏性。公共危机一般会造成消极的后果,如人员伤亡、财产损失、社会秩序动荡或恐慌等;或者有造成这种消极后果的可能性。如果没有这种破坏性,比如只有积极后果或潜在积极后果,那也就不是通常所指的危机了。第四,扩散性。公共危机所带来的伤亡、损失等可能会扩散、扩大,其在波及的地域范围、人群、时长等方面,也会扩散。而且,危机所涉及的领域也可能会扩散,比如,一场大的地震发生后,其本身属于自然灾害类公共危机,但是,如果出现大量人员伤亡、灾后卫生条件恶化而发生瘟疫甚至社会骚乱等,则其无疑就不再仅仅是自然灾害,而是公共卫生危机和社会安全方面的危机。第五,公共性。事件应该是涉及大众的安全与福祉的,需要公共部门做出应对。因此,虽然对于具体某个个人或企业来说,往往也会经历许多危机,比如情感、财务等方面出现困难,但这些通常并不

属于公共危机，因为其不具有公共性。当然这里的界限不是固定、绝对的，比如在一般情况下，一个企业出现经营不善或破产时，政府往往不需要也不应该介入；但当这个企业因为雇佣的人特别多，或其状况可能造成广泛的冲击，从而对公众的利益和整个社会秩序造成潜在重大影响时，政府可能会将该事件作为公共危机进行应对。第六，对于事件的处置往往对事件的演变和造成的结果有重大影响。这也是许多学者强调的，危机往往是危险与机会并存的。如果应对不当，危险可能会加剧，损失会更严重；而如果应对得当，危险则可能非常有限，或者被及时遏制住，甚至整个社会可因此有所获益。

此次新冠炎事件集中反映了公共危机的这些特征。此次疫情病原为一种之前不为人知的新型冠状病毒，事发突然、疫情变化快，等等，体现了公共危机的突发、紧迫性。关于不确定性，在此次疫情发展的过程中，病毒从是否会人传人，到感染后的症状，再到威胁与事态性质本身，不同药物和医治方案的效果，等等，都充满了未知、不确定性和争论。到今天，疫情最终会如何演变，会带来怎样的损失与影响，等等，仍然充满不确定性。对于破坏性与公共性，从此次疫情造成的伤亡、经济损失和对正常社会秩序的冲击，以及整个社会与国际社会的反应等来看，更是明确无疑的。对于公共危机的扩散性特征，从疫情最初只有数人感染，到今天几万人感染；从最初一个城市的一角，到一个国家，然后再到全球；从威胁个别病患的健康，到威胁整个大众的生命与健康，再到影响整个社会的生活、生产的方方面面等，这些都显示了危机的扩散。

这些危机特征，在不同的公共危机中，表现可能也有差异。学者们或实践者，往往根据不同的标准，对于各类危机事件进行区分，以更好地进行研究或应对。此次讲座主要介绍国家 2007 年《突发事件应对法》的分类，这个分类清晰、合理，基本可涵盖各种公共危机事件。

根据此分类，公共危机主要有：(1)自然灾害类，如地震、台风、洪水、寒潮，等等；(2)事故灾难类，如矿难、空难、化工厂爆炸、有毒有害物质泄漏，等等；(3)公共卫生事件，如 SARS、流感等传染病的暴发，大规模食物中毒事件，食品安全卫生事件，等等；(4)社会安全事件，如恐怖主义袭击、骚乱、银行大规模挤兑，等等。此次新冠肺炎疫情，无疑首先属于公共卫生类。

当然，许多公共危机是复合型的。比如，一个造成严重伤亡与损失的地震所造成的公共危机，首先其可能属于自然灾害，但因为造成大规模人员伤亡，甚至震后可能出现传染病大规模暴发等情况，也兼具公共卫生事件问题，如果因地震继而引发大规模抢劫、骚乱或抗议游行示威，则可能还具有社会安全方面的问题。

根据危机的性质与造成后果的严重性,我国又将公共危机分为特别重大、重大、较大和一般四个等级;不同等级的危机往往对应不同级别的应急响应层级。而此次疫情危机,目前来说,无疑属于特别重大等级。

而为了更好地认识与应对危机,往往还会对公共危机的演变发展过程进行划分。但本次讲座主要介绍从危机应对角度的危机阶段划分,特别是许多学者和政府采用的 4Rs 模式。4Rs 中的 R 分别是代指各个阶段的英文单词首字母,即 Reduction(减少风险)、Readiness(预备)、Response(应对)和 Recovery(恢复)。其中的 Reduction 和 Readiness 阶段,是危机的潜伏期;Response 则属于危机的暴发期;Recovery 是危机结束期。

就公共危机管理而言,在危机未发生时,需要尽可能发现、削减各类风险及其可能造成的损害。比如,对于地震危险来说,提升相关建筑标准,增强建筑的抗震性,发现和加固现有不安全建筑,等等。并且还需要做好万一发生地震的准备,比如,设立地震预警体系,研发和购置应急装备,建立地震后救援抢险队伍,设立疏散避难场所,等等。这就是第二个 R,即应急管理中的预备阶段所需做的工作。而危机发生后,遏制危险的蔓延与扩大,抢险救援,人员疏散,等等,则属于应对阶段的工作。最后,危机结束后,应急管理仍没有结束,而是进入恢复阶段。在这个阶段,可能需要采取工作帮助受害者或相关社区逐渐恢复正常生活,对危机事件进行调查与总结,对相关机构与责任人进行审计与追责,等等。因此,这四个阶段的划分,反映出现代公共危机应对的一个重要理念或原则,即公共危机管理绝不仅仅是在危机事件发生后才采取行动,危机管理也不是在危机发生时才存在。相反,公共危机管理包括危机未发生时、正常状态下的管理和危机发生后的紧急状态下的管理;而且危机管理不仅仅局限于抢险救援,而是涉及方方面面。现代的危机管理是一个全时段、全领域的工作,甚至是公共治理中各个行为体全面参与的事业。我国强调应急中平战结合、综合应对,也正是反映了现代公共危机管理的这个发展趋势。

而对于公共危机发生的原因,有不同的理论或学说,其关注的角度、关注的因素存在着差异。但从实践应对角度来看,不同的公共危机发生的原因之间可能存在着巨大的差异,当然可能也存在一些共同的原因。即使是一个简单的危机,也可能是多方面因素所导致的。这些可能的因素包括自然方面的原因,如气候、地理等因素,科学与技术发展方面的原因,社会经济、政治等条件方面的原因,组织与制度设计等方面的原因,人的心理与认知等方面的原因,等等。无论如何,从危机管理的角度来看,在某种程度上,意识到危机发生动因的多样性和复杂性,可能恰恰是一种重要的认知。

有些人会把这种原因简单归结为某种因素。就以此次新冠肺炎疫情来说,包括此前的 SARS,有许多人认为这些是人类因破坏自然环境、无所顾忌地食用野生动物等行为导致的。当然有这种可能,即人类破坏、挤压野生动物生存环境和贩卖、捕食野生动物等恶行导致了各种新型传染病频发。但需要强调的是,人类的历史就是各种灾难不断发生与人类不断进行适应、抗争的历史;风险一直存在,一直伴随着人类社会的发展。而随着现代社会与科技的发展,人类面临的风险与危险更复杂,比如,技术的发展使核武器与如切尔诺贝利核电站事故等这样的危险出现;现代交通工具与全球化流动,使危险可能很快扩散到全球;还有网络、生物技术等的发展,也可能带来许多不可预见的潜在危险;城市化等使大量的人口集中与依赖于各种复杂的系统也带来许多问题;等等。在某种程度上,可以说,危险不仅仍然无所不在,而且其发生、演变和最后的结果变得更不确定。用一个流行却在某种程度上背离其原意的概念来说,今天我们确实处于一个"风险社会";而应对危机也成为公共管理的一项重要内容,成为现代政府的一项重要职责。

而就公共危机的后果来说,首先显然是其消极性。公共危机通常会造成人员伤亡和财产损失,正常社会秩序受到破坏,政府权威受损,大众感到恐惧、紧张,等等。这也是为什么公共危机需要政府不断治理和紧急应对。

但是,从冲突社会学的思想来看,甚至只要对一些危机有稍微深刻一点的观察与反思,就会有人认识到这一点,即公共危机也可能会有一些积极的影响。例如一些危机可能起到某种预警或社会减压阀作用,凸显、释放社会内部的压力与矛盾,以免这些压力或矛盾更严重地暴发。一些危机以及其后的各方应对,往往起到推动社会变革的作用;因为危机往往使一些问题变得尖锐而获得广泛的关注,推动社会动员,并为解决这些问题创造有利的舆论、政治条件等,从而使革新不仅显得尤为必要且更易实现。此外,一些危机可能还会增加一个集体的危机感,增强其认同感和团结性,振奋其精神与斗志。关于这一点,想一想 2008 年汶川地震后大众万众一心对抗灾难的气概与行动,就很容易理解。

因此,正如经常听到的"多难兴邦"这句俗语,灾难与危机在某种程度上会有某些正面的影响。但是,需要注意的是,这种正面效应的产生,很多时候并不是危机或灾难发生的自然或必然的结果;相反,一个灾难或危机能产生多大的正面效应,在很大程度上取决于一个社会如何应对这些危机、是否和如何从这些危机中学习和改进。相反,一个不能从这些灾难或危机中学习经验,努力避免教训,积极进行改进的社会,结果可能不是重新站起来和变得更加强大,而可能是在泥潭中不断打滚,越陷越深。

从公共危机的消极影响与潜在的积极影响并存这个事实来看,危机往往具备危险与机会并存这一特征,而危险是否能够得到遏制、一个社会能否因此变得更加强大、危险能否变成一种机会,则在很大程度上取决于如何应对危机,以及能否从危机中进行学习和改进。

不同的危机、不同国家或社会的不同条件,再加之危机的不确定性等特征,都意味着没有一种理论,能够对任何一场危机提供详细而具体的应对方案。在危机管理中,在危险与机会、收益与成本、竞争或冲突的不同价值与规范、不同群体与不同需求等之间,其中的权衡与抉择可能都是复杂的,很难有一个普遍适用、显然正确的选择与行动方案,或唯一的"科学"答案。

但确实有一些基本的原则,可以为政府以及相关行为体在公共危机管理中提供某种提醒、参照与指导,有助于其更好地进行应对;特别是考虑到在危机中,行为体面临的是一个充满压力、未知与不确定性等的决策与行动环境,这些一般原则的意义就显得更重要了。

当然对于这些原则,有的阐述得更详细一点,有的概括得更精炼一些,不同的方式可能概括出不同数量的原则。这里并不是要穷尽所有的公共危机管理应对原则或经验,而只是试图给出在大部分时候会适用或需要注意的原则。

这些原则包括:(1)防患于未然。按照我国《突发事件应对法》来说就是"预防为主、预防与应急相结合"。正如常理所说,最好的兵术为"不战而屈人之兵",最好的医术为"治未病",同样,最好的危机管理是采取行动,防止危机发生导致伤亡与损失。很多时候,在危机发生后,再快再好的应急处置可能也无法阻止伤亡与损失;而一旦这些伤亡与损失出现,又绝难挽回。防患于未然是危机管理的核心原则。(2)人的生命和公共利益在危机管理中需被置于首要位置。保护大众的生命与利益,保护和增进公共利益,这也是包括危机管理在内的公共管理的宗旨所在;在危机紧急时刻更是如此。比如,在危机中首先确保人员的生命安全并进行搜救,需要时可限制某些行为体正常状态下的权利,临时征用个人或企业的财产与设施,等等,都体现了这一条。而且,在公共危机管理中,公共利益,而不是一些政府部门或个人的利益,被置于首位。(3)多领域、多重措施,综合应对。现代应急管理在某种程度上不存在"一招制敌"

的绝招或锦囊妙计，而需在众多领域，采取多种措施，增强应对、抵御危机和从危机中恢复的能力。这些领域包括从修法与建章立制，到科研、装备研发与购置、人员培训、设施修建，到大众教育与沟通，等等。（4）平战结合、全阶段应对。公共危机管理是一个在平时和紧急时都需要努力的事业，是涵盖危机前、危机中和危机后各个阶段的一个持续、无中断的过程。（5）公共危机往往人命关天、事态紧迫，从危机处置的角度来看，出现的危机一定需要快速反应。对于危机的决策者，意味着需要尽快做出决定和采取行动；对于如消防人员、急救医生等一线应急人员，则意味着需要尽快抵达现场、展开施救等。快速的反应可能使灾害初起之时就被消除而不致酿成大难，或可使更多人或财产免遭毁灭；而急慢、迟缓则会加剧危机与损失。同样的危机，不同的应对可能会有截然不同的结果。当然，迅速的反应不应是仓促、慌乱的反应，要做到这一点，则需要平时的各种投入、准备与演习，还需要在反应中分清事情的轻重缓急，优先处理那些重要、紧迫之事。这一点对危机决策者来说更为重要。（6）危机应对中需灵活机变、应势调整。危机本身可能会不断发生变化，危机处置的力量、资源等也会不断变化，而整体的国内外环境也可能处于不断变化中，因此，在危机决策中需要根据这些变化，不断调整危机应对措施。即使对于一线的危机处置者来说，其面对的状况也可能与其日常训练时的情况不同，因此，需要根据现实情况灵活调整其操作秩序与标准或应急预案等。（7）要防备可能的更坏情势出现，即最近几年人们一再强调的"底线思维"。危机应对者在思考和采取行动时，需要意识到可能会有更糟糕的情势发生，并在行动时为可能出现的最坏情况留有某种程度的余地或准备。一般有所谓的过犹不及说法，但在公共危机管理中，在某种程度上不应追求刚刚好，而应留有余地。

大家可以结合此次疫情危机应对，反思这些原则在其中的体现，以及根据这些原则，此次疫情应对中有哪些好的或坏的方面。

三、公共危机管理与危机沟通

公共危机管理中的沟通很重要，其关系到相关信息能否得到即时、准确的传递和有关行为是否属于合适的判断与行动；影响到危机是否能够得到及时的预警；影响到大众的信心、情绪和社会秩序，并进而影响到有关行为体对政府政策的理解、遵守与评价等；还影响到各个行为体能否在危机管理中采取行动，相互理解、配合和合作。

对于危机沟通，有狭义的理解，特别是企业等行为体，一般采取这种视角。

危机沟通,被认为是一个组织为了补救或改善因危机或某事件而受损的声誉与公众形象而采取的应对行动。因此,其危机沟通常常被视为公共关系方面的运作。

但是,本讲座强调一种更广义的危机沟通。对于公共危机管理来说,这种对于危机沟通的更广义理解,可能是更有益的。危机沟通被理解为从风险的削减、准备到危机的反应与恢复等整个危机应对过程中,相关主体进行的信息传递、沟通与互动,从而有利于其相互理解、形成共识,促进采取各自或共同的行动,以实现更好的危机应对。这种广义的危机沟通,并不仅仅是为了弥补或提升一个行为体的公众形象。公共危机沟通的目的,在于促进相关信息得到及时、准确的传播,推动行为体采取合适的行动去减少并防范风险,应对紧急事件,并促使各行为体能相互理解,积极有效地协调、合作,从而实现更有效、更能保护各方权益的危机管理。

实际上,对于危机沟通的看法,也有一个变化的过程。最初,并无危机沟通理念,危机应对就如其他政府管理一样,往往只是政府根据其自身对问题与现实的判断,进行决策和采取行动。后来,政府逐渐就相关问题的状况和政府的决策与行动向大众进行通告。但是,这个时候所谓的沟通是单向的,即只不过是政府就有关问题与情况进行广而告之,并不寻求大众的参与、理解或政府与大众的互动。在某种程度上,这两种对于危机沟通的理解,反映了传统公共管理的思想与实践强调权威、管制,强调政府的主导与控制。但随着治理理念的兴起,对于危机管理的理解日益深化,交互危机沟通理念开始被重视。交互式危机沟通,即强调在包括公共事务与危机管理等中,不仅有政府向其他行为体的信息传递,还有其他行为体向政府等的信息传递;信息交流是交互的。其中强调对多种行为体的权益的尊重与保护、强调多种行为体的参与以及这些行为体之间的相互沟通、理解与合作对公共事务与危机管理的积极意义。因此,现在这种交互危机沟通理念的兴起,在某种程度上折射出公共事务管理理念与方式的变化。

危机沟通涉及多个行为体,其中不仅有政府行为体,如中央与地方政府,各个政府部门,乃至外国政府等,还包括如慈善组织、志愿者组织等非政府组织,企业及大的跨国公司等营利性组织,专家,媒体,以及一般个人。当然,根据其与危机或其他议题之间的利害关系大小,这些行为体可以分为利益攸关方与一般行为体等。

但是,需要注意的是,在这些行为体中,政府对于危机沟通的态度与做法,对危机应对与沟通的成败或成效影响最大。因为政府对危机等公共事务的管理负有首要责任，政府也拥有更多的资源和权威。

不过，虽然今天的危机沟通强调不同行为体之间的一种互相沟通与互动特征，但从信息传递过程来说，危机沟通仍然需要注意一些基本的问题：由谁向谁发出的（传播主体和传播对象）；传递了什么信息（传播内容）；通过什么传递的（传播途径与方式）；结果如何（传播结果与影响，如信息是否得到及时、准确的传递，传播对象是否准确接受与理解信息，以及是否采取传播主体所希望看到的行动）。

与公共危机管理一样，对于危机沟通，特别是政府的危机沟通而言，符合一些基本的原则，也是其成功、高效的重要保障。

这些原则包括：（1）公正地对待与尊重相关主体。特别是对于政府而言，因为长久以来，政府一直处于"发号施令"的中心地位，往往忽视或傲慢地对待其他的行为体，所以，政府的信息传递与行动也容易忽视其他行为体的权益、诉求与意见，从而不容易获得其他行为体的真正理解、共鸣与支持。因此，真正沟通一定是建立在对其他行为体的尊重和公正对待基础之上的。（2）信息传递与沟通及时，特别是在危机中。信息传递不及时，意味着信息无法得到及时的传递、处置和错失行动机会，有关决定与政策可能无法被贯彻，相关的猜测、不满可能会盛行，等等。这一点在危机中各个行为体都处于信息"饥渴"的情况下，更是如此。（3）信息传递清晰、准确。信息传递错误，容易导致接收方的困惑、不解与不信任，导致其对形势做出错误的判断与行动。传递的信息应该尽可能明确、清晰，不易产生误解；不然也有可能产生与传递错误信息同样的后果。（4）信息传递内容真实、可信与一致。这就意味着在危机沟通中，特别是政府传递的信息，应该尽可能是真实、可信的；并且不同的部门传递的信息之间应该是一致的。当然，并不是说，政府所有的信息都要公布，或政府的判断和所掌握的信息都是对的。而是说，一般而言，政府公布的信息应尽可能基于事实、基于其判断，更重要的是，如果后来事实证明之前发布的信息或意见等是错误的，政府要尽快诚实地承认错误，进行更正，并予以说明。而如果不同官员或政府部门有关某个问题发布的信息不一致，或政府前后发布的信息等不一致而又未予以说明，这种沟通无疑会使其他行为体感到困惑、怀疑或无所适从。为此，在危机沟通乃至一般的公共事务沟通中，会设置统一、权威的信息发布渠道，其他的组织或官员往往被禁止私自发布有关信息。（5）态度诚实，有回应性。从基本的态度来说，在危机沟通中，政府需要真诚地聆听、重视其他行为体的声音与诉求,尊重其主张与诉求;沟通不是仅仅为了应付、敷衍,更不是为了遮掩或欺骗。政府不能仅仅说其关注的或希望说的,还需要注意其他行为体希望听到什么,回应其他行为体的意见与需要。最后,与危机管理一样,在危机沟通中,公共利益也应该被置于首要位置。

四、结语与思考

本文结合此次新冠疫情危机,介绍了公共危机管理与危机沟通的内涵、处理原则等知识点,并试图通过结合对迄今此次疫情的有关应对情况的讨论,使大家对危机管理与危机沟通等有更生动的理解。

在公共危机的应对与沟通中,虽然建章立制、制定法律,建立专门的组织,组建专门的应急与处理队伍,购置先进的技术装备或建设先进的设施,设置专门的新闻发言人,定期召开新闻发布会等这些做法,对于危机应对或沟通非常重要,是成功的危机应对与沟通的前提条件和保障,但这些并不能自动实现或保证成功的危机应对与沟通。

影响危机应对与沟通的因素往往是复杂、微妙和变动的。信息与意见是否得到有效表达,准确传递、处理与理解,并引发恰当的行动,或有关行为体,特别是政府与其领导人能否准确认知与判断形势、及时地采取反应措施、选择合适的行动,并不是由几个有限的固定因素所稳定决定的。相反,现实与危险是会变化的;而危机中的人,也是会变化的,并且其不仅受客观外在因素的影响,同时也受许多无形因素的影响。

公共危机管理与沟通中的参与者,需要注意这种复杂性和不确定性,需要对危机保持警觉与谨慎,并时刻注意新的变化与可能性。

王伟光　男,博士,厦门大学公共事务学院副教授。研究领域:恐怖主义与危机管理,国家安全,国际关系。

(收稿日期:2020 年 2 月 15 日)

突发性公共卫生事件的应急处置

2020 年年初,新型冠状病毒感染的肺炎(新冠肺炎)疫情牵动着全国人民的心,新型传染病的暴发造成了全国人民生命健康与国家经济的巨大损失。

一、传染病概述

在漫长的人类历史长河中,传染病曾是危害人类健康和生命的最严重的一类疾病,鼠疫、霍乱、天花、流感等传染病曾经给人类带来了巨大的灾难。

传染病(infectious disease)是指由病原体引起的,能在人与人、动物与动物以及人与动物之间相互传播的疾病。病原体(pathogen)是指能够引起宿主发病的各类生物,包括细菌、病毒、立克次体、支原体、衣原体、螺旋体、真菌等各种微生物以及寄生虫等,通过感染的人、动物或储存宿主直接或间接地引起传播,感染易感者。

人类的历史就是与传染病斗争的历史,自有记载以来,人类就一直饱受传染病的侵害。传染病学史上著名的 1 号传染病鼠疫与 2 号传染病霍乱,都曾经导致世界人口大幅下降。

鼠疫(plague)是由鼠疫耶尔森菌感染引起的烈性传染病,属国际检疫传染病,也是我国法定传染病中的甲类传染病,在 39 种法定传染病中位居第一位。鼠疫主要通过啮齿类动物及其身上携带的蚤类动物进行传播,在啮齿类动物中广泛流行,经鼠蚤叮咬可传播至人类。鼠疫大多可由接触传播引起人传人的传播,肺鼠疫可经由飞沫进行人际传播,危害极大。

人类历史上曾经发生三次鼠疫大流行。第一次大流行起源于公元 542 年,暴发于查士丁尼大帝统治下的东罗马拜占庭帝国。在瘟疫传播的高峰期,每天有 5000～10000 人染病死亡,这次鼠疫被称为"查士丁尼瘟疫"(Plague of Justinian)。在随后的五六十年里夺去了欧洲南部 1/5 人口的生命,总死亡人数接近 1 亿人。第二次大流行起源于公元 14 世纪,导致欧洲人口减少了 1/4,意大利和英国因鼠疫而死亡的人数占其总人口的一半,其可怕的传播速度与急剧恶化的病情使得其被命名为"黑死病"。1664—1665 年,伦敦再次暴发鼠疫。第三次大流行起源于 1894 年的中国香港,20 世纪 30 年代达到最高峰,波及亚洲、欧洲、美洲、非洲和大洋洲的 60 多个国家,死亡逾千万人。此次疫情多分布在沿海城市及其附近人口稠密的居民区,流行传播速度之快,波及地区之广,远远超过前两次大流行。

霍乱是因摄入的食物或水受到霍乱弧菌污染而引起的一种急性腹泻性传染病。每年有 300 万～500 万霍乱病例,另外有 10 万～12 万人死亡。病发高峰期在夏季,能在数小时内造成腹泻脱水甚至死亡。在人类历史上,霍乱曾发生过七次世界大流行,造成数千万人死亡,直至现在,卫生条件较差的国家和地区仍存在一定的霍乱流行。

此外,与鼠疫及霍乱同级别的疾病还有天花。天花(small pox)是由天花病毒感染人而引起的一种烈性传染病,痊愈后可获终身免疫。天花是最古老,也是死亡率最高的传染病之一,传染性强,病情重,没有患过天花或没有接种过天花疫苗的人均能被感染,主要表现为严重的病毒血症,染病后死亡率高,也曾引起过世界大流行。但由于天花疫苗的广泛接种,1980 年世界卫生组织宣布天花已被彻底消灭,成为人类消灭的第一个传染病。

近代以来,随着医疗资源质量的提高与环境卫生条件的改善,鼠疫、霍乱等传染病得以控制,但是,新发传染病仍在危害着人类的健康。21 世纪以来,全球已发生 5 次大规模传染病流行,分别是 2003 年的 SARS 疫情(26 个国家共 8096 人罹患,病死率 9.6%)、2009 年的甲型 H1N1 流感(累及 200 多个国家,估计约有 28 万人死亡)、2012 年的 MERS 疫情(27 个国家共计 2494 人罹患,病死率 34.4%)、2014 年的埃博拉病毒疫情(累及 12 个国家,平均死亡率 50%)以及 2019 年年末开始流行的新冠肺炎疫情(截至 2020 年 3 月 7 日已累及 95 个国家,超 10 万人罹患,3000 多人死亡)。

二、传染病的发生

传染病的发生与传播直至流行的过程不是突然发生的,而是需要满足一定条件。传染病发生通常需要同时具有病原体和宿主。

通常传染病的影响力与严重程度需要通过病原体的几个特征来表现,包括病原体的传染力、致病力和毒力(表 1)。传染力指病原体引起易感宿主发生感染的能力。传染力大小可通过引发感染所需的最小病原体的数量来衡量,也可通过人群中二代发病率(即续发率)来评价。致病力指病原体侵入宿主后引起临床疾病的能力,通常使用感染者的发病率来评价病原体致病力的强弱。病原体的毒力指病原体感染机体后引起严重病变的能力。毒力与致病力的差别在于,毒力强调的是疾病的严重程度,可用病死率和重症病例比例来表示。

表1　常见传染病病原体的传染力、致病力和毒力

强度	传染力 （继发感染数/暴露数）	致病力 （发病数/感染数）	毒力 （重症例数或病死亡数/总病例数）
高	天花、麻疹、水痘	天花、狂犬病、麻疹、 普通感冒、水痘	狂犬病、天花、结核、麻风
中	风疹、腮腺炎、普通感冒	风疹、腮腺炎	脊髓灰质炎、麻疹
低	结核	脊髓灰质炎、结核	麻疹、水痘
极低	麻风	麻风	风疹、普通感冒

微生物在与环境不断相互作用过程中能够对不同的环境信号做出反应,快速改变基因表达方式。另外,微生物也可发生基因突变、重组等,使得原有的生物性状发生改变,甚至出现新型病原体。病原体的变异可对传染病流行产生较大的影响,主要包括抗原性变异、耐药性变异、毒力变异等。

(1)抗原性变异指病原体的基因突变导致病原体抗原性发生改变的现象,其抗原性的变异使得人群原来获得的特异性免疫力失去作用,导致疾病发生流行。也可以说,抗原变异是传染病暴发、流行甚至大流行的重要原因之一。

(2)耐药性变异指病原体对某种抗生素从敏感变为不敏感或耐受的现象。耐药性变异可通过耐药基因或基因突变传给后代,也可通过微生物共生而转移给其他微生物。耐药性变异是多种传染病流行不能控制或复燃的重要原因之一。

(3)毒力变异指由病原体遗传物质发生变化而导致其毒力增强或减弱的现象。病原体毒力增强将导致疫情严重程度增高。另外,也可以通过降低病原体毒力来刺激机体免疫系统产生足够的抗体抵御传染病,而又不至于引起机体感染发病。毒力减弱是疫苗研制的重要途径和方法。

宿主指的是在自然条件下被传染性病原体寄生的人或其他动物。不同的病原体可以通过各种侵入途径进入宿主体内,但宿主也具有各种正常的防御

机制来抵抗病原体的入侵,包括皮肤黏膜屏障、内部屏障以及特异性免疫反应。除了病原体的各种传染和致病特征及宿主的健康状态之外,研究表明,宿主的遗传因素也会影响传染病的易感性。

病原体侵入宿主,往往会引起宿主出现多种临床表现,宿主产生的这种传染过程的结局可以通过感染谱反映出来。感染谱指宿主对病原体传染过程反应的轻重程度(图 1),包括隐性感染、显性感染或大部分死亡。各种传染病传染过程的结局是不一样的,有的传染病以隐性感染为主,只有一小部分患者有明显的临床征象出现,因为出现明显症状与体征的感染患者很少,所以此种感染在流行病学上又被称为"冰山"现象。另外,也有的传染病以显性感染为主,只有少部分患者不会出现症状;还有部分传染病表现为大部分感染者死亡的结局,往往会引起极大的破坏。

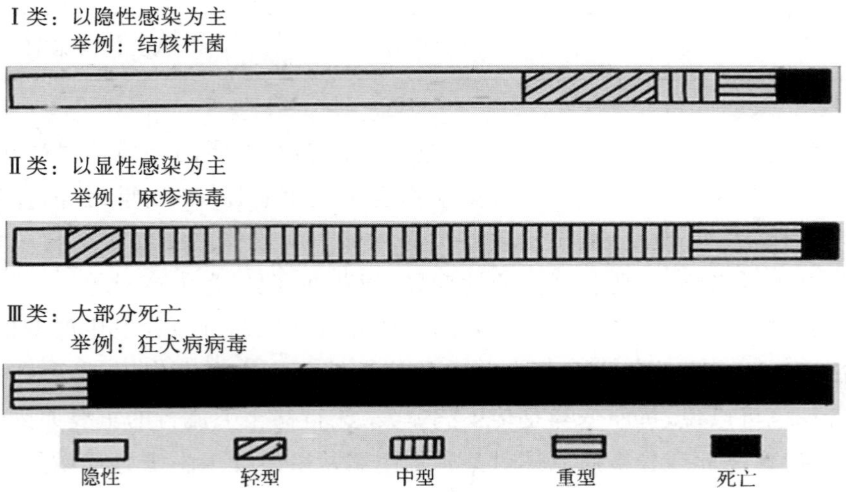

图 1 常见感染谱类型及代表性传染病

三、传染病的流行

传染病的流行是指传染病在人群中连续传播的过程,流行过程必须具备传染源、传播途径和易感人群三个基本环节。

病原体在宿主体内生长繁殖,一旦排出宿主体外,宿主就称为传染源。传染源排出病原体,经过一定的传播途径进入易感者机体。易感者感染病原体可能成为患者或携带者,作为二代病例成为新的传染源。免疫系统正常的易感者感染后通常会获得针对病原体的特异性免疫力,有助于预防再次感染。部分传染病患者康复后产生的特异性免疫力不足以长期预防再感染病原体,因此部分患者康复后可重新成为易感人群,有再发风险。

(一)传染源

传染源是指体内有病原体生长、繁殖并且能排出病原体的人和动物,包括患者、病原携带者和受感染的动物。患者是最重要的传染源,因为患者体内存在大量病原体,又具有利于病原体排出的临床症状(如咳嗽、腹泻等)。患者排出病原体的整个时期,称为传染期;传染期是决定传染病患者隔离期限的重要依据。患者的病程发展通常分为三个时期:潜伏期、临床症状期和恢复期或其他可能结局(图2)。

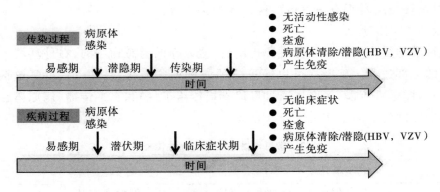

图2 传染病传染过程与疾病过程示意图

潜伏期是指从病原体侵入机体至临床症状出现的这一段时间。潜伏期具有重要的流行病学意义,主要包括:(1)长短可影响疾病的流行特征;(2)帮助判断受感染的时间,查找传染源和传播因素;(3)确定免疫接种时间;(4)确定对接触者留验、检疫和医学观察期限;(5)可帮助评价防治措施的效果;(6)确定是否发生二代病例等。

临床症状期指的是出现特异性症状与体征的时期。它是传染病传染性最强的时期,主要原因在于:(1)病原体在患者体内繁殖量最大,可大量排出;(2)常具有促进病原体排出的症状;(3)对于有些传染病,患者为唯一的传染源;(4)有时需他人护理,增加了感染及传播的机会。

恢复期时,患者的临床症状消失,开始产生免疫力,对大多数传染病来说,机体内的病原体被清除,不再具有传染性。但也有一些传染病在临床症状消失后一段时间内仍可排出病原体。一般情况下,恢复期病原携带者状态持续时间较短,但个别可维持较长的时间,甚至终身。

病原携带者是指没有任何临床症状而能排出病原体的人。按照携带状态和临床分期,可将其分为三类,即潜伏期病原携带者、恢复期病原携带者和健康病原携带者。病原携带者作为传染源的意义取决于携带者的类型,排出病原体的数量、持续时间,携带者的职业、行为习惯、生活环境、活动范围、卫生防疫措施等。

受感染的动物有时也会成为传染源,人类的许多传染病都是由动物传播所致。一些疾病的病原体主要在自然界中的动物间传播,在一定条件下可以传给人,所致疾病称为自然疫源性疾病。也有些疾病是在动物和人之间传播的,并由共同的病原体引起,称为人畜共患疾病。动物作为传染源的流行病学意义,取决于人与受感染动物的接触机会和密切程度、受感染动物的种类和密度,以及环境中是否有适宜该疾病传播的条件等。

(二)传播途径

传播途径指病原体从传染源排出后、侵入新的易感宿主前,在外环境中所经历的全部过程。传染病可以通过一种或多种途径传播(表2),主要包括两种方式,即垂直传播(病原体通过母代直接传给子代)和水平传播(病原体在外环境中借助传播因素实现人与人之间的传播)。

表 2　常见传播途径及代表性传染病

传播途径	代表性疾病
空气传播	流感、肺结核
经水传播	伤寒、血吸虫病
经食物传播	痢疾、霍乱
接触传播	淋病、疥疮
节肢动物传播	疟疾、西尼罗热
经土壤传播	炭疽病、破伤风
医源性传播	丙肝、艾滋病
垂直传播	梅毒、艾滋病

空气传播包括飞沫传播、飞沫核传播及尘埃传播。飞沫传播指的是含有大量病原体的飞沫在患者呼气、喷嚏、咳嗽时经口鼻排入环境;只能近距离传播,主要累及传染源周围的密切接触者;代表传染病如流感、流脑等。飞沫核是指飞沫在空气悬浮过程中由于失去水分而剩下的由蛋白质和病原体组成的核;能够以气溶胶的形式飘至远处,传播距离远;代表传染病有肺结核、白喉等。尘埃传播指的是含有病原体的飞沫或分泌物落在地面,干燥后形成尘埃,易感者吸入后即可感染;以肺结核为代表。

经空气传播的传染病通常具有以下特征：(1)传播途径易实现，易暴发流行；(2)冬春季高发；(3)少年儿童多见；(4)未免疫预防人群周期性升高；(5)受居住条件和人口密度的影响。经空气传播的传染病，通过切断传播途径的方法对预防和控制传染病效果甚微。

经水传播的方式包括饮用水污染传播和疫水接触传播。

经饮用水污染传播的传染病常呈暴发流行，流行程度取决于水源污染的程度和频度、水源的类型、饮水范围、居民的卫生习惯以及病原体在水体中的生存时间等。经饮用水传播的传染病通常具有以下特征：(1)病例分布与供水范围一致；(2)除哺乳期婴儿外，其余人群均可发病；(3)如水体经常被污染，可表现为慢性流行经过；(4)如一次性严重污染，可出现暴发流行；(5)水源停用或净化后，暴发或流行可平息。此类传染病以痢疾、伤寒、甲肝等为代表。

经疫水传播的传染病的发生通常是由于人们接触疫水时，病原体经过皮肤、黏膜侵入机体。往往具有以下特征：(1)疫水接触史；(2)地区、季节与职业上的差别；(3)多见于与疫水接触的人群；(4)大量易感人群与疫水接触可暴发；(5)对疫水采取措施可控制发生。此类传染病以血吸虫病、钩端螺旋体病等为代表。

当食物携带病原体时，传染病可经食物传播，一般肠道传染病和寄生虫病可经食物传播。经食物传播的传染病的流行病学特征主要有：(1)吃污染食物者发病，不食者不发病；(2)一次性大量污染，可形成暴发；(3)停止供应该食物后，暴发即可平息；(4)潜伏期较短。

接触传播分为直接接触传播和间接接触传播。直接接触传播指的是没有外界因素参与下，传染源直接与易感者接触进行的传播，如性病、狂犬病等。间接接触传播指的是易感者接触了被传染源的排出物或分泌物污染的用品所造成的传播，代表传染病包括伤寒、痢疾、沙眼等。间接接触传播传染病的流行病学特征包括：(1)病例一般散发，可在家庭和同住者中聚集；(2)个人卫生习惯不良和卫生条件差的地区发病较多；(3)加强传染病管理，严格消毒制度，注意卫生，可以减少传播。

节肢动物传播又可分为机械携带和生物学传播。肠道传染病如伤寒、痢疾等可以在非吸血节肢动物的体表和体内存活数天，病原体不在其体内发育，只是机械携带。节肢动物通过接触、反吐和粪便排出病原体，污染食物或餐具，感染接触者，称为机械携带感染。吸血节肢动物因叮咬血液中带有病原体的感染者，病原体进入其体内进行发育、增殖，经过一段时间的增殖或完成其生活周期的某阶段后,节肢动物才具有传染性,再通过叮咬感染易感者,这个过程称为生物学传播。从病原体进入节肢动物体内再到具有感染性的这一段时间,称为"外潜伏期"。外潜伏期的长短取决于气候条件。经节肢动物传播的传染病的流行病学特征包括:(1)明显的地区性分布;(2)一定的季节性分布;(3)明显的职业特点;(4)明显的年龄差异。

经土壤传播的传染病主要为某些肠道传染病,病原体如蛔虫、钩虫、鞭虫等,其他土壤传播传染病的病原体为形成芽孢的病原体,如炭疽杆菌、破伤风杆菌、气性坏疽杆菌等。经土壤传播的传染病的流行与病原体在土壤中的存活时间、易感者与土壤接触的机会和个人卫生条件有关。往往是由传染源的排泄物或分泌物污染或者埋葬因传染病死亡的人、畜尸体等导致传染病经土壤传播。

医源性传播是指在医疗、预防工作中,由于未能严格执行规章制度和操作规程,而人为地造成某些传染病传播,通常通过在诊断、治疗或预防过程中传播或经由药品、生物制品或血液污染而传播。医源性传播也是医院感染的主要传播方式。医院感染指的是患者在入院时不存在也不处于潜伏期,而在医院内发生的感染。医院感染根据病原体来源分为两类:外源性感染和内源性感染。外源性感染又称为交叉感染,是指各种原因引起的患者在医院内遭受非自身固有的病原体侵袭而发生的感染。内源性感染也称自身感染,指各种原因引起的患者在医院内遭受自身固有病原体侵袭而发生的院内感染。

垂直传播指的是传染病病原体在围产期通过母体传给子代,也称围产期传播或母婴传播;传播的主要方式包括经胎盘传播、上行性感染和分娩时传播。经胎盘传播的常见传染病有风疹、艾滋病、梅毒、乙肝等。常见的经上行性感染传播的传染病病原体包括单纯疱疹病毒、白念珠菌等。淋球菌、疱疹病毒等可在分娩时进行垂直传播。

一种传染病病原体往往可以通过一种以上的途径进行传播,称为多途径传播,以哪一种途径传播取决于环境和病原体的流行病学特征。以肾综合性出血热为例,其可以经由皮肤接触、食物、气溶胶(空气)、革螨和恙螨(媒介节肢动物)及垂直传播等多种方式进行传播。

(三)人群易感性

人群作为一个整体对传染病的易感程度,称为人群易感性。人群易感性的高低取决于该人群中易感个体所占的比例。与之相对的概念是群体免疫力,指的是人群对传染病病原体的侵入和传播的抵抗力,可以由群体中有免疫力的人口占全人口的比例来反映。

人群易感性的高低是影响传染病流行的一个重要因素。在引起传染病流行的其他条件不变的情况下,易感性高则传染病易于发生和传播,造成流行的可能性大;反之,造成流行的可能性小。如果人群中有足够的免疫个体,对易感者与感染者的接触可以起到阻挡的作用,即形成免疫屏障,使易感者感染的概率大大降低,从而阻断传染病的流行。另外,由于易感者相对较少,即使发生流行,其规模也较小。群体免疫力在传染病流行中有重要的影响,可以通过预防接种来提高人群的免疫水平。

可引起人群易感性升高的主要因素包括:(1)新生儿增加;(2)易感人口迁入;(3)免疫人口免疫力自然消退;(4)免疫人口死亡。

可引起人群易感性降低的主要因素包括:(1)计划免疫;(2)传染病流行后,因感染而获得免疫力。

(四)传染病的控制

针对传染病流行的三要素,可以采取相应的传染病控制措施,从而终止传染病暴发或流行。可以采取去除暴露源(控制传染源)、减少与暴露因素的接触以防止进一步暴露(切断传播途径)、保护易感人群等方式来有效控制传染病的暴发和流行。

针对传染源采取的措施主要是为了消除或减少其传播,对不同类型的传染源需要采取不同的措施。对患者的措施主要是早发现、早诊断、早治疗,隔离治疗,防止传播,保护易感人群。其中早发现、早诊断尤为重要,利于患者的发现与隔离,减少传播,对疫情防控具有重要意义。

在突发公共卫生事件的暴发调查中,需要确定发现病例的统一标准,使发现的病例具有可比性,并符合突发公共卫生事件调查的要求。制定病例定义时,要遵循"简单、易用和客观"的原则。病例定义一般可以分为疑似病例、临床诊断病例(可能病例)和实验室确诊病例。

调查早期的病例定义应当适度"宽松",选择敏感性高的病例定义,以发现更多的病例。早发现可能的病例有助于控制疫情扩散。调查中期需要选择较为"严格"的定义(提高特异度),便于应用病例对照研究和队列研究进行病因研究,指导下一步疫情控制方向。调查后期或调查结束后,应建立监测用的病例定义,以便进行进一步监测,评估突发事件控制措施的效果等。

现场调查中的病例定义应当包括流行病学信息、临床信息和实验室检查信息。流行病学信息包括病例的三件分布(时间、人群、地区分布)信息;临床信息包括患者的症状、体征、体格检查、临床检查、治疗效果等信息；实验室检查包括抗原抗体检测、核酸检测和病原分离培养，以及化学毒物等其他致病因子的检测结果等。

根据与传染源有过接触并有可能受感染者的具体情况，对其进行留验或医学观察。留验即隔离观察，指在指定场所进行观察，限制活动范围，实施诊察、检验和治疗。医学观察通常针对乙类和丙类传染病密切接触者按传染病的最长潜伏期采取措施，被观察者可正常工作、学习，但需接受体检、测量体温、病原学检查和必要的卫生处理等医学观察。决定留验和医学观察的主要依据是疾病的传染期，对传染期暂不明确的疾病可按照疾病的最长潜伏期进行观察，在最长潜伏期内密切接触者一旦发病，将会具有感染性，必须及时隔离和治疗。

在传染病暴发的控制中，隔离是疫情早期最有效的措施，针对患者和密切接触者的隔离措施可以分为集中隔离和居家隔离。集中隔离是最坚决、最有效的隔离手段，可以精准管控高危人群。

针对传播途径采取措施也可有效控制传染病的暴发与流行，针对不同传染病往往可以采取不同的切断传播途径的方式（表3）。

表 3　针对常见传播途径的控制措施

传播途径	控制措施
空气传播	通风、空气消毒、个人防护（口罩、洗手）
经食物、水传播	对病人排泄物、污水、垃圾、被污染的物品和周围环境等进行消毒
接触传播	养成良好的个人卫生习惯、行为习惯
节肢动物（虫媒）传播	杀虫

针对易感人群的措施一般以预防为主，具体措施包括预防接种、药物预防、个人防护等。通过预防接种可提高机体免疫力，降低人群易感性，包括主动免疫（疫苗接种）和被动免疫（注射免疫血清和免疫球蛋白）。对某些有特效防治药物的传染病，在传染病流行时对易感人群可以通过药物进行应急预防，但药物预防作用时间相对较短，效果不巩固，易产生耐药性。最后，要注意易感人群的个人防护。在传染病流行时，易感者的个人防护措施对预防感染有着重要作用。

五、案例分析——既往呼吸道传染病疫情处理

人类历史上曾经历多次传染病大流行，每次传染病流行都会造成大量的

人口减少。而在流行的传染病中,以经呼吸道传播的传染病危害最为严重,以下将对历史上三次呼吸道传染病大流行进行案例分析。

(一)1918 年流感大流行

1918 年暴发的大流感是人类历史上迄今为止造成损失最大的一次流感,是第一次有明确记载的全球大流行,史称"西班牙流感"。"西班牙流感"在短短两年之内波及全球几十个国家和地区,甚至人迹罕至的荒野和偏僻岛屿也难以幸免。近代医学家、生物学家研究发现,造成"西班牙流感"的传染病病原体为变异的 H1N1 流感病毒。美国华盛顿军事病理学院分子病理学家杰弗里·陶贝格尔将 1918—1919 年的大流感称为"所有大流感之母"。

值得说明的是,"西班牙流感"的起源并不在西班牙,有说法称,病毒自 1918 年 11 月从法国传入西班牙,在西班牙大肆传播,由于西班牙在第一次世界大战中的中立国身份,有关疫情的消息得以在媒体中大量关注和报道。因此协约国将这次大流感命名为"西班牙流感",但这也导致了关于病毒起源的误解。有关"西班牙流感"的起源有多种说法,世界卫生组织至今仍认为来源地不详,其中美国起源说最为可能。据记载,第一例患者可能出现在美国堪萨斯州的新兵训练营,随后蔓延至底特律、费城等城市,并且随着第一次世界大战由美国本土传播至法国,迅速在欧洲蔓延,意大利、西班牙、德国等均报告了大量病例,继而传播至世界各地(图 3)。

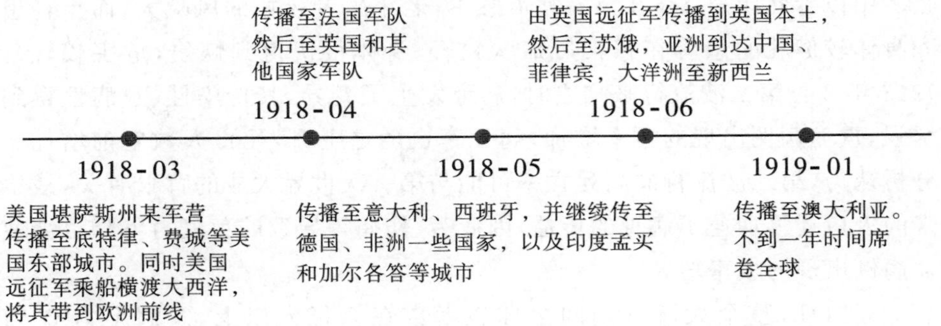

传播至法国军队然后至英国和其他国家军队 **1918-04**

由英国远征军传播到英国本土,然后至苏俄,亚洲到达中国、菲律宾,大洋洲至新西兰 **1918-06**

1918-03 美国堪萨斯州某军营传播至底特律、费城等美国东部城市。同时美国远征军乘船横渡大西洋,将其带到欧洲前线

1918-05 传播至意大利、西班牙,并继续传至德国、非洲一些国家,以及印度孟买和加尔各答等城市

1919-01 传播至澳大利亚。不到一年时间席卷全球

图 3　1918—1919 年"西班牙流感"流行时间线

1918—1919 年大流感可以分为三波。第一波流行发生于 1918 年春季,为较温和波,症状只相当于普通的流行性感冒;第二波流行发生于 1918 年秋季,极为严重,是传染率和死亡率最高的一波;第三波流行发生于 1919 年春季,较为严重,死亡率介于第一波和第二波之间(图 4)。前后两波中间有一定的间歇期,每一波流感持续时间不过几周。流感曲线说明了这种传染性流感

的潜伏期和持续期,这一发病模式在全球具有普遍性。但是,澳大利亚由于采取了较为有效的海上隔离措施而使得流感的全面暴发推迟到1919年,因而略不同于全球的普遍模式。

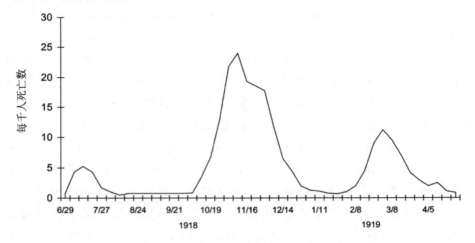

图 4　1918—1919 年三波大流行:英国每周流感和肺炎合并死亡率

1918—1919 年大流感的死亡模式不同于历史上发生的数次瘟疫,这次大流感的特殊体现在不同的时段、不同的国家和地区具有不同的死亡模式。不同地区之间的共同之处在于死亡人数最多的时期均出现在第二波流行中,死亡者中以青壮年居多。在第一波流感中,老年患者死亡的风险大,而年轻患者和身体较健壮的患者在感染后症状较轻,身体很快得到恢复,危害较轻。当1918 年 8 月第二波流行来临之时,病毒发生了变异,其传染性、致病性得到了增强,重症病例出现的概率增加,病死率也随之上升,死亡人数空前增加。有分析认为,第二波流行的高死亡率可能与第一次世界大战的背景有关,战争带来的人口迁移加速了病毒的传播,因疲劳、伤痛等导致的免疫力下降也会使重症病例出现的概率增大。

据估计,整个大流行期间全球患者数在 5 亿人以上,发病率为 20％～40％,总死亡人数在 5000 万～1 亿人之间,平均死亡率 2.5％～5％。造成如此大规模死亡的原因主要有以下三个方面:首先,病毒本身具有较高的毒力,人体感染后往往呈重症症状,而变异后的 H1N1 病毒属于一种新型病毒,机体免疫系统难以快速产生大量免疫活性物质以清除感染;其次,战争期间的非常状态加速了大流感的传播,战争因快速动员和医务人员的大量需求,间接加剧了传染病的大肆传播;最后,在这场大流行中,因为疫情发生的突然性和战争背景下的局限性,各国应对流感的措施和手段显得滞后和无力,在疫情的控制和患者的护理治疗上未起到十分显著的效果。

在大流行期间,针对流感患者的救治较为低效,多数患者死于继发性细菌感染引起的肺炎(抗生素尚未问世),另一部分死于病毒性肺炎。1918年流感传播迅速,死亡率高,对医院床位等医疗供给和资源形成了巨大的压力。受当时科技水平和对流感认识的局限,无法采取有针对性的特异性干预措施,没有有效的疫苗和抗病毒药物,易感者几乎无法从外界获得保护。所以,部分国家采用的防控措施主要是公共干预措施(非药物性干预措施),包括关闭学校、戴口罩、隔离、检疫、倡导良好的个人卫生习惯、使用消毒剂、避免公众聚集等。虽然在1918年大流行期间采取的公共卫生干预措施总体效果并不明显,但是也有些实例证明,如果采取的公共措施时机得当、落实到位,也可以取得一定的效果(表4)。此外,澳大利亚实行了海上隔离检疫的有效措施,从而避免了大流感的过早暴发,为应对流感疫情留出了较为充足的准备时间,延缓了暴发的时间,最终澳大利亚地区的病死率远低于其他国家。

表4 美国费城和圣路易斯公共卫生干预措施对比

	费城	圣路易斯
背景	1918年9月17日费城报告了第一个流感病例,但当局未予重视,并允许大型公众集会;9月28日举行了全市范围的游行。直到10月3日疾病蔓延,医疗和公共卫生资源不足时才采取措施	1918年10月5日圣路易斯报告了第一个病例,10月7日当局迅速地采取一系列保持距离的措施
结果	每周超额死亡率为257/10万,整个流行期的超额死亡率为719/10万	每周超额死亡率为31/10万,整个流行期的超额死亡率为347/10万

(二)2003年SARS流行

严重急性呼吸综合征(severe acute respiratory syndrome,SARS),也称为"非典型肺炎",2002年年底在中国广东省开始暴发,这次疫情成为21世纪以来人类面临的第一次传染病大流行。

2003年4月16日,世界卫生组织宣布确认导致全球SARS疫情的传染病病原体是一种新型冠状病毒,并将其命名为SARS-CoV。冠状病毒是一种已被发现的病毒,早在1965年,蒂勒尔(Tyrrell)与比诺埃(Bynoe)利用胚胎的带有纤毛的气管组织首次培养出冠状病毒。此病毒在电子显微镜下可见如日冕般外围的冠状，因此被称为冠状病毒。1975 年，病毒命名委员会正式将其命名为冠状病毒科。冠状病毒颗粒的直径为 60～200 nm，平均直径为 100 nm，呈球形或椭圆形，具有多形性。病毒有包膜，包膜上存在棘突，整个病毒像日冕，不同的冠状病毒的棘突有明显的差异，在被冠状病毒感染的细胞内有时可以见到管状的包涵体。目前，已发现 7 种可以感染人的冠状病毒，而在 SARS 出现前，已知的 4 种冠状病毒感染人体后较难导致严重疾病。人类对冠状病毒的认识相对不足，自 SARS-CoV 诞生后的近 20 年，又发生了 MERS-CoV（导致中东呼吸综合征）和 2019-nCoV（导致 COVID-19）两次新型冠状病毒导致的肺炎疫情，在全球范围内造成了巨大损失。

经研究表明，SARS 的直接源头很可能来自广东顺德的野生动物市场，第一例确诊病例被认为发生于 12 月 15 日的广东省河源市，第一例 SARS 患者是一名处理野生动物的当地厨师，感染病毒并传染了多名负责救治的医务人员。2003 年 1 月 2 日，河源市将有关情况报告省卫生厅，不久中山市同时出现了几起医护人员受到感染的病例。广东省派出专家调查小组到中山市调查，并在 2003 年 1 月 23 日向全省各卫生医疗单位下发了调查报告，要求有关单位引起重视，认真抓好该病的预防控制工作。

2003 年 2 月起，SARS 疫情已开始向全国各地以及其他国家和地区扩散。2003 年 2 月下旬，一名常住上海的美国商人在途经中国香港到达越南河内后确认染病，之后河内当地医院的多名医疗人员也受感染。该患者之后又回到中国香港接受治疗，但是于 3 月 14 日去世。2003 年 3 月 6 日，北京接报第一例输入性 SARS 病例。2003 年 3 月 12 日，世界卫生组织发出了全球警告，建议隔离治疗疑似病例，并于 3 月 15 日正式将该病命名为"严重急性呼吸综合征"（SARS）。

自 2003 年 3 月开始，疫情在中国内地、香港、澳门、台湾均开始大量传播，同时世界很多地方都出现了 SARS 的报道，从东南亚传播到澳大利亚以及欧洲和北美。疫情迅速蔓延，并开始导致医务人员感染死亡。中国于 2003 年 4 月 13 日宣布将 SARS 列为《中华人民共和国传染病防治法》的法定传染病进行报告和管理。

2003 年 4 月 16 日，世界卫生组织正式宣布 SARS 的致病原为一种新的冠状病毒，并将其命名为 SARS 病毒。2003 年 4 月 17 日，中央政治局已经充分认识到 SARS 的严重程度和潜在威胁，开始全力以赴应对，采取各种必要的紧急措施,包括:(1)快速隔离病源传播;(2)防止人员大范围流动和聚集;(3)媒体透明,信息公开;(4)严厉问责瞒报,避免群众恐慌;(5)动员群众力量重视和加强科学防控,戴口罩,勤洗手;(6)快速建立北京小汤山医院集中收治;(7)加大科研应急研发;(8)加大建设公共卫生体系;等等。中国开始全面抗击SARS疫情。4月22日,北京市计划建造小汤山医院作为防治SARS的专门医院;4月30日小汤山医院启用,北京市SARS患者都转入此医院治疗,减少了医院交叉感染的发生。

2003年5月9日,温家宝总理签署国务院第376号令,公布施行《突发公共卫生事件应急条例》。同日,北京宣布,医务人员的SARS感染比例已呈明显下降趋势,北京SARS病例呈大幅下降趋势;5月19日开始,北京新增病例数降至一位数;5月29日,北京首次出现SARS病例零增长;6月20日,小汤山医院最后18名患者出院。在不到两个月的时间里,这座全国最大的SARS定点收治医院完成了从组建、运转到关闭的全过程,共有672名SARS患者在这里获得救治,治愈率超过98.8%。2003年6月24日,世界卫生组织宣布解除北京"旅行警告",并将中国内地从SARS疫区中移除。2003年8月16日,中国卫生部宣布自6月20日以来中国无新增SARS病例,SARS疫情基本结束(图5)。

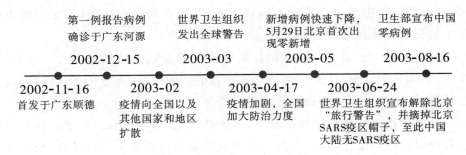

图5 2003年SARS流行时间线

整个SARS流行期间,全球共有26个国家发生了SARS疫情,截至2003年12月31日,全球共有8096例SARS病例,其中774人死亡,病死率达9.6%。中国内地累计报告SARS临床诊断病例5327例,治愈出院4959例,死亡349例(另有19例死于其他疾病,未列入SARS病例死亡人数中)。本次SARS疫情给中国带来了巨大的损失,产生了极其深远的影响。

SARS疫情暴发之后,全球科学家都投身其中,寻找有效控制疫情的方法,中国及各国政府也采取了许多措施进行疫情的控制,部分措施被列入《突发公共卫生事件应急条例(2003)》。应急条例的发布对快速控制疫情起到了极大作用。

SARS疫情的暴发,表现出新发传染病显著的不确定性,面对未知的疫情,寻找传染源成为当时控制疫情的当务之急。经过流行病学调查,SARS疫情前期病例均与野味处理有关,首发病例多为当地野味市场商贩或处理野味的服务人员,野味市场的野生动物被怀疑为病毒的直接来源。随后,科研人员在广东牲禽市场上所销售的果子狸中发现了基因类似的病毒。结合流行病学证据、实验室结果与生物信息学分析结果发现,果子狸是SARS冠状病毒(SARS-CoV)的直接来源,因此果子狸一度被认为是SARS的传染源。但是,后期在中国北方的野生果子狸的研究中并未发现其携带类SARS样冠状病毒,这使得"果子狸传染源"学说难以确证。我国病毒学家进行了长达十几年的研究,发现大量SARS相关冠状病毒在中国的中华菊头蝠中传播,这表明致命毒株可能源自这些蝙蝠,再通过果子狸传播到人类身上,果子狸只是病毒的一个中间宿主。

疫情前期,由于病毒来源未知,因此病毒通过野生动物的饲养、销售、运输、制作烹调等环节进行传播,导致病毒得以扩散,加重了疫情早期的传播。在明确SARS病毒直接来源后,政府机构迅速采取措施,在全国范围内关闭野味市场,严厉打击果子狸等野生动物的养殖、销售与食用产业,一定程度上避免了病毒进一步传播和变异。

针对SARS患者采取的预防控制措施主要是"四早"措施,即"早发现、早报告、早隔离、早治疗",减少患者与易感者的接触机会,降低传播风险,同时通过早期、及时的有效治疗降低疾病的病死率。

针对传播途径进行干预措施有:疫情初期,通过对SARS患者进行流行病学调查以及对其临床症状、影像学结果及实验室检测结果进行综合分析,初步判断SARS主要通过呼吸道进行传播。因此,SARS流行期间有关专家参考流感预防措施,呼吁民众通过自然通风、空气消毒、避免飞沫传播(如佩戴口罩)等达到切断传播途径的目的。其次,针对传播途径的预防控制措施还体现在易感者的自身防护上。易感者养成良好的个人卫生习惯可以有效切断SARS传播途径,如经常使用标准洗手法进行手部清洁,对接触物品及时使用75%酒精或消毒剂进行预防性消毒等。

由于SARS是新发传染病,人群普遍易感,有效预防SARS的疫苗受研发周期影响而未能在疫情期间为易感人群提供有效保护。因此,疫情期间主要通过呼吁人群保持合理饮食、体育锻炼等健康的生活方式来增强免疫力。

在 SARS 流行期间,医院感染是导致患者数量剧增的一个重要因素,包括患者群前往医院进行救治过程中与其他患者发生疾病交叉感染、医务人员救治患者过程中发生医学暴露导致院内感染等。因此,重视院内感染对疫情防控极为重要。

自第一例 SARS 病例确诊以来,传染规模不断扩大,而相关疫情预防措施不到位、不及时,前期没有形成有效控制,因而导致疫情造成如此大的破坏。首先,早期缺乏系统的实验诊断手段,导致诊断不明确、未采取有效防护措施而引起大规模医院内传播,这也是早期暴发的主要原因。同时,许多地方没有专业的现场流行病学专家与防疫人员,加上正是春节期间,调查组的许多预防控制措施并没有得到具体落实,上报中国疾病预防控制中心(Chinese Center for Disease Control and Prevention)和卫生部,没有应急反应。再次,SARS 全球流行过程中,发病多、蔓延快、对公众心理影响严重的主要因素是医院内暴发,大面积医务人员感染甚至死亡。我们需要从 SARS 事件中进行反思,完善突发公共卫生事件应对体系。目前来看,我国对 COVID-19 疫情的应对体系相较 2003 年对 SARS 疫情的应对有了极大提高。

(三)2009 年 H1N1 流感大流行

墨西哥政府于 2009 年 4 月向世界卫生组织报告了 3 月下旬以来稳步增长的流感样病例,同时美国在 4 月 18 日也报道了 7 例人类甲型 H1N1 感染病例(加利福尼亚州 5 例,得克萨斯州 2 例)和 9 例可疑病例。世界卫生组织发现,墨西哥流感样病例中部分病例实验室鉴定结果显示为与美国病例一致的 A/H1N1。此外,这些病例大多数发生在健康的年轻人中,与常见流感的易感人群年龄段不同。本次人类流感病毒有关的病例在多个社区暴发的地理分布,以及受影响的年龄段与常见流感有所不同,此外,此前尚未在猪或人类中发现以这种暴发为特征的 A/H1N1 病毒,推测是一种新变异的 H1N1 病毒,因此,世界卫生组织对该情况予以高度关注。

美国疾病预防控制中心于 2009 年 4 月 21 日怀疑 H1N1 病毒具有人传人性质,开始启动疫苗研发,并于 4 月 23 日召开新闻发布会,肯定人传人现象存在。4 月 26 日,美国政府公布全国范围内公共卫生紧急情况,全国进入应对新发流感疫情防控状态。4 月 25 日,为应对墨西哥和美国报告的甲型 H1N1 流感病例,世界卫生组织总干事陈冯富珍博士召集了一次突发事件委员会会议,委员会一致认为当前状况已构成引起国际关注的公共卫生突发事件;根据此建议,总干事决定当前事件构成《国际卫生条例》下的国际关注的突发公共卫生事件。这也是 SARS 事件后世界卫生大会通过《国际卫生条例(2005)》以来第一次宣布"国际关注的突发公共卫生事件"(Public Health Emergency of International Concern,PHEIC),并表示不建议旅行和贸易限制。

截至 2009 年 6 月 11 日,全球正式报告了 28774 例甲型 H1N1 流感病例,包括 144 例死亡。6 月 12 日零时,世界卫生组织将甲型 H1N1 流感疫情警戒提升至 6 级(最高级),这是世界卫生组织 40 年来第一次把传染病警戒级别升至最高级别。陈冯富珍在日内瓦说:"全球正在进入 21 世纪以来第一次流感大流行的早期。"

2009 年 6 月,甲型 H1N1 病毒重组疫苗进入动物试验阶段;9 月,美国联合多国捐献甲型 H1N1 病毒疫苗;2010 年 1 月,世界卫生组织开始在全世界部署疫苗,全球范围内疫情开始得到缓解。2010 年 8 月 10 日,世界卫生组织宣布 H1N1 流感事件已进入大流行后期,疾病暴发信息停止更新。2010 年 8 月 6 日世界卫生组织疫情报告指出,截至 2010 年 8 月共 214 个国家报道了 H1N1 确诊病例,共造成 18449 死亡病例。

墨西哥作为最早出现甲型 H1N1 流感疫情的国家,在疫情不同时段采取了不同的应对措施。疫情初期,绝大多数病例症状较轻,未引起社会和政府的广泛关注,因而未采取严格的防控措施,疫情得以发酵扩散。在疫情开始扩散后,墨西哥政府采取措施——(1)加强疾病监测;(2)宣布进入紧急状态;(3)优化抗病毒药物分配;(4)呼吁民众采取个人防护措施,注意个人卫生;(5)关闭公共场所和取消人员聚集活动;(6)进行公众宣传教育;(7)加强科研投入——取得了较好效果,疫情在一个月左右得到了有效控制。

六、如何有效应对突发公共卫生事件

我国在 SARS 疫情后,颁布了一系列有效应对突发公共卫生事件的应急预案与法律法规。《国家突发公共卫生事件应急预案》根据性质、危害程度、涉及范围,将突发公共卫生事件划分为特别重大(Ⅰ级)、重大(Ⅱ级)、较大(Ⅲ级)和一般(Ⅳ级)四级。

其中,特别重大突发公共卫生事件主要包括:

(1)肺鼠疫、肺炭疽在大、中城市发生并有扩散趋势,或肺鼠疫、肺炭疽疫情波及 2 个以上的省份,并有进一步扩散趋势。

(2)发生传染性非典型肺炎、人感染高致病性禽流感病例,并有扩散趋势。

（3）涉及多个省份的群体性不明原因疾病，并有扩散趋势。

（4）发生新传染病或我国尚未发现的传染病发生或传入，并有扩散趋势，或发现我国已消灭的传染病重新流行。

（5）发生烈性病菌株、毒株、致病因子等丢失事件。

（6）周边以及与我国通航的国家和地区发生特大传染病疫情，并出现输入性病例，严重危及我国公共卫生安全的事件。

（7）国务院卫生行政部门认定的其他特别重大突发公共卫生事件。

正在肆虐的 COVID-19 疫情符合上述规定的第（4）条，因此各级政府根据《应急预案规定》，启动突发公共卫生事件Ⅰ级响应，采取了限制人群聚集活动，停工、停业、停课，封闭可能造成传染病扩散的场所等控制措施以延缓疫情扩散。同时，各级政府积极调动医疗卫生资源进行疑似病例的诊断与确诊病例的治疗等。

国务院卫生行政主管部门对新发现的突发传染病，根据危害程度、流行强度，依照《传染病防治法》的规定及时宣布其为法定传染病，各级政府根据《传染病防治法》要求进行疫情信息收集与报告。

发生传染病疫情时，医疗卫生机构要加强灾区传染病疫情、突发公共卫生事件监测工作，实行相关传染病疫情和突发公共卫生事件日报告和零报告制度；并根据可能发生的传染病疫情和突发公共卫生事件风险，及时开展健康教育、预防性服药、应急接种等工作。一旦发生传染病疫情和突发公共卫生事件，疾病预防控制机构应立即开展核实诊断、现场流行病学调查、标本采集与检测、疫情和突发公共卫生事件控制等工作。针对新发传染病，要加强科研攻关，提高检测准确性，促进有效药物和疫苗的研发与应用。

苏迎盈　硕士生导师，厦门大学公共卫生学院助理教授，国家传染病诊断试剂与疫苗工程技术研究中心研究人员。

林忠宁　博士生导师，厦门大学公共卫生学院副院长，分子疫苗学和分子诊断学国家重点实验室卫生毒理学课题组负责人。

（收稿日期：2020 年 3 月 7 日。感谢厦门大学公共卫生学院、国家传染病诊断试剂与疫苗工程技术研究中心夏宁邵教授、张军教授对本文的指导。）

突发性传染病防控的
公共卫生伦理问题

　　这个春节因为新型冠状病毒肺炎（以下简称"新冠肺炎"）的暴发而有些特别，然而新冠肺炎作为突发公共卫生事件，其防控涉及诸多伦理问题。我们以新冠肺炎疫情为例，参照世界卫生组织（WHO）的 14 条指引意见，讨论隔离、检疫、接触追踪中个人权利与公共利益问题；隐私、保密、污名化和歧视问题；医护人员的责任义务与医患关系伦理；以及传染病疫情下的科学研究伦理问题等。最后一起探讨这次疫情对大学生的启示，该如何正视灾难并继续前行？

一、背景介绍

　　新冠肺炎自 2020 年 1 月暴发以来，迅速蔓延全国，当前防控战"疫"进入关键期，各地医护人员驰援湖北，各省份物资援助，可谓全国人民众志成城、共克时艰。截至 3 月 5 日 9 时，全国累计报告确诊病例 80565 例，累计死亡病例 3015 例，累计治愈出院 52109 例，现有疑似病例 522 例。中国 28 个省（自治区、直辖市）新增确诊病例为 0，湖北新增治愈出院病例连续 9 天超过 2000 人，中国境外确诊病例突破 10000。

　　在防控过程中，也有一些重要的公共卫生和生命伦理问题，比如，重大传染病防控由于牵涉公众的健康事务，公共策略的制定会介入个人生活和活动空间，比如封闭城市，隔离疑似感染者，上报登记等等。然而，从公共卫生伦理和生命伦理视角看，在传染病防控的具体策略中，有着诸多的伦理困境。比如，如何在公共健康利益保护和个人利益损害之间取得伦理的平衡？为了防止疫情扩散，公布少数疑似病例的个人信息是否妥当？如何避免针对某地域和群体的标签与歧视？在临床治疗和研究的领域，也有诸多的伦理问题。在传染病暴发期间，当缺乏针对病原体的特效药物时，是否可以向患者提供未经临床试验证明的干预措施？在"安全风险"与"生存希望"之间，何者优先？需要怎样的条件保障？这个过程是否及如何通过伦理审查和监督？如何获得患者的知情同意？对这些问题的反思和回答将帮助我们更好地制定防控措施、达成道德共识、增强社会的凝聚力。

二、 传染病防控为什么要考虑伦理？

传染病防控包括隔离、检疫、上报、接触追踪，不但关系个人的健康和生活质量，还与社会的稳定与发展密切相关。目前，传染病预防和控制策略是以预防为主，加强传染病监测，实现全球化控制，预防措施主要包括传染病监测和针对传染源、传播途径和易感人群等。为什么要考虑伦理？因为公共卫生牵涉面大，涉及广大群众，社会成本很高，一些干预措施可能带来公共利益与个人权利的冲突，此外还有隐私、保密、污名化和歧视问题，以及资源分配、信息透明、政府责任、社区责任、个人责任等问题。这里面都会存在伦理冲突与道德风险，需要重视和认真考量。

要讨论伦理问题，我们首先需要了解伦理学。伦理学（ethics）是指专门、完全以道德作为研究对象的学说体系，即研究道德现象并揭示其起源、本质、作用及其发展规律的学科或科学。从一定意义上说，伦理学是对道德生活的哲学思考，所以伦理学也称道德哲学。利益与道德的关系是其核心问题。生命伦理学属于应用规范伦理学的范畴，运用伦理学的理论和方法，在跨学科、跨文化的情境中，对生命科学和医疗保健（包括临床、研究、公共卫生实践）的伦理学方面，包括决定、行动、政策、法律进行系统研究。生命伦理学是生物医学和伦理学交叉的边缘学科，属于应用规范伦理学。它研究"应该做什么"（实质伦理）和"应该如何做"（程序伦理）的问题。一般来说，生命伦理学是医学伦理学的拓展和延伸，包括研究伦理、临床伦理、公共卫生伦理等不同方向。生命伦理学中较为广泛接受的有四个基本的伦理原则：尊重自主，有利，不伤害，公正。这四个基本伦理原则是评价行动的框架，是专业人员的基本义务。这些基本伦理原则为行动提供伦理理由、辩护和论证。根据这些原则对行动评价的结果有三：第一，某个行动是应该做的或有义务做的；第二，某个行动是不该做的或应禁止做的；第三，某个行动是允许做的，也允许不做。

如果是情况一、三，则这个行动是能够得到伦理学辩护的。如果是情况二，则该行动得不到伦理学辩护。

生命伦理学中，公共卫生伦理与医学伦理在很多方面都有差别。公共卫生是通过有组织的社区努力来预防疾病、延长寿命、促进健康和提高效益的公共事业，改善与健康相关的自然和社会环境，提供基本医疗卫生服务，培养公众健康素养,创建人人享有健康的社会。公共卫生的宗旨是保障和促进公众健康。因此,公共卫生伦理与医学伦理有着显著的区别,具体如表 1 所示:

表 1   公共卫生伦理与医学伦理的区别

关注的问题领域	生物医学、临床伦理学	公共卫生伦理学
研究对象	患者个人——微观	社会公众,健康人——宏观
关注的问题	关注治疗、患者个人疾病;患者的权利	关注预防,防止伤害发生,传染病流行;人权,政治性色彩强
涉及的主要关系	医患关系	关系多样
决策者	医生个人或医生群体	政府机构或相关部门
伦理基础和价值取向	强调尊重患者个人自主性	强调资源分配的公平
研究侧重领域	研究侧重在新药、器械、生物制品等	研究侧重在影响健康的行为、生活方式等社会因素,落足在政策制定
工作方法	案例分析	多部门协作,团结互助,健康教育等多种干预措施

资料来源:孙福川、王明旭等:《医学伦理学》,人民卫生出版社 2013 年版。

三、传染病暴发时的公共卫生和医学伦理问题

虽然在传染病暴发中出现的许多伦理问题与在其他公共卫生领域出现的伦理问题相同,但暴发的背景却更为复杂。依据世界卫生组织于 2016 年发布的《传染病暴发时的伦理问题应对指南》(*Guidance for Managing Ethical Issues in Infectious Disease Outbreaks*)[①],以新冠肺炎疫情为背景,来探讨其中的伦理问题。这个文件源于世界卫生组织对 2014—2016 年西非埃博拉疫情引发的伦理问题的关注。根据《国际卫生条例》(*The International Health Regulations* ,IHR)(2005),埃博拉病毒在当时被定义为"国际关注的公共卫

---

①   https://www.who.int/ethics/publications/infectious-disease-outbreaks/en/,中文译本参照了"社论前沿"公众号对本文件的翻译,以及熊宁宁等人的中文翻译版本《传染病暴发伦理问题管理指南》,世界中医药学会联合会伦理审查委员会翻译出版,中国中医药出版社 2020 年版。

生紧急状态"。随后成立的伦理工作组负责制定流行病暴发过程中,应对所出现问题的伦理准则。这些准则共有十四部分组成。由于篇幅所限,有些内容我们会结合现实详细讨论,有些只做简单介绍。

指引1:政府(和国际社会)的义务

传染病暴发时,政府和国际社会需要履行以下义务:

确保国家公共卫生法律资源充足:在传染病暴发期间,公共卫生干预措施以相关法律法规为依据和基础。所有国家都应审查其公共卫生相关法律,以确保法律在赋予政府足够的权力来应对传染病的同时,还向个人提供适当的人权保护。

参与全球监测和备灾工作:所有国家都必须履行《国际卫生条例》规定的职责,参与全球监测工作。职责包括及时通知突发公共卫生事件,无论该通知会引起怎样的负面后果。此外,各国应制定传染病暴发和其他潜在灾难的防范计划,并为相关医疗机构提供指导以实施计划。

提供财政、技术和科学援助:有资源提供外国援助的国家应支持全球流行病的应对工作,包括对病原体进行诊断、治疗和疫苗的研究和开发。这些援助还应该包括协助提高公共卫生应对能力和加强应对传染病最大危害的全国性公共卫生保健系统。

新冠肺炎疫情下,政府做了什么?比如信息通报与每日的感染数量、死亡数量通报。武汉市卫生健康委第一次发布《武汉市卫健委关于当前我市肺炎疫情的情况通报》是在2019年12月31日,武汉市在国家和湖北省的支持下,已经采取以下主要防控措施:一是全力救治患者。二是对所有病例均开展隔离治疗。三是继续在全市医疗机构开展相关病例搜索和回顾性调查。四是认真开展密切接触者追踪,对已经追踪到的密切接触者按规定落实医学观察,是否存在发热等异常症状。五是对华南海鲜城采取休市措施,并开展环境卫生处置和进一步的卫生学调查。六是积极开展流行病学调查。七是配合国家和省开展病原鉴定(包括核酸检测和病毒分离培养)和病因溯源,使防控工作有序进行。

为患者提供免费医疗服务(政府买单)。依据《中华人民共和国传染病防治法》第六十二条,国家对患有特定传染病的困难人群实行医疗救助,减免医疗费用。具体办法由国务院卫生行政部门会同国务院财政部门等部门制定。目前按照国家、省、市联合制定的治疗方案,集中患者、集中资源、集中专家、集中收治,武汉市三家定点医院设置床位 800 张用于收治病人,其他直属医疗机构为配合患者救治,也将于近期腾出 1200 张床位用于患者救治,确保病人得到及时的收治。此前的政策是凡是确诊的病人,除医保报销外,医疗费全由政府兜底;现在为打好防疫战,更进一步出台规定,凡是在各发热门诊留观的病人,门诊费也均由政府买单。这样无论是门诊还是住院基本上实现了患者零缴费。①

国际社会援助。正所谓"一方有难,八方支援",疫情暴发以来,包括伊朗、俄罗斯、白俄罗斯、巴基斯坦、韩国、日本等国家向中国捐赠物资,让人倍感温暖。同时,受疫情的影响,世界上多个国家都相继采取了入境管制措施(截至 2 月 2 日,全世界有 71 个国家对中国实施了入境管制)。然而,2 月 13 日,医学期刊《柳叶刀》(The Lancet)在线发表了一篇评论文章,来自加拿大、瑞士、智利、南非、英国、美国、意大利的 16 位全球有影响的卫生法学家(包括世界卫生组织前任首席法律顾问)在共识声明中认为,在当前新冠肺炎暴发期间,许多国家对中国实施旅行限制,违反了《国际卫生条例》第 43.1 条。该条款严格要求所有额外卫生措施的实现必须"充分尊重人的尊严、人权和基本自由",这反过来反映了国际法在制约对权利和自由的限制和减损时,具有必要性、合法性和相称性的原则。在任何情况下,公共卫生或外交政策决定都不应基于种族主义和仇外情绪,而目前针对中国人和亚裔正有此倾向。

在控制疫情的努力之中,信息的透明性至关重要,否则,无法让公众了解传播风险及如何保护自己,也无法让医疗和公共卫生专业人员知晓应该采取何种有效而适宜的干预措施。现在,国家卫生健康委每天都会更新疫情的最新数据;北京和各大城市都会及时举行记者会发布疫情简报,公布疫情扩散信息,并在电视上与疫情专家进行访谈——这样的措施符合疫情透明的伦理原则。

指引 2:当地社区参与

在传染病暴发时,社区参与对于建立和保持信任以及维护社会秩序至关重要。使社区充分参与需要注意以下问题:

包容性:所有可能受到影响的人都应有机会直接或间接表达自己的声音。应建立适当的交流平台和工具,以促进与卫生当局和民众的交流。

---

① 《武汉新型冠状病毒感染患者救治均由政府买单》,http://www.chinanews.com/gn/2020/01-21/9066490.shtml,访问日期:2020 年 2 月 21 日。

脆弱性:应特别注意确保在传染病暴发期间,较脆弱群体的应对计划和决策。公共卫生人士应认识到此类人员可能对政府和其他机构的不信任,并需要努力将其纳入社区计划中。

开放性:交流工作应旨在促进真正的双向对话。决策者应做好准备,尽早与社区接触,并考虑到所有可能受影响人群的利益。

透明度:透明度原则要求决策者以恰当的方式公开解释决策的依据。对不确定的信息做出决策时,应明确承认不确定性并传达给公众。

问责制:公众应该知道谁负责制定和实施与疫情应对相关的决策,以及如何质疑不恰当的决策。

新冠肺炎疫情的防控中,社区发挥了重要的作用。1月底,武汉市新型肺炎防控指挥部发布通告:由全市各社区负责,全面排查所服务辖区发热病人(含已就医和未就医市民),并送社区医疗中心对病情进行筛选、分类。对于需要到发热门诊的病人,各区统一安排车辆送达指定发热门诊就诊,指定发热门诊不得以任何理由拒收病人;对于不需要到发热门诊就诊的病人,由各社区落实在家居家观察,社区负责做好市民居家观察服务工作。

在防疫战中,社区工作者承担的主要工作为:

(1)上级各类统计报表信息的摸排登记与公示;

(2)"四类人员"等重点人群的每日联系与跟踪服务,每天需要电话询问,登记发热信息,还要做大量心理安抚工作,以及帮忙联系就医与代买菜买药等;

(3)孕妇、其他病患者、行动不便的老人等特殊群体的就医与生活需求服务;

(4)联系安排物业公司对社区进行消毒杀菌工作;

(5)普通居民的生活物资供应与保障等。

其实,每一项工作都非常琐碎、复杂、耗时。社区工作者不仅人手不足,往往也只有一个薄薄的口罩防护,而且专业知识欠缺。仅仅靠社区工作者去为全体居民服务,肯定是无法满足需求的。

疫情期间,防疫宣传标语也挂满了大街小巷。作为一种基本的宣传载体,这些标语横幅对疫情进行宣传和警示,在提升民众对于抗击疫情的认识,共同配合打好疫情阻击战方面,发挥了积极而明显的作用。甚至可以说,它们对于宣传科学防疫知识、增强抗疫信心功不可没。

但在有些地方张贴的标语横幅中,也有一些不文明、违背公序良俗,似乎过于简单粗暴的。诸如"今年上门,明年上坟""拜年就是害人,聚餐就是找死""今天到处乱跑,明年坟上长草""敢从武汉来,坚决不接待",等等,可能一时间会吸睛,并产生震慑作用。然而却包含着不容忽视的粗鄙、愚昧和歧视,甚至有诅咒之嫌。制作、书写、公开悬挂这样的标语横幅,可谓是另类的有违文明的"病毒",不仅有悖于疫情防控工作"统筹兼顾、科学防治、精准施策"的政策精神,也是将防疫工作简单化甚至粗暴化的表现,更会加重人们不必要的恐慌情绪,甚至刺激部分人产生对立情绪。作为疫情防控宣传载体的标语横幅,也需要以人为本,需要有文明的温度,有文化的气质,有人文的关怀。

指引 3：特别弱势情境

处理个人和群体的特别弱势情境应考虑到以下因素：

难以获得服务和资源：弱势特征可能使某些人难以获得服务。如社会弱势群体可能无法获得安全可靠的交通工具。

对有效沟通策略的需求：某些类型的障碍会影响个人传输或接收信息的能力。这些障碍使个人难以接受必要的公共卫生信息或充分参与社区活动。为克服这些障碍,信息应以多种形式传递,并与主要利益相关者进行直接口头交流。

污名和歧视的影响：社会弱势群体往往面临污名化和歧视,在公共卫生紧急情况下,这种情况会更加严重。工作人员应确保所有个人得到公平和公正的待遇,而不论其社会地位或对社会的价值如何。

疫情应对措施带来的负担：即使公共卫生措施是出于善意而设计的,它们也可能无意中给特定人群带来不成比例的负担。

对资源的更大需求：为了满足那些处境特别脆弱的个人的需要,有时需要使用额外的资源。在决定是否有必要进行调整时,考虑到成本是合理的。尽管保存有限的资源是很重要的,但为有更大需要的人提供更多的资源是合理的。

暴力发生的风险增加：对于某些人群可能引发的疫情暴发或传播,应积极制定策略,保护这些群体的成员不受暴力风险的影响。

社会弱势群体除了在疾病暴发后,受到比较严重的患病和死亡威胁外,他们在疾病防治和治疗过程中,被污名化的机会也比较大。作为一个群体,他们所承受的是生理与社会心理双重的压力。在疫情暴发早期,网上流传一些对武汉人、湖北人很不友好的视频及图片,疫情使武汉人被污名化,并进而导致歧视和排斥。在社会学讨论中,"污名"定义为一种使人遭到贬抑的特质,污名化就是目标对象由于其所拥有的"受损的身份"而在社会其他人眼中逐渐丧失其社会信誉和社会价值,并因此遭受到排斥性社会回应的过程。① 污名形成有五个社会要素:贴标签、从差异到好坏、区分我群与他群、社会隔离和社会歧视。②

新冠肺炎是一种新发的传染病,暴发之后造成整个社会的恐慌,但是以有限的医学知识,对于疾病发生的原因与传染过程尚不了解,要预防疾病传染,缓解大众焦虑,只有采取严格手段。疫区非感染人群以及在外的疫区户籍的人们会产生极其负面的情绪体验:对疫情恐惧与社会排斥恐惧的叠加,以及羞耻感、污名化带来的被贬低感。《疾病的隐喻》一书中提到,在中世纪"麻风病患者是腐败社会的象征、教诲的启示、腐败的标记",得到"任何病只要其起因不明、通常治疗无效,就容易被意义覆盖"的结论。③

对于施与污名的人来说,污名似是他们面对恐惧源的一种本能性、情感化的反应,但人是理性的存在,是遵守规则的社会行动者。疫情时期的污名化以及伴随而生的社会歧视和排斥意味着对被污名群体的施加痛苦、恐惧和愤怒,乃至正当甚至法定权利的侵害。所以,请停止以地域为标签,对武汉人、在汉居民及流出人口进行泛的精神侵害和权利侵犯。新型冠状病毒是新发现的病毒,具备较强人传人特征,而且主要是通过近距离的接触传播,尚无特效药,且感染人数增长迅速。但正因为如此,这才成为疫情,才更需要理性以对,勠力同心以对。世界卫生组织总干事谭德塞号召"全世界此时此刻,需要事实,而非恐惧;需要理性,而非谣言;需要团结,而非污名化"。

指引4:稀缺资源的分配

稀缺资源的分配应考虑到下列因素:

一致性:拨款原则应具有一致性,应当制定决策方案,以确保对类似的情况一视同仁。并且确保没有人由于其社会地位而得到更好或更差的待遇。应努力避免在选择或应用分配方法时出现无意中的系统性歧视。

解决争端:应建立机制来解决分配原则适用性的分歧。这些机制的设计

---

① 欧文·戈夫曼:《污名:受损身份管理札记》,商务印书馆2009年版。

② Link B G, Phelan J C. Conceptualizing stigma, *Annual Review of Sociology*, 2001, Vol.27, pp.363-385.

③ 苏珊·桑塔格:《疾病的隐喻》,上海译文出版社2003年版。

应确保分配得到公正和负责任的审查。

避免腐败：在传染病暴发期间，如果大量个人争夺有限的资源，卫生保健部门的腐败可能会加剧。确保实行分配制度的人员不接受、不行贿、不从事其他腐败活动。

责任分离：在可能的范围内，资源分配的解释不应该被委托给已进入治疗过程的医生，这些关系创造了一种道德义务来维护特定患者或群体的利益。相反，应该由其他临床医生做出决定，他们没有个人或职业上的理由来支持某一个病人或群体。

我国在应对新冠肺炎疫情工作中坚持把医疗救治和防护资源集中到抗击疫情第一线，这包括医疗资源，如全国各地的医护人员组成医疗队赶赴武汉，支援当地开展新冠肺炎疫情防治工作。截至 3 月 5 日，29 个省（自治区、直辖市）包括新疆生产建设兵团和军队系统，已经派出 3.2 万余名医务人员来支持湖北武汉，他们主要来自于呼吸、感染、重症等专业科室，其中有 1.1 万名重症专业医务人员负责重症的救治工作。这 1.1 万名的重症医务人员已经接近全国重症医务人员资源的 10%。同时统筹调度城乡医疗资源，切实解决资源分配不均衡问题，坚决落实非新冠肺炎患者救治定点医院和治疗措施。经济资源方面，国家开发银行 20 亿元应急贷款驰援武汉抗击肺炎疫情，贷款将专项用于医疗救助、应急设备采购、工作经费等与疾病治疗及与疫情防控相关的各项工作。

尤其令人瞩目的是国家在 10 天内在武汉修了"两座山"——火神山医院和雷神山医院，集中收治新冠肺炎病人。同时，2 月初，武汉开始利用体育馆、会展中心、厂房、仓库、高校等现有的大型设施，改造建设多所方舱医院，用来收治轻症病人。2 月 16 日，国家发展改革委安排中央预算内投资 2.3 亿元支持武汉市方舱医院增强收治能力。

在新冠疫情下资源配置中的伦理考量除 WHO 指引之外，还应该预防资源配置不当导致的"次生灾害"。疫情当前，我国的体制优势得到充分体现。但在决胜疫情防控战、绝大多数医疗资源向新冠肺炎感染者倾斜的同时，我们也必须注意到还有大量的肿瘤、外伤、尿毒症、其他感染等非新冠肺炎的患者等待救治。由于很多医院集中力量治疗新冠肺炎患者，导致这些病人无处就医，原先的治疗被迫中断，病情急剧恶化。如何合理调配医疗资源、建立均衡的医疗保障体系也是确保人民健康、维护社会秩序的当务之急。这涉及资源分配的公正问题。

指引 5：公共卫生监测

对于公共卫生活动的监测应注意以下原则：

保护个人信息的机密性：未经授权披露在传染病暴发期间的个人信息会使个人面临重大风险。各国应确保针对这些风险提供充分的保护，严格限制将此类信息用于其他情况。

评估公众参与的重要性：公共卫生监测通常是在强制性的基础上进行的。实际上，不应假定监视活动是强制性的。负责设计和批准监测方案时应考虑允许个人选择不参与特定监测活动。

向个人和社区披露信息：无论个人是否被允许选择不参与监测活动，监测过程都应在透明的基础上进行。个人和社区应了解收集信息的类型、使用这种信息的目的以及在何种情况下可以分享信息。此外，应尽快合理地提供有关监测活动结果的资料。应认真注意通报信息的方式，以尽量减少监测对象可能面临污名化或歧视的风险。

在新冠疫情暴发的早期，武汉归乡大学生的个人敏感信息在网络上被大肆传播，相关 Excel 文件被转发于各微信群中。有不少武汉返乡人员反映多次接到陌生人的来电威胁，更有甚者在其家门前拉横幅警告。武汉返乡人员信息遭到如此泄露，已经严重损害武汉返乡人员的合法权益，影响了武汉返乡人员及其家人的正常生活。对于新冠肺炎疫情，民众的恐慌心理可以理解，但这一恐慌心理不应变成"恐鄂""排鄂"。武汉返乡人员积极配合当地有关部门登记个人信息，但并不意味着其授权个人信息可公之于众。《中华人民共和国侵权责任法》第二条规定："未经公民许可，公开其姓名、肖像、住址、身份证号码和电话号码的行为可归入侵犯隐私权范畴。"网络并非法外之地，肆意传播武汉返乡人员个人敏感信息已构成违法。

指引 6：限制行动自由

在没有考虑以下注意事项时，在疫情期间不得对行动自由进行限制：

施加限制的合理依据：限制行动自由的决定应以病原体的证据为基础。除非有合理的依据来预测这些干预措施将大大减少疾病的传播，否则不应实施此类干预措施。

最低限制原则：对行动自由的任何限制，都应以尽可能少的限制为原则，进行设计和实施。

成本：要合理地考虑成本和其他实际限制因素，以确定在这种情况下限制性较小的替代方案是否可行。

保障人道主义：对行动自由的任何限制，都应以足够的资源作为后盾，以确保受到限制的人不会承受不当的负担。还必须确保个人有足够的身体空间和参与活动的机会，以及与亲人和外界进行交流的方式。

应对经济和社会后果：政府应向因无法开展经营、失业、农作物受损或行动自由受到限制的其他后果而蒙受经济损失的家庭提供援助。

正当程序保护：应建立适当的机制，使自由受到限制的个人可以对这些限制措施的适当性、执行方式、实施限制的条件等提出质疑。

公平适用：对行动自由的限制，应以同样的方式适用于所有构成类似公共卫生风险的人。因此，个人不应因与可能对他人构成风险无关的原因而受到更大或更小的限制，包括加入任何不受欢迎或受欢迎的社会群体或阶级的成员身份。

沟通和公示：决策者和公共卫生官员应就限制行动自由的问题与社区进行对话，并征询社区成员如何以最小的负担进行限制的意见，并应定期提供这些措施执行情况的最新消息。

在新冠肺炎疫情期间，经报国务院批准，国家卫生健康委于 2020 年 1 月 20 日发布 2020 年第 1 号公告，将新冠肺炎纳入《传染病防治法》规定管理的乙类传染病，并采取甲类传染病的预防、控制措施。《传染病防治法》第三十九条规定：

医疗机构发现甲类传染病时，应当及时采取下列措施：

（一）对病人、病原携带者，予以隔离治疗，隔离期限根据医学检查结果确定；

（二）对疑似病人，确诊前在指定场所单独隔离治疗；

（三）对医疗机构内的病人、病原携带者、疑似病人的密切接触者，在指定场所进行医学观察和采取其他必要的预防措施。拒绝隔离治疗或者隔离期未满擅自脱离隔离治疗的，可以由公安机关协助医疗机构采取强制隔离治疗措施。

拒绝隔离的法律后果也是相当严重的。依据《传染病防治法》第三十九条规定："拒绝隔离治疗或者隔离期未满擅自脱离隔离治疗的，可以由公安机关协助医疗机构采取强制隔离治疗措施。医疗机构发现乙类或者丙类传染病病人，应当根据病情采取必要的治疗和控制传播措施。"同时，《突发公共卫生事件应急条例》第四十四条规定："在突发事件中需要接受隔离治疗、医学观察措施的病人、疑似病人和传染病病人密切接触者在卫生行政主管部门或者有关机构采取医学措施时应当予以配合；拒绝配合的，由公安机关依法协助强制执行。"

公共卫生干预措施需要在公共利益（public interest）和公民权利（civil liberties）间寻求平衡。在突发公共卫生事件发生时，处于第一位的公共卫生伦理原则是"效用（utility）"原则，要对限制个人权利的干预行为进行全面评估，其受益/风险比越高，则效用越大。公共卫生牵涉面大，涉及广大群众，社会成本高，绝不能采取徒劳无功的干预措施。有时候不可避免地牺牲某些个体的某些权利和利益。为了公众的利益，在多大程度上侵犯个人的自主和自由是可以得到伦理学辩护的呢？最具争议的恐怕就是隔离的措施。

历史上最著名的隔离案件之一是"伤寒玛丽"。玛丽是一名15岁移民到美国的爱尔兰人，由于烹饪天赋，她陆续给很多人家做厨娘。玛丽就像瘟神一样，在哪里做厨师，哪里就会暴发伤寒疫情。然而她自己身体健康，没有症状。后来证明她是伤寒带菌者，她一生传染了52个人，其中7例死亡，间接被传染者不计其数。算是"超级传播者"。玛丽被当局追踪及逮捕，前前后后隔离27年至死方休。玛丽一生可以说是公众利益与个人权利碰撞的典型悲剧，是一个具有巨大讨论价值的课题。"伤寒玛丽"事件除了是一个公共健康课题，也凸显了弱势移民及女性被社会不公平对待的悲剧。事实上，若是执行公共健康政策的同时，也尽量维护及尊重个人权益，就可以避免这样极端的悲剧发生。

有学者提出，面对传染病暴发疫情，迫不得已要用到隔离措施的时候，我们仍应该遵循以下伦理原则：

第一，要有证据或经验证明并得到理性辩护的是，这种限制个人自由的隔离措施确实对控制病毒的传播是有效的，而不能基于主观臆测。

第二，有不同形式和不同程度的隔离措施，我们采取的隔离措施要与病毒传播的速度和引起疾病的严重程度（尤其是死亡率高低）相称或成比例，而不能超越这一必要限度。

第三，这种隔离措施是控制疫病所必要的。

第四，在采取隔离措施时对个人自由的限制应最小化。

第五，必须及时地、随时地和完整地将有关疫情的信息传递给所有公民，也要向邻国、邻地区和世界卫生组织报告，坚持透明性。

指引7：医学干预在传染性疾病的诊断、治疗和预防过程中应遵循的原则

医学干预在传染性疾病的诊断、治疗和预防过程中，应注意以下原则：

遵循公共卫生的干预建议：如有充分证据证明拒绝接受医疗干预，会对公众构成重大威胁。那么个体对于医疗干预的拒绝应该被推翻。

干预中存在的医疗禁忌：一些干预对于多数人来说风险较低，而对患有特定疾病的人则构成较高的风险。

对于不愿合作的患者提供可行性的干预：在某些情况下，可能无法干预不配合的个体。没有患者的合作，期望治疗方案能够成功完成是不现实的。在这种情况下，唯一可行的方法可能是隔离患者，直到他或她不再具有传染性为止。

关注对社区信任的影响：如果强制个人接受治疗或预防措施，可能会使社区成员对医疗保健提供者或公共卫生系统不信任。

指引8：传染病暴发期间的研究

注重当地研究机构的作用

解决当地研究伦理审查和科学研究的局限性

提供伦理审查

将研究纳入更广泛的疫情应对工作

确保研究不会耗尽与公共卫生相关的关键资源

正确应对恐惧和绝望

克服获得民众知情和同意的其他障碍

建立和保持社区和民众的信任

选择恰当和有效的研究方法

研究数据共享

确保研究的公平性

2020年2月18日，《柳叶刀》上发表通讯文章《支持中国抗击2019年新型冠状病毒疾病（COVID-19）疫情中的科研、公共卫生、医务工作者的声明》，该文由来自英国、德国、美国、澳大利亚、荷兰、西班牙、马来西亚和中国香港地区等全球著名科研单位的27名病毒学家、流行病学家联合发表。科学家在文中强烈谴责新型冠状病毒非自然起源的阴谋论，全力支持奋战在疫情一线的中国科研工作者。新冠肺炎疫情从暴发到现在，相关的科学研究一直在进行。世界卫生组织也建议在强调加强疫情控制的同时，继续确定疫情的病源与传播潜力,持续深入了解疫情的流行病学和演变情况以及相关疫情控制措施。此外,所有国家和国际社会都有义务通过多部门交流与合作,积极参与增加关于新型冠状病毒和疾病的知识,推进相关研究工作,开发必要的治疗方法。

高质量的科学研究,不仅对有效控制新冠肺炎疫情、确保人民生命健康和安全有着重大意义,更是中国履行大国责任,应对新冠肺炎的重要战略。因此,在抗击疫情的同时,开展相关研究势在必行。据中国临床试验注册中心(Chinese Clinical Trial Registry,ChiCTR)官方网站记载,自1月23日至3月初,全国有超过200个临床试验正在进行,其中以治疗为目的的临床试验共有139项,共涉及湖北省内外的超过50家医疗机构。而疫苗预计最快于4月下旬申报临床试验。这些临床试验涉及的药物或疗法,既有西药,也有中药。比如西药方面,有已经上市的抗疟老药氯喹,也有流感药物阿比多尔,还有抗艾药物利托那韦等,以及"明星药"瑞德西韦(remdesivir)等。传统中医方面,有双黄连口服液、痰热清注射液、热毒宁注射液、金银花汤剂,也有太极拳辅助康复。细胞疗法方面,有脐血干细胞、宫血干细胞和脐血NK细胞治疗。一个关键的问题是,这些药物或干预在使用之前,是否经过了充分有效的伦理审查?

药物临床研究是指任何在人体(健康志愿者或患者)开展的药物系统性研究,是对药物治疗效果、用药剂量、不良反应的不断探索和验证过程。不同阶段研究的目的和意义不同。如图1所示:

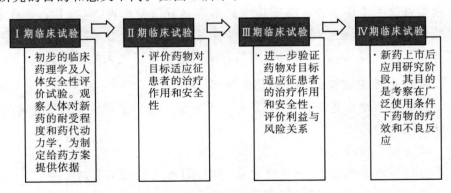

图1 药物临床研究不同阶段的目的

绝大多数药物不等上市就被淘汰,只有少部分药物经得住一系列验证,而整个过程需要长达6~8年甚至更久。

任何涉及人的临床试验在开展之前,必须经过伦理审查委员会(ERC/IRB)的批准。这是因为研究不同于治疗,其在干预目的、暴露的风险、受试者或患者自主权方面都有较大区别。临床实践使用业已证明安全有效的医疗措施解决当前患者的健康问题,是有利于患者健康的干预。而临床试验则不同,它是为了发展和促进可被普遍化的知识而设计的研究活动,以期使未来患者受益。在临床试验中,受试者不一定能从参与研究中获益,其为医学科学进步承担风险,为科学知识的增长做出贡献。因此,临床试验必须保证尊重患者的自主性和知情同意。只有将受试者可能受到的风险降至最低,并且使受试者得到充分尊重和保护,才能真正有利于科学和医学的健康发展。伦理审查委员会的使命便是保护受试者。根据国际和国内相关规范,所有临床试验在开展之前必须经伦理审查委员会对其伦理学上的可辩护性进行审查,以保证试验设计的科学价值、社会价值和伦理价值,为受试者提供尽可能广泛的保护,提高临床试验在科学和伦理方面的质量。

因此,我们需要加强伦理委员会的能力、制度与资源建设。新冠肺炎突发公共卫生事件相关研究也是涉及人的研究,必须遵循国家伦理审查相关法律法规和国际公认的伦理准则。然而,国内《涉及人的生物医学研究伦理审查办法》(2016)、《人类遗传资源管理条例》(2019)等法规尚未对突发公共卫生事件语境中的人体研究相关伦理监管进行规范。突发传染病疫情下,需要认识到医学研究的迫切性及其所处的特殊环境,如患者的脆弱性,治疗的迫切性和研究的需求之间的张力,研究可能会占用有限资源等等。这些现实因素可能使得很多常规的伦理审查标准操作流程不再具有可操作性,但这并不意味着要降低相应要求,而是恰恰相反,对伦理委员会的审查能力、科研人员的自我约束和依从性管理,以及科研机构的监管能力都提出了更大的挑战。

指引 9:未经证实的干预措施的使用

试验性干预措施全称为"对紧急使用未经登记和试验性干预措施的监测"(MEURI)。

试验性干预措施的使用应遵循以下原则:

伦理监督的重要性:应建立确保 MEURI 受到伦理监督的机制。

有效的资源分配:MEURI 不应妨碍或延迟试验产品的临床研究。此外,不应将注意力或资源从实施可能对控制疫情至关重要的措施上转移。

风险最小化:未经证实的干预措施必然涉及风险,但是,应将与干预措施相关的任何已知风险减至最小。

收集和分享有价值的数据:通过 MEURI 产生的知识应尽可能与 MEURI 科学咨询委员会、公共卫生当局、该国的医生和研究人员以及国际医疗和科学界进行透明、完整和迅速地共享。

知情同意的重要性：被提供 MEURI 的个人应该意识到干预的可能风险。

社区参与的必要性：通过社区参与了解当地的规范，加快对临床试验测试的干预措施的收益和风险的了解。

在资源稀缺的情况下进行公平分配：符合 MEURI 标准的化合物可能无法大量供应。在这种情况下，各国应建立做出这些分配决定的机制。

一方面，一些重症患者等不及药物通过长期试验后获批上市，他们在尝试多种现有药物无效后，希望使用可能对他们有效的在研新药。另一方面，在研药物还在临床试验中，其安全性和有效性还未得到充分的验证，药物还没有上市。这种情况下，"同情用药"（compassionate use of drugs）应运而生。新冠肺炎目前没有有效药物，1 月 31 日美国研究人员出于"同情用药"原则对一名新冠肺炎患者使用了尚未获批上市的在研药物瑞德西韦，患者用药一两天后临床症状得到缓解。据美国食品和药物管理局（下称"药管局"）官方网站介绍，"同情用药"的原则是：对于当下处于危及生命的情况或病情严重的患者，如果无其他有效疗法选择（且患者无法注册参与临床试验），可在不参加临床试验的情况下使用尚未获批上市的在研药物。药管局同时警告说，使用在研药物可能对治疗有效，也可能导致无法预期的严重副作用。因此，"同情用药"目前在美国的使用案例多是针对小规模个案病人，并未用于大规模病人群体。我国也有类似"同情用药"的规定。2019 年 8 月新修订的《中华人民共和国药品管理法》第二十三条规定："对正在开展临床试验的用于治疗严重危及生命且尚无有效治疗手段的疾病的药物，经医学观察可能获益，并且符合伦理原则的，经审查、知情同意后可以在开展临床试验的机构内用于其他病情相同的患者。"瑞德西韦在我国快速获批并用于临床试验，属于"特事特办"，这一做法体现了同情用药关怀患者的伦理意义。

指引 10：快速数据共享

数据的共享和收集是日常公共卫生实践必不可少的部分。在传染病暴发期间，由于不确定性和不断变化的科学信息，数据共享变得越来越紧迫；当地卫生系统的反应能力受损；以及跨境合作的作用越来越大。由于这些原因，"在不断出现的紧急卫生事件中，快速数据共享至关重要"。

产生数据的活动包括公共卫生监测、临床研究、个别患者的遭遇（包括 MEURI），以及流行病学、定性的和环境的研究。参与这些工作的所有个人和实体都应通过及时分享相关且准确的数据进行合作。

作为正在进行的疾病流行前防备工作的一部分,各国应审查其关于数据共享的法律、政策和实践,以确保它们充分保护个人信息的机密性,并解决其他相关的伦理问题,例如控制偶然发现、处理有关信息所有权或控制权的纠纷。

指引 11:传染病暴发期间所收集的生物样本

在传染病暴发期间收集的生物标本的长期储存应注意如下事项:

提供信息:在传染病暴发期间,在要求个人提供生物样本之前,应向他们提供有关收集目的的信息,在可行且符合公共卫生目标的情况下,应要求个人提供知情同意书。

社区参与:存储传染病暴发期间收集的生物专用化学品的个人和组织应与当地社区代表就这一过程进行对话,制定有关今后使用这些样本的政策。

全球共享生物标本:国际共享生物标本有时可能是进行关键研究的必要条件,应建立适当的管理机制和管理制度,以确保收集标本的国家的代表参与有关标本使用的决定。

材料转让协议:未经正式的材料转让协议,不得将生物标本转让到收集它们的国家以外。应在负责照顾病人和采集样本的人员、受影响社区和病人的代表以及有关政府官员和伦理委员会的参与下制定转让协议。

指引 12:性与性别差异

性和性别可以影响传染病暴发的传播、遏制、过程和后果。应对时需注意以下原则:

性与性别包容性:公共健康监测应系统地收集关于性、性别和怀孕状况的分类信息,既要确定不同的风险和传播方式,又要监测传染病暴发的任何不同影响及其控制措施。

确保获得高质量的保健服务:如果有证据表明,一种传染性疾病会给孕妇或胎儿带来特殊的风险,那么男性和女性都应该了解这些风险,并获得安全的方法将其风险最小化。

包括性别在内的研究策略:研究人员应努力确保研究不过分偏向某一性或性别,在疫情暴发期间,对试验性治疗和预防措施的研究应设法查明结果中与性或性别相关的任何差异。

关注社会和文化实践:与性别有关的作用和做法可影响传染病暴发的所有方面,决策者和疫情应对人员应识别和应对这些因素。

性与性别的传播策略：负责发展和运营的实体实施传播策略时应该对基于性与性别差异敏感，并回应与健康相关的信息。

指引 13：前线工作人员的权利和义务

前线工作人员的权利和义务包括：

尽量减少被感染的风险：在传染病暴发期间，使风险降到合理可能的程度。

获得卫生保健优先权：应确保生病的前线工作人员以及通过与工作人员接触而患病的任何直系亲属能够获得合理的最高水平的卫生保健优先权。

适当的报酬：前线工作人员的劳动应该得到公平的报酬。

支持重新融入社区：前线工作人员可能会感到耻辱和被歧视。

对家庭成员的援助：应向前线工作人员的家庭提供援助，应向因公殉职的前线工作人员的家属提供死亡津贴。

卫生保健部门工作人员的其他义务：

参与公共卫生监测和报告工作：在卫生部门工作的人员有义务参与应对传染病暴发的有组织的措施，包括公共卫生监测和报告。

向公众提供准确的信息：在传染病暴发期间，公共卫生官员的主要责任是传播有关暴发病原体的信息，包括它如何传播，如何预防感染，以及什么治疗或预防措施可能有效。

避免被利用：在没有有效治疗方法的情况下，卫生保健工作者有责任避免利用个人的弱点，为其提供治疗或预防措施。

新冠肺炎暴发时我国医务人员彰显了极高的专业责任和忘我精神。也做出了巨大的牺牲。截至 2 月 11 日，《中华流行病学杂志》在为新冠肺炎患者提供诊治服务的 422 家医疗机构中，共有 3019 名医务人员感染了新型冠状病毒（1716 名确诊），其中 6 人去世（截至本文完稿时已增加到 22 例）。可能存在非职业暴露造成的感染。国家卫生健康委 2 月 19 日印发《关于进一步加强疫情防控期间医务人员防护工作的通知》。

任何人都不想在工作岗位上遭受职业伤害或因公死亡，医务人员也是如此。但医疗专业的神圣性和特殊性，恰是因为其社会功能无可取代，也因为医务人员选择的是救死扶伤的事业。在这个戴着光环的专业背后，附带了不得不承担的责任。如何在医务人员个人的职业自主性和个人利益与社会对该专业的道德期待之间取得平衡，医务人员如何界定自身的责任与地位，是值得探讨的问题。社会若以"英雄"的角色期待与要求医护人员,是否会变成太沉重的伦理责任?医护人员有一定的照护病患的道德义务,他们必须认识到医疗专业责任的实践本身就是充满风险的,最直接的风险就是因接触病患而被传染,若是一旦面临危险就拒绝或放弃病人,当然是有悖于基本的专业伦理职责。然而他们本身的安全也必须首先得到保障,例如包括提供基本的训练与防护装备,合理的防疫体系与措施,才能进一步要求他们去承担责任与风险。社会与医疗体系必须实质性地关心与支持医护人员,不能让一小部分医护人员来承担社会整体的风险。

应当如何看待疫情中坚守的医者角色和现代社会的医患关系?首先,医者是帮助患者对抗病魔的施助者。在现代社会,患者去医疗机构就医,接诊医护人员即与他们建立医患关系,力争实现救死扶伤、祛病解痛的目标。但医护人员无法确保且不能百分之百地达到祛除病痛或治愈的结果,因为疾病内在的物理—化学—生物变化和外在的自然—社会环境变化是复杂的、无限的、不确定的。其次,不能把医护人员角色误解为全知全能的"神医"。患者就医,寄希望于医者通过医学干预,帮助他们达到康复或治愈的目的。但医生不是能够干预生死的"神"。再次,舆论不应对坚守疫情一线的医生形成道德绑架,医护人员不仅处于被传染新型冠状病毒的极高风险中,还承受着因防护造成的伤痛(如皮肤损伤)和艰难(如长时间不进食、不喝水、穿成人纸尿裤)。为了表达对坚守疫情一线的医者的钦佩、敬意与感激,我们称他们为"白衣天使""逆袭英雄",但我们应防止以患者利益裹挟医者不顾个人安危地工作。在赞美医者的同时,应尽量减少舆论压力。同时,政府应落实对于医护人员的支持和奖励措施,以及对医护人员家人的补助与照顾。

指引 14:安排国外人道主义援助人员时的伦理问题

安排国外人道主义援助人员时需考虑如下伦理问题:

与当地官员协调:外国政府和人道主义援助组织应当与当地官员讨论并协商其作用和责任。如果不能,则与世界卫生组织等国际组织讨论并达成协议进而部署工作人员。

安排外国工作人员:仅在外国救援人员能够提供当地环境无法提供的必要服务时才能部署他们。

明确部署条件:应向准外援人员提供有关项目期望和风险的全面信息,以便他们可以就是否能够做出适当的贡献做出明智的决定。

提供必要的培训和资源:援助人员必须获得适当的培训、准备和设备,确保他们能够以尽可能低的风险有效地执行任务。

确保援助人员的安全：部署外国援助工作者的组织有义务采取一切必要措施确保工作者的安全，特别是在危机情况下。

四、对大学生的启示

当前，疫情仍在继续，很多学校都陆续通过线上课程，开始了新学期的学习。生活是最好的老师，面对疫情中的诸多道德现象和问题进行反思，往往能给我们深刻的启发。疫情夺走很多人的生命，造成有些家庭支离破碎，数字之后是令人心酸的悲剧。很多人都经历了恐慌、无助、悲伤、脆弱甚至愤怒的心理状态。死亡是对人类脆弱性的最有力提醒，疾病是常态，而健康是极为珍贵的。我们该如何面对脆弱的生命和充满风险的人类社会？

在这里，我想号召大家与我一起，用我们的行动，践行以下的伦理要求：（1）正视脆弱，理性思考；（2）尊重生命，爱护动物；（3）诚实不欺，警惕偏见；（4）做好自己，勇于担当。

马永慧　英国曼彻斯特大学博士，厦门大学医学院副教授，医学院生命伦理中心副主任，医学伦理委员会副主任委员。主要研究领域为生命伦理学。担任《中国医学伦理学》、*Nursing Ethics*、*BMC Life Sciences，Society，and Policy* 期刊编委，在《中华消化杂志》、《中华医学杂志》、《中国医学伦理学》和 *American Journal of Bioethics*、*Bioethics*、*BMC Medical Ethics* 等中英文期刊发表论文数十篇。

（收稿日期：2020 年 3 月 5 日）

新冠肺炎：突发疫情如何影响
宏观经济和金融市场？*

今年的春节和往年不一样，疫情天降猛如虎，牵动惊联千万户，我们每个人都在关注新冠肺炎，这场突发疫情会如何影响宏观经济和金融市场呢？本文先从积极理性看待突发疫情入手，说明如何客观评估疫情对中国经济的影响，接着分析疫情对中国房地产和金融市场的影响和对策，再从全球经济和金融市场的角度讨论疫情的影响，最后是小结与展望。

一、积极理性看待突发疫情

这是一场猝不及防的疫情。面对来势汹汹的疫情，全国上下掀起了防控疫情和稳定经济的战"疫"热潮。这是两个没有硝烟、与时间赛跑的战场。

本次疫情的发展速度要远远快于 2003 年的 SARS（严重急性呼吸综合征），二者同时发端于前一年的 12 月，但到了 1 月底，新冠肺炎的确诊人数就已超过同期 SARS 感染人数，截至 2 月 8 日，累计死亡人数也已超过 SARS 时期的死亡总数。因此，"时间就是生命"！

相比于 2003 年 SARS，本次疫情具有如下几个特点：一是突发性。1 月 31 日，世界卫生组织将此次疫情列为国际关注的突发公共卫生事件（PHEIC）。二是传染性。据统计，新冠肺炎的基本传染数（R_0）为 1.5～3.5，比 SARS 高，且潜伏期更长。武汉是五省通衢的交通枢纽，再加上春运期间的巨大客流量，导致疫情迅速扩散。我们做了一个简单的分析，即发现 1 月 23 日武汉封城前流出的人口可以很好地解释各地的确诊病例数，拟合程度高达 93％，如图 1 所示。

更关键的是不确定性，目前人们对于新型冠状病毒的来源、传染方式和治

＊ 本文得到高和荣、冯文晖、龚君、刘晔、蒙莉娜、肖潇、程欣、贝泽赟、张瑞阁、徐海峰等的支持与帮助，在此一并表示感谢。

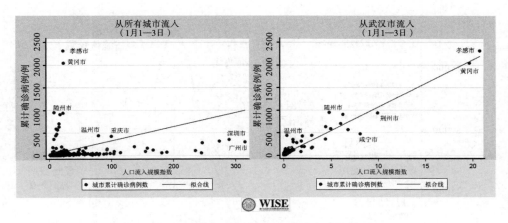

图 1　人口流动与新冠肺炎疫情的相关性

数据来源：各省市区卫生健康委网站，百度迁徙大数据累计病例数据截至 2 月 6 日。

制作：WISE 团队（厦门大学王亚南经济研究院）。

疗方法等尚没有明确的认知和判断，因而在面对疫情时存在恐慌情绪，甚至出现抢购物资与医疗挤兑现象。面对传染性强、不确定性高的疫情，国家采取了比 SARS 时期更为迅速和严厉的防控措施，包括封城，推迟复工复学，组织各地医疗队驰援，建立火神山医院、雷神山医院、方舱医院，以及成立联防联控机制等。

相比于之前几次突发公共卫生事件和主要流行性疾病，新冠肺炎的传播力和致死率都不是最高，关键是不确定性和由其带来的挤兑效应。世界银行有研究显示，世界各国发生的疫情中，由于恐慌而造成的损失占总经济损失的九成左右。因此，我们固然需要高度重视，但切勿恐慌，要坚信我们可以打赢这场防疫战。

2 月份，湖北之外地区的疫情呈现出新增及疑似病例持续下降、潜在风险人群仍在增长以及治愈增速超过死亡增速的特点。自 2 月 12 日起，湖北加入了临床诊断病例，确诊人数大幅上升，这是因为确诊标准改变，现在确诊速度加快了，再加上尽收尽治和集中隔离，预计疫情将在 2 月下旬达到高峰，3 月底基本结束，如图 2 所示。

当然，乐观情形的可能性并不是 100%，悲观情形下疫情可能持续整个上半年，而折中的预测认为疫情将在 4—5 月份结束。疫情对经济的影响取决于其持续时间，而疫情时间长短不仅会带来直接经济损失，而且会影响到复工复产。

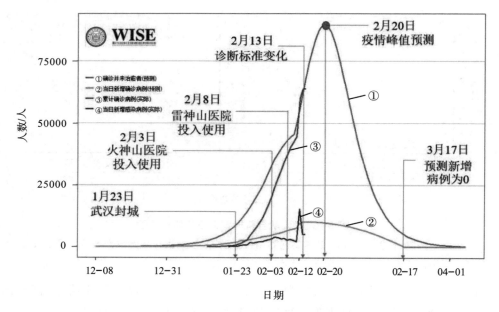

图 2　基于变参数 SEIR 模型的疫情预测

二、客观评估疫情对中国经济的影响

　　如何客观评估疫情对中国经济的影响呢？评估思路可以参考 2003 年 SARS 对经济的影响,但也要注意到中国经济面临的新变化:其一是中国经济总量翻了 7 倍多(如图 3 所示),从高速增长转向高质量增长。

　　其二是产业结构和需求结构出现变化,第三产业以及最终消费占比提高,2019 年第三产业增加值占 GDP(国内生产总值)的 54%,超过第一、二产业的总和(图 3),而在三大需求中,消费占比为 58%,超过投资和净出口的总和。

　　另一个新变化是当前我国正面临着防范和化解系统性金融风险的重大任务。如图 4 所示,2019 年社会各部门的杠杆率相比 2002 年有大幅提高,特别是非金融企业部门的杠杆率,高达 155.62%。因此,防疫同时更要防风险。

　　1.疫情对中国经济的影响

　　首先看供给端。受封城、交通管制和推迟复工等影响,各类行业的生产活动将受到负面冲击。第三产业因为行业特征和春节假期这两大因素的叠加影响,受到的冲击尤为严重。第三产业以服务业为主,需要人与人间的直接接触,在防控疫情背景下,显然会出现不同程度的停滞,比如餐饮、交通运输、旅游、院线电影等行业。

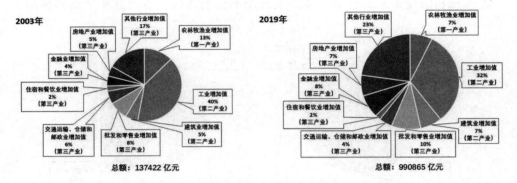

图 3   2003 年和 2019 年全国产业结构情况对比

数据来源：国家统计局。

制作：WISE 团队。

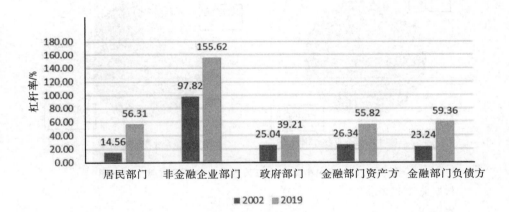

图 4   2002 年和 2019 年全国各部门杠杆率对比情况

数据来源：国家资产负债表研究中心。

制作：WISE 团队。

根据国泰君安等研究团队对 2020 年三大产业增长率的影响估计，预测第三产业的增速下降幅度最大，持续受影响的时间也最长。某机构金融研究院也对春节期间服务业的直接经济损失做了估计，预计为 3 万亿元，占 2019 年第一季度 GDP 的 14%。

特别值得注意的是，中小微企业在本次疫情中面临特别的挑战。这些企业对经济的贡献度很大，如图 5 所示，但有先天脆弱性（形象地说，具有"基础病症"），容易出现集中破产退出的风险。一方面，封城措施、复工时间推迟以及其他防疫工作的推进会直接影响企业的生产；另一方面，复工延迟导致的营收下降和防疫带来的营业外成本上升使不少企业面临着现金流中断的风险。

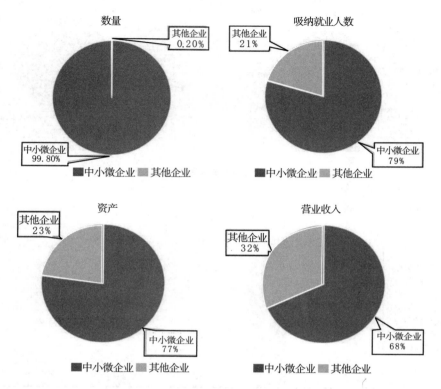

图 5　2018 年中小微企业与其他企业的经济贡献度对比图

数据来源：国家统计局。

制作：WISE 团队。

从需求端的各分项来看，消费受到的冲击最大：首先，相比于 2003 年，消费在 GDP 中的占比提高很多，对消费的冲击会给经济更大的不利影响；其次，损失发生在春节消费旺季，且很大部分是服务性消费，无法在之后得到补偿；再次，疫情不确定性和恐慌造成的预防心态，也可能导致计划消费急剧下降。

投资方面，各地政府因为忙于应对疫情，可能造成基建投资大幅萎缩，要素不能正常流动，势必影响企业投资。因此，我们预计第一季度投资会有一定下降，但这是投资延迟，未来有予以补偿的可能。净出口方面，自本次疫情成为 PHEIC 后，目前已有十几个国家对中国停飞航班，预计这会对近期的进出口活动造成负面影响，中国出口额很有可能创新低。

根据多家机构的研究，市场普遍认为，2020 年三大需求都将会有不同程度的下降，其中消费受到的影响是最大的，受影响的时间也是最长的。

综合供给端和需求端的分析，由于实际供需相比潜在水平萎缩，预计GDP增速将进一步放缓，具体的估计要做到短期不低估，长期不高估。

本次疫情在短期内无疑会给中国经济造成冲击，主要集中体现在第一季度，GDP增速或下降约2个百分点。随着经济活动恢复常态、前期被抑制的需求得到释放以及可期的政策支持，经济增速有望在第二至第三季度反弹。就中长期而言，中国经济的增长趋势不会受疫情影响，随着中国经济再平衡、服务业占整体经济比重逐步上升以及科技升级等长期趋势的稳定，我们相信未来中国经济高质量发展的步伐将加快。

为了防控疫情，我国采取了封城等多项隔离措施，这对于抑制疫情传播起到了很大的作用，但也伴随着就业下降、物价上升和金融风险高企等经济社会成本。第一，预计今年上半年全国城镇调查失业率将高于2019年各月保持所在的5.0%～5.3%区间，对5.5%的控制线构成显著压力；第二，2020年1月，CPI（消费价格指数）同比上涨5.4%，主因是春节效应，疫情会导致部分供应品紧缺、物流成本上升，这种影响较为滞后，会进一步体现在2月份，但不会持续太长；第三，在杠杆率高企（见图4）的背景下，人流、物流的阻断加剧了资金流中断的风险，使金融机构及债权人受损，导致抛售资产、价格下跌，进一步恶化企业和个人资产负债表，由此可能会触发系统性金融风险。因此，防控经济传染病和金融风险已刻不容缓。

2.疫情对经济的影响也取决于经济应对

如图6所示，截至2月13日，各级财政已安排疫情防控资金805.5亿元，其中中央财政支出172.9亿元，此部分已超过SARS防治财政支出136亿元，而且还有进一步提升的空间，因为805.5亿元仅占2019年全国一般公共预算支出的0.34%，比SARS防治支出占2003年全国全部财政支出的0.55%小，而172.9亿元少于2019年的中央预备费（主要用于应对灾害等突发事件）500亿元。

除了经费保障外，各级财政部门还要兜牢"三保"（即保工资、保运转和保基本民生）底线，积极支持企业复工复产，加大对防疫保障企业和受疫情影响较大行业企业的财税支持力度。

从金融政策的应对来看，央行设立了3000亿元的专项再贷款，支持金融机构向疫情防控重点企业提供优惠贷款利率，同时开展了1.7万亿元逆回购操作，维护银行体系流动性；还灵活调整了住房按揭、信用卡还款安排等，防

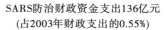

SARS防治财政资金支出136亿元
（占2003年财政支出的0.55%）

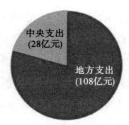

新冠肺炎防治财政安排805.5亿元（截至2020年2月13日）
（占2019年财政支出的0.34%）

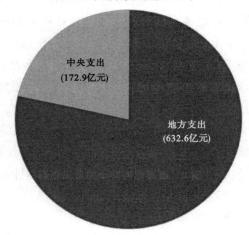

图6　SARS防治与新冠肺炎防治财政支出情况对比

数据来源：中国财政。

制作：WISE团队。

控资金链的断裂。

2月9日，国务院印发《关于切实加强疫情科学防控、有序做好企业复工复产工作的通知》，各地出台多项措施恢复人流和物流、帮扶中小企业、支持复工复产，如福建省出台的21条措施，要求在严格做好疫情防控的前提下，有序有力有效推进生产企业和重点项目复工复产，为稳定经济社会大局提供有力支撑。2月10日起，全国多地开始迎来复工潮，在防疫阻击战的同时打响经济保卫战，两者如何平衡至关重要。如何科学防控疫情和有序稳定经济两手抓、两手硬呢？

首先，要避免防疫过度而导致民生失稳、出入失控、农业失时、工业失序，不同地区应该根据疫情轻重程度，分类组织生产复工。例如，福建省以县域为单元，根据新冠肺炎病例迄今发生数量、涉及本地感染的聚集性疫情状况和地理传播风险，划分为无疫情区、零星散发疫情区、一般疫情区、较多病例疫情区等四类，进行差异化防控。

其次，战"疫"同时稳就业，防范短期冲击带来的摩擦失业。对不裁员、少减员的企业，可以按一定比例返还其实际缴纳的失业保险费；可考虑推出工资补贴、线上培训补贴以及租金补贴等政策，保证就业稳定；同时加大线上招聘力度，保证"就业服务不打烊、网上招聘不停歇"。

再次，要鼓励企业创新生产模式，推动由线下向线上的转型。可充分利用互联网、人工智能、大数据等技术，发展平台经济、共享经济；出台措施鼓励企业开展线上职业技能培训，一方面应对疫情的短期冲击，另一方面培育人力资本和线上产业。

经过防疫阻击战和经济保卫战的洗礼，中国经济将长期稳定向好。一方面，生产、生活业态将朝着健康化、智能化、线上化发展，推动经济转型；另一方面，危机可能催生新的商业模式和产业形态，推动经济高质量发展。同时，这将倒逼政府加快结构性改革，社会治理将更透明，治理体系和治理能力走向现代化。

三、中国房地产市场的应对

中国最大的资本市场是房地产市场。2018年中国房地产总市值为65万亿美元（如图7），远高于中国股市的6万亿美元市值，也高于美国、欧盟、日本房地产总市值之和，而且在居民家庭财富中占比也高达70%。因此，突发疫情对房地产市场的不利冲击无疑最受关注。

1.疫情对房地产市场的影响

与2003年SARS时期比较，当前房地产市场具有一些不同的特点：

（1）2003年时中国商品房市场尚属高速发展期，潜力巨大，而当前市场已经历了十数年的发展，进入高位平台期。

（2）2003年8月，国务院颁布18号文件，将房地产业定位为国民经济的支柱产业，而当下房产行业的定位是重要产业，政策倾向也由积极支持转变为稳字当头。

（3）房地产行业总体负债率由2003年的58.04%上升至2019年前三季度

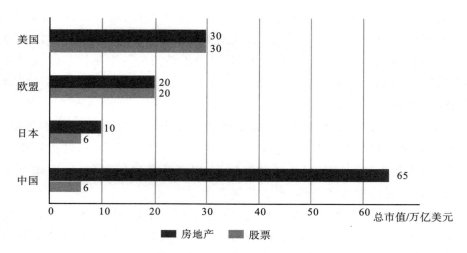

图 7 股票/房地产总市值概览

的 80.26％,呈现出较高的负债水平。

在这样的大背景下,房地产市场无疑是受本次突发疫情影响最大的市场,其影响将大于 SARS 时期:

(1)在销售端,全国多地下发了暂停销售活动的通知,多地成交量同比暴跌 90％以上,再加上房产商品的特殊性,其销售难以从线下转到线上,即使这部分延迟的购房需求有望在疫情过后迎来反弹,其对房地产销售的短期冲击也是不可低估的。

(2)在开发端,房地产项目在拿地、开工等方面的指标均出现了下降,根据盛松成等人的估计,今年第一季度因土地交易中止而导致的房地产开发投资可能下降 29.12％,因新开工中止而导致的房地产开发投资则可能下降 3.64％,此外假期延长或导致在建项目投资下降 4.77％,合计下降 37.53％。

(3)在资金端,由于当前房地产企业的负债水平较高,如果销售暂停导致资金无法快速回笼,房企将"以价换量",在价格上做出让利。2 月 16 日,龙头房企中国恒大推出"全国七五折大促"。即使如此,有些高周转模式的房地产企业也很可能面临资金链断裂的问题,甚至带来中小型房企的倒闭潮。

(4)在产业链方面,考虑到房地产行业与国民经济中几乎所有行业均存在紧密联系,因此疫情对房地产市场的影响也会间接波及其他行业的产出和就业。

(5)考虑到土地收入是地方财政的重要支撑,房地产市场的低迷加上防疫期间财政支出的增加,会对地方政府收入造成压力。如果处理不当,甚至可能导致地方债务风险的暴发。同时，各种房地产抵押贷款比土地财政的金额要大得多，在银行和影子银行体系中不断加杠杆累积系统性金融风险。

2.房地产市场的对策

综上所述，中国房地产市场对国民经济和防范系统性金融风险的重要性不言而喻。那么，该不该救楼市？怎么救市？

首先，政府必须施以援手，稳定楼市，防止短期冲击演变成趋势性变化，因为这次疫情不是经济正常波动，其突然发生导致市场中断，波及家庭、企业、银行、财政方方面面。各地方政府也纷纷出台相关政策，包括松动限购限贷政策，试图稳定房地产市场的需求。

其次，坚持"房子是用来住的，不是用来炒的"定位，稳定楼市不是将房地产作为短期刺激经济的"夜壶"。因为各方都急需现金流来支持负债，简单的刺激手段不断累加杠杆，会助长楼市泡沫化，加剧经济的脆弱性和系统性金融风险。

再次，按照"因城施策"的基本原则，加快建立房地产市场的长效机制。建议"先租后购"，按照居民可负担的金额，逐月收取租金，一定时间后一次性补齐余款，获得完整产权以分享住房升值的财富。其本质是将劳动力资本化，使之转化成真实、持续的现金流（即租金）。同时，一线城市可以成立投资基金，在周边地区投资或购买"人才房"，并以"先租后购"的形式吸引在本地工作的外来劳动力，让他们都有机会分享资产升值；一线城市的投资基金也可以增值，同时有利于周边三四线城市去库存，并推进区域经济一体化。

长期来看，要改变以房地产为基础的资本生成和城市化模式。过去40年，各个地方的城市化大多是从房地产市场融资，用于建设基础设施、发展产业经济和提供公共服务，但并没有将公共服务的发展放在首位。此次突发疫情使以医疗为代表的公共服务迅速成为稀缺资源，GDP至上的弊端暴露无遗。

公共服务是现代城市的基石，应该将公共服务当成核心资源的载体而不是配套，这就要求各地政府从经济型向服务型转变，地方政府之间的竞争也要从经济增长转向公共治理。而公共服务可持续发展需要财政"真金白银"的支持。

一方面，未来财政税收体制改革要与公共服务发展相适应，特别是中央政府与地方政府在财政收入支出"四本账"中，即一般公共预算、政府性基金预算、国有资本经营预算和社会保险基金预算，要有明确的权力清单与责任清单,以人民为中心建立公共服务体系。

另一方面,发行特种国债提供所需资金,实现国民经济债务大重组。此次突发疫情是整个"社会系统"的系统性公共风险事件,可以借鉴上两次发行特种国债化解系统性金融风险的做法和经验。第一次是在 1998 年,财政部发行了 2700 亿元的长期特别国债,有效化解了当时国有企业的困境和银行潜在的债务危机。第二次是在 2003 年,政府成立了汇金公司,推动国有商业银行上市;2007 年财政部又发行了 15500 亿元特别国债,作为刚成立的中投公司的资本金。此次突发疫情对国民经济债务的影响深度和广度远远大于前两次,因此发行特种国债的规模也要大得多。

四、中国金融市场的应对

疫情突发后,中国各类金融市场均做出了一定反应。总的来看,短期内要看疫情阻击战的成效。疫情利空股市和汇市,利好债市,特别是国债,但流动性的注入对市场走势有重要影响。中期要看经济保卫战的成效,也就是各类政策对生产活动和资金供应的保障,让经济正常运转起来。长期来看,实体经济走势决定了金融市场的基本面。

1.股票市场的应对

如图 8 所示,1 月 20 日,钟南山院士首次确认新型冠状病毒存在人传人现象,这是突发疫情升级的转折点,几大股指数开始由升转跌;2 月 3 日,鼠年开市第一天,因市场恐慌情绪的影响,股市指数跌幅更是创 23 年来的纪录,并出现了多市场上的千股下跌局面。

有意思的是,在经过了短暂的恐慌后,市场接连出现了大幅反弹,现已经远超年初的水平,如图 8 所示。在实体经济受到突发疫情严重影响的背景下,中国股市上涨的逻辑是什么呢? 这主要受益于货币当局的流动性注入和预期引导。

据报道,央行已向全国调拨 6000 亿元新钞,这些高能货币所产生的广义货币可能上万亿元,在前期已经设立 3000 亿元疫情防控专项再贷款的基础上,增加再贷款再贴现专用额度 5000 亿元,通过公开市场操作投放的流动性已高达 3 万亿元,中期借贷便利(MFL)、贷款市场等利率纷纷下调,但资金不尽然都能进入实体经济,总有一部分会通过各种渠道流入股市。目前,很多企业仍开不了工,房地产又不景气,股市便成了不错的选择。

大量资金涌入股市,可能起到短期救市作用,但如果没有上市公司业绩的

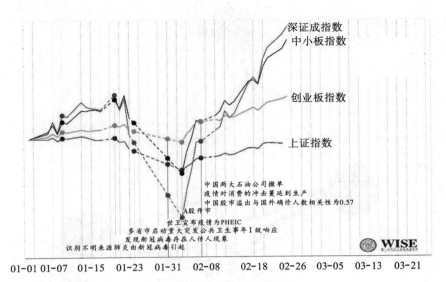

图 8　疫情期间的中国股市指数

说明：以 2020 年 1 月 1 日为基期，虚线表示休市。

数据来源：搜狐财经。

制作：WISE 团队。

相应提升、股票指数和企业市盈率的攀升，最终只会导致股市风险的累积和股灾的再一次爆发。值得注意的是，科技疯牛卷土重来，支持创业板猛烈上攻，云计算等科技概念题材异常火热。如图 9 所示，创业板指数引领几大主要股指上涨，也说明各股市和股票间的网络传染特征强，应该警惕系统性风险的发生。

在疫情得到控制之后，生产恢复将成为经济工作的重中之重，疫情期间停滞的投资和出口活动将在这一时期重启，疫情期间被压制的消费也可能在短期内报复性反弹，面对扩张的需求，企业将需要更多资金投入生产。因此，股票市场应在这期间着力于生产资金的筹集与分配。从满足资金需求方面看，可借助证监会推出的"再融资新规"，适度有条件地推出"IPO 新规"，加快企业在一级市场 IPO（首次公开募股）和再融资的审批速度；从资金供给方面看，应当积极拓展中长期资金来源，鼓励和支持社保、保险、养老金等中长期资金入市。

2.债券市场的应对

如图 10 所示，受疫情带来的恐慌避险情绪和宽松货币政策的影响，国债、国开债收益率均创近三年新低，各种信用债的收益率也多在 1 月 23 日后出现

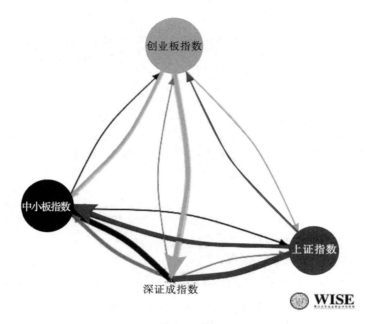

图 9　中国股指间的溢出网络

数据来源：搜狐财经。

制作：WISE 团队。

了明显下行。但应注意的是，地方政府债的利率在 2 月 3 日开市后不降反升，说明地方政府的融资成本比预期要高。

　　本次疫情对企业的短期偿债能力也是一个考验，因为 2020 年上半年是偿债高峰期。各种债券（特别是私营企业债）的隐含违约率在 2 月 3 日开市后均有上升，要特别关注三类企业债务违约风险，即先天脆弱的中小企业、依赖高周转的房地产企业和缺乏核心竞争力的出口企业。

　　同时，债券市场在防控疫情和恢复经济、促进发展两个方面应责无旁贷。一方面为抗击疫情提供资金支持，如鼓励国家发行专项债券为防疫救治工作筹措资金；另一方面，也要保障停产停工企业的资金链，及时为之开辟外部融资渠道，比如证监会为疫情严重地区企业发行公司债开辟了绿色通道，截至 2 月 14 日，已有多家湖北企业通过该渠道发行约 28 亿元债券。此外，如上所述，可以考虑发行特别国债，实行国民经济债务大重组，减轻地方政府的债务负担和化解银行不良资产。

　　在发挥资本市场筹融资作用时，也有一些值得注意的问题。一方面是对融资企业的监管。要加强对于借助绿色通道融资的疫区企业的审查，在提升

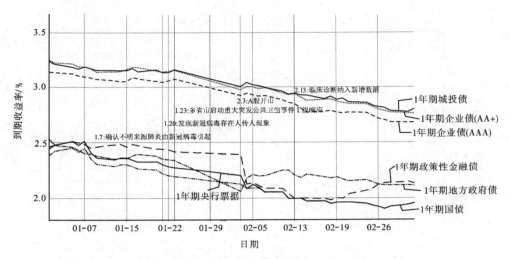

图 10　2020 年债券到期收益率

审批速度的同时，杜绝不合要求、财务不健康的企业瞒天过海，套取资金。另一方面也要注意防范系统性金融风险。和 2003 年相比，当时四大行刚刚完成坏账剥离，资产负债表焕然一新，国内系统性金融风险得到良好处置。而如今，地方政府债务风险依然处于较高水平，房地产行业调控正处于关键期，防范系统性金融风险的任务仍迫在眉睫。因此既要防止因资金链断裂引致的风险爆发，也要防止过量的流动性注入带来的风险累积。

3.汇率市场的应对

如图 11，人民币兑美元汇率在 1 月 20 日开始由升转贬值，这一天是突发疫情升级的转折点，钟南山院士首次确认新型冠状病毒存在人传人现象。而当武汉于 1 月 23 日封城、全国打响疫情防控的阻击战时，人民币兑美元汇率明显走低。1 月 31 日，世界卫生组织将新型冠状病毒引起的肺炎定义为PHEIC。虽然世界卫生组织并不建议国际社会对中国采取旅行和贸易限制，但是这在客观上必将会对我国国际贸易和国际投资产生不利影响。2 月 3日，央行调降人民币兑美元中间价，在岸和离岸人民币兑美元汇率均"破七"，人民币汇率指数也有明显下降。出于避险目的导致的人民币减持带来了一定的资本外流，再加上对贸易和经济增长的负面预期，引发投资者对人民币汇率短期走势的担忧。

随着疫情逐渐得到有效控制，市场情绪逐渐消化，人民币汇率开始回调，近期央行也连续调升人民币兑美元中间价，在岸和离岸人民币兑美元汇率均

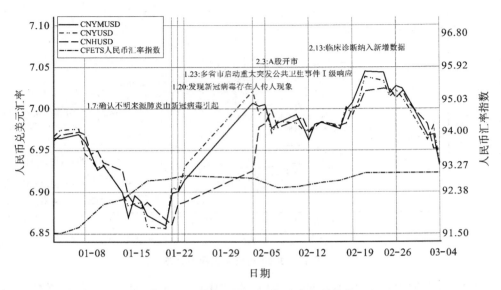

图 11　疫情期间的人民币汇率及其指数

回到"七"以内,人民币汇率指数也有明显回升,如图 11 所示。

可以预计,人民币汇率将围绕基本面双向波动,幅度变大。一方面,疫情还没结束,货币政策也将更趋宽松;另一方面,金融市场开放加大、外资流入增加等积极因素仍在,其长期走势仍然取决于中国经济前景和人民币国际化的推进程度。

从政策应对来看,人民币过快的趋势性贬值可能会产生引发资本外流、系统性金融风险等严重影响。而防范系统性金融风险是三年攻坚战的首要任务,因此政府和央行将及时出手干预单边趋势性的人民币贬值。中央提出要做好"稳就业、稳金融、稳外贸、稳外资、稳投资、稳预期工作"。其中,"稳金融"和"稳预期"就包括稳定人民币汇率及其预期。稳定人民币汇率不是保持人民币不贬值,而是为避免汇率的大起大落(特别是单边趋势性贬值),使之在一个合理区间波动;其下限是不引发系统性金融风险,上限是有效缓解强对外经济和贸易的压力。

五、对全球经济的影响和对策

1.中国疫情对全球经济的影响

中国在全球经济中的地位今非昔比。SARS 暴发的 2003 年,中国经济在世界上的排名跻身前十不久，占全球经济产出只有 4.3％。如今，中国经济体量已经跃升至世界第二，2018 年中国占全球经济产出的比例为 15.86％。2019 年中国的占比预计超过 16％，对世界经济的贡献率预计达到近 30％。

更为重要的是，世界对中国的经济依赖度持续上升。麦肯锡的研究显示，2000—2017 年间，世界对中国经济的综合依存度指数从 0.4 逐步增长到 1.2；而中国对世界经济的依存度指数则在 2007 年达到 0.9 的最高点，到 2017 年则下降到 0.6。

在中国影响力日趋提高的背景下，我们在分析任何发生在中国的冲击时，不能忽略其对全球经济的影响。

疫情发生前，世界银行和 IMF（国际货币基金组织）等国际机构对 2020 年全球经济增长率预测已经持有悲观态度，而突发疫情更是使得多家机构进一步调低对 2020 年全球经济增速的估计。在这样一个大背景下，我们预计，疫情影响会通过旅游、进出口、资本流动、大宗商品等途径传导至各国，使得那些对中国经济依存度高的国家受到更大的冲击。

首当其冲的是旅游业。如今，中国出境游人数已经是 2003 年的 8 倍，2018 年达 1.5 亿人次，境外消费超过 1300 亿美元，2019 年春节期间出境游客 631 万人次：中国成为全球最重要的游客来源地。春节期间是中国出境游的旺季，但疫情暴发降低了消费者的出行需求，而更为严格的入境管制也进一步减少出境游的可选地。因此，一些人气目的地国家和地区受到较大影响，比如周边的日本和新加坡等东南亚国家，澳大利亚、美国和意大利等发达国家经济也将受到中国游客减少的冲击。

其次，疫情短期内会对全球的进出口贸易造成不利影响，甚至影响全球产业链。中国已经深入参与到全球产业分工中，成为全球最大出口国和第二大进口国（见图 12），为全球市场生产了大量的中间产品，保证了上游产品的需求和下游产品的供给。因此疫情对中国的影响会波及全球的进出口贸易，直接影响产业链上下游的各国经济。

具体而言，疫情降低了中国生产和消费需求，或造成部分国家对中国的出口下降，受冲击比较大的包括日本、韩国及东南亚等与中国经济联系紧密的区域，而部分欧洲国家，如德国和意大利等较为依赖出口的国家也面临经济增速下行风险，大宗商品出口国（如澳大利亚等）也会承受压力。

受疫情影响，部分国家或选择与中国加强中间产品的竞争，或使得部分上下游产品绕开中国。但中国在全球产业链中的地位具有较高的不可替代性，如果疫情能得到迅速控制,那么它对于全球产业链的发展和布局的影响相对有限。

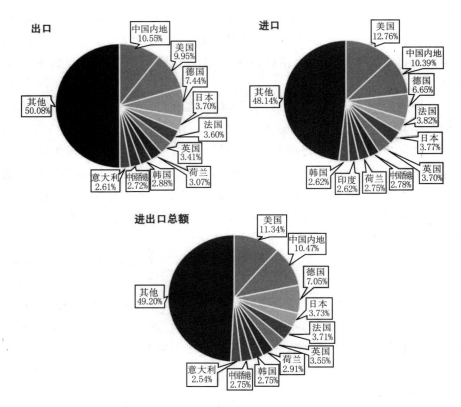

图12　2018年世界主要经济体对外贸易占比

数据来源:世界银行。

制作:WISE团队。

疫情也会通过投资渠道影响中国的主要投资目的地国家。近年来中国的对外投资规模不断扩大(见图13),而此次突发疫情可能造成对外投资的减少甚至短暂停滞,进而影响目的地国家的生产活动。同时,SARS暴发时中国尚没有牵头组建亚投行,更没有提出"一带一路"倡议,如今依靠中国投资的沿线各国可能因为中国政府注意力转移到防疫上而承受更大的经济压力。

2.加强国际合作应对疫情及其经济冲击

面对这场威胁全球各国的疫情,有必要加强国家间的交流与合作。从历史来看,19世纪之前,国家之间在抗击疫情时局限于国内治理,一旦检疫出现

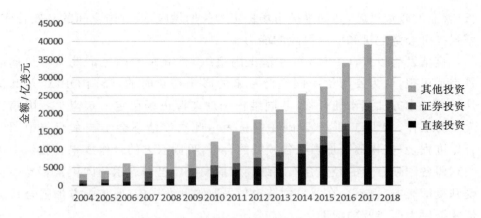

图 13　2004—2018 年中国对外投资规模变化

数据来源：国家外汇管理局。

制作：WISE 团队。

传染病疫情，最普及使用的传染病控制手段仍为隔离传染病患者，这种隔离措施有时会请求相邻国家的配合。由于鼠疫、霍乱等传染病的巨大影响，人们意识到对抗疫情需要进行国与国之间的合作，进而由单纯依靠检疫、隔离等防控手段转变为双边和多边合作的公共卫生系统。20 世纪后，"全球治理"的理念开始萌芽。随着 1948 年世界卫生组织的成立，国际社会开始寻求突破国家边界的公共问题处理途径。之后《国际卫生条例》历经多次修订。为了预防和控制传染病国际传播，同时减少传染病对国际交通、经济贸易的影响，2005 年世界卫生组织修改了部分条款，其中就包括"国际关注的突发公共卫生事件"的程序和建议。

新冠肺炎疫情发生以来，世界卫生组织召集 400 名各领域顶尖科学家，公共卫生机构、卫生部门和研究资助者，制定应对疫情的国际计划，旨在制定针对新型冠状病毒的全球研究议程，确定优先次序和框架，以指导首先开展哪些项目，帮助各国快速跟踪诊断病例，推进疫苗和药物的开发和评估。

与此同时，区域间政府组织的合作，各国政府组织、民间组织提供的援助，跨国药企在病毒的研究、病理、药品研发、临床以及疫苗等方面展开全球合作，对降低疫情传播的风险都起到了积极的作用。

除了加强国际合作应对疫情外，还应加强经济合作以应对疫情造成的经济影响，谨防"全球经济传染病"。首先，加强与贸易合作伙伴国的经济信息交流，包括进口（需求端）、出口（供给端）、财政政策、货币政策和相关支持经济增长、就业的政策措施,共同维护市场稳定和长期供应,通过国家间的有效合作,增强抵御经济危机和应对风险的能力。

疫情发生以来,OPEC(石油输出国组织)普遍对中国经济发展中长期前景表示乐观,认为疫情给中国经济带来的影响是暂时的,强调 OPEC 及其伙伴国愿与中方加强沟通合作,共同维护全球能源市场稳定。东盟是我国第二大贸易伙伴。2 月 1 日,东盟副秘书长表示此次疫情不会影响东盟与中国的合作进程,双方将继续加强在各领域的合作,巩固双方的合作成果。相信中国与东盟各国强有力的经贸合作将继续向前发展。巴西表示两国正常贸易不会受到疫情影响,也不会在贸易领域对华采取限制性措施,愿与中方加强合作交流并提供力所能及的帮助。

鉴于此次疫情对全球供应链产生的不良影响,应鼓励国内外企业对优质标的实施兼并购,在"引进来"的同时,也推动我国企业"走出去",完善全球产业链,促进全球产业协调发展。从德勤对我国海外投资并购的报告来看,我国国有企业是"一带一路"建设主力军,民营企业和外资企业则更多投资于欧美发达国家。我国企业海外扩张,以合作促转型,并通过引进国外的先进科技和知识,提高国内的产能和产业质量,同时对全球供应链也产生积极影响。

同时,应进一步加快我国对外开放和产业转型升级的步伐。一方面,由于经济基本面是资本的评判标准,SARS 期间外商对我国市场持续看好,外资呈现净流入。当前我国中长期发展良好趋势并未改变,我国仍然具有较强的吸引力。随着我国对外开放力度不断提高,制造业、服务业吸引了大量外商直接投资,如特斯拉工厂落户上海、外商金融机构投资限制放宽等,"深港通""沪伦通""债券通"等一系列措施的推进进一步吸引大量外资流入中国。另一方面,我国产业转型升级稳步推进,制造业从早期价值链"低端锁定"迈向中高端,一线城市已形成以第三产业为主导的产业结构。随着我国人口红利的消退,对人力成本敏感的劳动密集型产业会进一步转移。此外,其他国家的优势不断凸显,会吸引供应链转移如印度实施的"印度制造"计划,苹果公司在印度销售量井喷,配套企业将受到政策、劳动力成本、市场等方面的吸引进而转移。

六、疫情对全球金融市场的影响

疫情发生后,全球金融市场也出现了一定波动。影响全球金融市场波动的一个重要因素是市场情绪,此次疫情将如何影响全球金融市场,对其进行深度分析就显得尤为重要。

1.全球金融市场对疫情的反应概览

桥水基金在一份研究报告中构造了一种"病毒指数"（virus index）——由对病毒风险最敏感的一些资产组成的篮子的收益率，随后计算了在 2003 年 SARS 和 2019 年新冠肺炎两种疫情期间多个国家的多种市场（股票、债券、外汇、商品等）的收益率对该指数的反应程度。

桥水基金的研究显示，突发疫情导致了多个市场的避险抛售行为，股市、外汇和大宗商品市场下跌，债市、黄金和避险货币反弹。新冠肺炎疫情对各类资产市场的影响要比 SARS 时期严重，中国股市及其他和中国具有紧密经济联系的股市反应最为敏感。

2.疫情期间中国股票市场的全球溢出

我们深入分析了疫情期间中国股票市场的全球溢出。首先从全球股票市场格局来看，中国股市的市值已占世界第二位。根据世界交易所联盟的数据，2018 年年末，沪深两市的市值达 6.3 万亿美元，仅次于美国的 30.4 万亿美元，如加上香港股市的 3.8 万亿美元，约达 10 万亿美元。

更为重要的是，中国股市开放的持续推进，使其国际影响力愈渐提升。2018 年 6 月，我国 A 股正式纳入 MSCI（摩根士丹利资本国际）指数；2019 年 11 月 8 日，MSCI 将中国 A 股占其指数的权重提升至 20％，完成了其之前计划的"通过三步把中国 A 股的纳入因子从 5％增加至 20％"。同时，2018 年 9 月，富时罗素宣布将 A 股纳入其指数体系，计划共分三步实施后，A 股纳入比例将分别为可投资部分的 5％、15％、25％。2020 年 2 月 21 日，富时罗素公布，将中国 A 股的纳入因子提升至 25％，由此将新增 88 只中国 A 股进入富时全球股票指数系列（富时 GEIS）。

对全球主要股票指数进行网络建模，并计算风险溢出指数发现中国股市对外的风险溢出在每一次疫情出现重大变动时都会相应调整，特别是 2 月 3 日新年开市的溢出效应大幅跳升；且中国股市风险的全球溢出与境内累计确诊数高度相关，相关系数达 0.95（图 14）。这说明突发疫情是中国股市影响全球股市的重要因素。

进一步分析各个股市受中国股市影响的强度，可以发现那些确诊人数多的国家或地区会存在更大的风险溢出，两者的相关系数达 0.57。这说明疫情的传播是股市风险溢出的重要渠道。

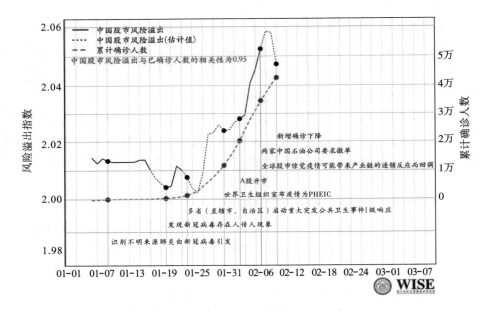

图 14　2020 年中国股市风险溢出情况

数据来源：新冠肺炎累计确诊人数来源于国家卫生健康委，股指数据来源于 https://finance.yahoo.com/。

指数计算及图片制作：WISE 团队。

七、小结与展望

总的看来，新冠肺炎的暴发已经引发了全国范围内的疫情阻击战和经济保卫战，疫情对中国经济的影响取决于其持续时间和复工复产情况。我们认为，其影响主要是短期的，中长期不会改变中国经济走势，预测其对中国经济的影响时要"短期不低估，长期不高估"。

面对冲击，科学防控疫情和有序稳定经济两手抓、两手硬，如何平衡至关重要。中国金融市场一方面受疫情影响显著，防疫更要防金融风险，另一方面要在防控疫情和稳定经济方面发挥积极作用。突发疫情对全球经济和金融市场的影响不可小视，各国应加强合作，防止疫情的进一步扩散和由此引发的"全球经济传染病"。

对于我们每个人、每个单位来说，要理性看待新冠肺炎疫情，坚定经济发展信心，众志成城，坚信在以习近平同志为核心的党中央领导下，一定能打赢这场防控疫情和稳定经济的双线战役。迄今为止，中国疫情逐渐得到有效控制，但还没有结束，全球疫情蔓延愈演愈烈，需要时刻关注，以进行深度分析。

周颖刚　厦门大学金融学博士、美国康奈尔大学经济学博士，首批教育部"长江学者"青年学者，现为厦门大学经济学院与王亚南经济研究院教授、王亚南经济研究院副院长、厦门大学宏观经济研究中心副主任、厦门大学富邦金融与产业研究中心执行主任。研究领域为资产定价、金融风险、国际金融和贸易、中国金融开放与创新。

（收稿日期：2020 年 3 月 4 日）

突发疫情影响下中国旅游经济的
恢复与运行

一、引言

2020 年新年伊始,新冠肺炎疫情暴发,正值春运——原本是国人出行的高峰时期,工作人员回乡流、学生寒假回家流、家庭亲子度假流叠加,近几年来形成的每年数十亿人次出行,瞬间几近处于停摆状态,5000 亿元以上的旅游大市场也被新冠肺炎疫情打乱了节奏。国际上,世界卫生组织将新冠肺炎疫情列为"国际关注的突发公共卫生事件"(PHEIC)。尽管世界卫生组织总干事谭德塞多次强调,世界卫生组织不赞成甚至反对对中国采取旅行或贸易禁令,但是,从目前的实际情况来看,多国航空公司暂停或取消了与中国多地的直航往返航班,中国人热衷于旅游的多个境外热门目的地国家针对中国旅客和中国旅游目的地重新修改了出入境管理政策,较之前政策更为严苛。这意味着出境游、入境游和国内游三大旅游市场以及酒店(餐饮)、旅游景区(点)、文化娱乐(节庆活动)和旅游购物等多个旅游产品较之以往大幅度缩减。一些旅游从业者大为感慨:"新年的第一天就集体失业了。"

根据中国旅游研究院的统计数据,2019 年春节假期,全国旅游接待总人数 4.15 亿人次,同比增长 7.6%;实现旅游收入 5139 亿元,同比增长 8.2%。2019 年前三季度,国内旅游人次同比增长 8.8%。旅游业界按照这一增速,预计今年春节旅游人次将达 4.5 亿,占全国总人口近 32%。但新冠肺炎疫情暴发后,旅游、餐饮、购物和酒店业首遭重创。首先是春运客流整体,不论是回乡还是返程,交通总流量与去年春运同期相比下降近 80%。除了客运,旅游产业也几近停摆。文化和旅游部办公厅于 2020 年 1 月 24 日下发紧急通知,要求各地暂停旅游企业经营活动,暂停经营团队旅游及"机票+酒店"旅游产品。

因此,我们面临一个迫切需要解决的问题:如何消除疫情的不利影响,实现旅游经济恢复与运行?本文在分析新冠肺炎疫情对旅游经济负面影响的基础上,探讨旅游经济恢复与运行的方案,并提出相关政策建议。

二、疫情对旅游经济的影响

2020 年 1 月 20 日,在国家卫生健康委高级别专家组组长、中国工程院院士钟南山提醒民众新冠病毒人传人后,以往春节黄金周的旅游出行化为泡影。1 月 28 日至 31 日,全国铁路、道路、水路、民航发送旅客同比跌幅最高达85.4%;不少中小旅行社预支给供应商的货款无法追索,面临倒闭;众多酒店、民宿停业;景区关闭,文化活动(风俗节庆活动)取消。由此可见,疫情对旅游经济的影响主要体现在以下几个方面:一是旅游经济严重受损,二是旅游产品面临退订,三是旅游出行大幅减少。

(一)全国层面:旅游经济严重受损

这次新冠肺炎疫情发生恰逢春节黄金周,尽管有很多人对黄金周休假制度发表过众多意见和建议,但因种种原因黄金周一直没有取消。其主要原因就在于黄金周极大地拉动旅游消费,满足人们休闲旅游的需要,满足人们因带薪休假制度没有充分落实而要开发中远程旅游的需要,为旅游业带来了很大的效益。这次疫情与黄金周重叠,与传统春节重叠,加上这次疫情采取"休克式疗法",使旅游业的损失大于其他一般行业。

据携程发布的预测,2020 年春节,全国或有 4.5 亿人次出行,旅游业收入不低于 5500 亿元,综合收入就更大。这次新冠肺炎疫情对旅游经济发展影响甚大。南方的一些省份或城市一直是中国旅游的热门目的地,如云南、海南和厦门等地,春节黄金周向来是"一床难求"、"一票难求"、"一船难求"(鼓浪屿上岛轮渡船票)。这次疫情对旅游经济的影响,其具体数据尚不好评估,目前只能根据 2019 年春节黄金周的旅游数据进行分析。以厦门为例,2019 年春节黄金周,在旅游过年和反向春运热潮带动下,厦门市旅游市场人气指数持续冲高,共接待国内外游客超过 292 万人次,旅游总收入近 34 亿元。因此,即使不算同比增长情况,仅用去年数据相比,这次疫情可能对厦门旅游产业造成的经济损失估计在 30 亿元以上;如果加上旅游业的综合收入和旅游产业的乘数效应,则远远不止上述数据。

另外,由于旅游业务无法展开,旅游企业的业绩无法体现,使其资金流有可能出现"断链"、旅游从业人员被动"失业"、旅游景区(景点)关闭、部分酒店(餐饮)停运或接待率低,导致旅游企业的日常运行维护成本无法回收。一些小微旅游企业可能因此而破产关门,其他一些较大规模的旅游企业也可能出现经营困难,甚至出现生存危机。

根据中国旅游研究院、北京巅峰置业旅游文化创意股份有限公司等权威机构的初步测算,2020 年预计非疫情情景下全年旅游业总收入 7 万余亿元,疫情造成的损失额度约相当于疫情前预测总值的 22%～25%,损失额度 1.6 万亿～1.8 万亿元,导致全年预期从同比增长 10% 变为负增长 14%～18%。2000—2020 年全国旅游总收入趋势与预测如图 1 所示。

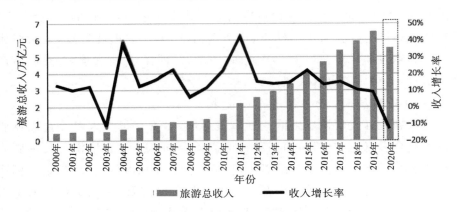

图 1　2000—2020 年全国旅游总收入趋势与预测

(二)企业层面:旅游产品面临退订

目前,包括飞猪、携程、马蜂窝和去哪儿等多个在线旅游(online travel agency,简称 OTA)平台的相关业务负责人对媒体表示,旅游产品退改的来电咨询从 2020 年 1 月 21 日(腊月二十七日)开始突然增长,一周内来保持持续的高位并达到 2019 年同期的 10 倍,直到 1 月 31 日,各品类旅游产品来电量(退改与咨询等)才首次呈现下降趋势。蜂拥而至的退订单瞬间加大了客服的压力,但免费退票的过程也没有外界想象的那么简单。以机票为例,退票业务量本来非常少,忽然之间退改成了大头,对航空公司和旅行平台处理流程和能力都造成巨大的挑战。酒店方面,旅游企业之间的沟通往往会耗费大量的时间,国际酒店业务尤其如此。

一方面,旅游产品退款时间大幅度延长。以民航为例,航空公司数月前卖出的大量旅游产品(机票或其他旅游产品,如"机票+酒店"组合产品),相当比例都集中在数日内提交退款申请,航空公司需要对订单逐一审核,甚至还需要一审和二审,整个退款订单的审核程序需要大量的时间。无论从哪个渠道订购的旅游产品,在客户提出退票申请后,航空公司都要进行审核,才可能将退款还给客户或者其代理商。另一方面,由于疫情的突发,旅客申请的基本是"非自愿退票",且免去了退票手续费,这与原来的"非自愿退票"审核流程有较大的差异,因此各 OTA 平台、航空公司系统需要紧急更新。如果是涉外航线,由于各国旅游产品变更所使用的条款存在较大的差异,也出现各部门沟通的问题等等,往往会造成大量退款订单积压。因此,旅游企业的利润和满意度都会受到极大的负面影响。

(三)游客层面:旅游出行大幅减少

2020 年 1 月 24 日,文化和旅游部发出紧急通知,要求全国旅行社及在线旅游企业暂停经营团队旅游及"机票+酒店"旅游产品。旅游业顿时陷入困境,业务全面停摆。此外,为了抗击疫情,各地根据疫情现况分别采取封城、封路、封村等措施全面阻隔新冠肺炎疫情传播,也使得旅游业的旅游客流基本全面断流,旅游业基本停顿,旅游经济业绩断崖式下降。北京第二外国语旅游管理学院厉新建教授测算,2020 年春节期间整个旅游产业直接遭受的损失在 5500 亿元左右。更大的风险是,旅游产业何时能恢复? 旅游投资者信心如何? 旅游产业的未来如何? 等等。目前疫情仍在延续,国内外的正常旅游出行秩序何时恢复尚无确定日期。世界旅游城市联合会首席专家魏小安教授表示,2019 年中国旅游产业总收入约为 6.5 万亿元,不考虑自然增长(同比)的情况,按此估算,平均停滞一天,旅游产业就会损失 178 亿元。去哪儿网 CEO(首席执行官)陈刚在接受媒体采访时表示,疫情如果超过 3 个月,旅游企业将面临赔付、员工薪资、场地租金等运营成本的挑战。2020 年 1 月 27 日,文化和旅游部宣布全国暂停境内外组团旅游和"机票+酒店"半自助旅游产品(服务)后,携程随即投入了 2 亿元重大灾害保障金,帮助旅游消费者进行"无损退订",并承担了旅游供应商非利润部分的硬损失,试图在一定程度上降低因游客出行大幅减少给一些旅游企业带来的经济损失。

三、中国旅游经济的恢复与运行

旅游产业具有脆弱属性,因此,作为受疫情冲击最直接、最快、最大的行业,旅游经济受到的影响是巨大的,但类似的"事件性"因素对旅游产业的影响往往具有暂时性特征。2003 年"非典"、2008 年四川汶川地震以及其他波及全国甚至全球的危机实例充分证明,旅游产业在这类事件后是恢复和反弹最快、最好的行业。尽管疫情对中国社会经济发展有一定影响,特别是对以服务为主的旅游经济更为明显,并且在疫情之中耗费了大量的社会资源,但是我们往往忽略了一个常识:在其他条件不变的情况下,如果在短期内旅游消费大幅削减,这同时意味着社会和家庭储蓄增加,这些储蓄成为下一期消费的潜力,会在经济恢复过程中和后继发展中持续释放,并在一定程度上带来旅游产品(服务)新的衍生需求——我们称之为"报复性反弹"。可见,促进旅游消费必然会成为疫后拯救经济的首要手段之一。近年来,旅游消费需求是人们满足美好生活的刚性需求,受疫情的影响,旅游的需求只是暂时受抑,暂时停顿,疫后消费必然会释放,报复式反弹必然会出现。因此,我们应有信心、有决心、有准备、有举措地应对。鉴于此,本文拟从三个方面探讨旅游经济的恢复与运行:积累力量,促进旅游产业转型升级;精准营销,实现旅游产业增收节支;数字科技,改变旅游产业消费方式。

(一)积累力量,促进旅游产业转型升级

根据疫情的发展,2020年上半年旅游产业(旅行社、景区和饭店等)将面临一段时间的空档期。在这段时间,我们应着重对产业硬件服务设施全面提档升级、员工服务水平提升以及景区下一步转型升级等方面进行规划。疫情后,旅游企业将如何应对未来半年的发展? 最主要的是把心态放好,不要纠结于眼前这些天的营业收入问题。疫情结束后将会迎来出游高峰期,我们现在线上开会开始预判这个出游高峰什么时候来、如何做好出游高峰前的宣传营销工作、如何做好接待工作。因此,我们需要积蓄力量,促进旅游产业转型升级,有效解决空档期之后旅游产品供求协同问题。

1.供给层面

如今,那种主要靠人挤人的红利、躺着赚钱的旅游产品或消费方式的传统旅游时代已经结束,新时代旅游产品竞争鹿死谁手,关键在于旅游企业是否能提供真正符合市场需求的优质供给,即旅游产业转型升级与高质量发展。旅游的本质是什么? 旅游的本质就是以优质的产品(服务)打动游客的心。真正以人为中心,提高旅游产品(服务)质量,才是旅游企业的立身之本、发展之源。

旅游产业转型升级的发展路径分析是一个突出而又紧迫的问题。在实践中,长期以来,我们比较关注的是量的扩张,即旅游产业规模的增长;在谈及提高旅游业发展质量的时候,也更多地强调旅游产品质量、旅游服务质量等。产品质量、服务质量其实只是旅游企业微观层面所说的质量,在中观乃至宏观层面看待旅游业的质量,更重要的其实是旅游产业的结构问题。在疫情蔓延的时候,旅游企业可以考虑将文化创意作为旅游产业高质量发展的动力,需要在区域空间布局上对产业链进行配套。旅游产业(企业)结合自身供给能力,预测和分析市场需求,从低附加值转向高附加值,最大限度避免旅游产品(服务)的无效供给,在疫情被有效控制之后,随着旅游需求的增加,促进旅游市场的恢复,真正意义上实现旅游产业经济从粗放型向集约型的转型升级。2020年2月10日,宁夏旅游投资集团(以下简称"宁旅集团")领导班子召开会议,对当前各项工作进行了安排部署。通过加强学习研究,从总公司和各子公司的班子成员开始,组织员工积极开展阅读写作活动,形成一批有质量的调查报告、对策分析报告、专题论文等,为疫后提升旅游产品质量打下基础。

众所周知,"文化是旅游的灵魂,旅游是文化的载体"。在实践中,旅游是文化从传承或创作的形态实现产业化形态的一种重要方式,文化可以为旅游产业提供亮点和内容。从国内外文旅产业发展的过程看,文化产业与旅游产业对国民经济发展起着重要的作用。由于在文化资源的传承、创作和旅游产业的开发以及旅游产品的消费等方面具有互通性,两大产业融合、渗透和相互促进的现象早已存在。而且,两者也逐渐突破自身的产业边界而实现融合发展,形成一体化产业发展模式;该模式又是开放的体系,与其他产业融合发展促进新兴业态的形成。因此,在疫情期间,探索文旅融合发展道路,使得旅游产品具有高附加价值和强渗透能力,对于区域产业协同发展和旅游经济发展方式转变具有极其重要的推动作用。在实践过程中,应通过各种手段推动文旅产业的融合发展,通过文化创意为旅游产业转型升级提供动力。

2.需求层面

从需求侧看,消费体验正向分层化、复合化、散客化、个性化等方向转变,对应的产品和服务也应当是细分化、多元化、专业化的,但目前供给侧对需求侧显然匹配度不高。此次疫情犹如一场风暴,即便是春节期间热门的东京迪士尼亲子游、休闲体验的咖啡种植园、文艺青年喜欢的网红景点都门可罗雀。笔者近日到厦门曾厝垵调研,里面有很多网红小吃店依然存在,如阿信厚吐司、闽宗闽台肠粉、林氏鱼丸、珍珍姜母鸭海鲜、五兰沙茶面、三年二班海鲜小炒店、黄则和花生汤店、八婆婆烧仙草、云哥里脊肉串、小马哥起司马铃薯等,还有一家叫"希望终有一天,我牵着你的手来这里"的小店。曾经,如此多的文创网红店吸引着熙熙攘攘的文艺青年,如今由于疫情影响,游客了无踪影。纵观国内一些景区(点),不少项目和景区都追求高大上,大投入、大面积、重资产,游客中心、豪华设施、基础设施等过度投入,缺乏真正小而美、优而精的优质个性化体验项目,一旦面临诸如此次疫情的危机,则难以生存。因此在疫情蔓延时,在此旅游空档期,我们可以考虑改进完善。

在旅游产业的发展中,供给侧的结构性改革是建立在对需求侧(旅游者对美好生活要求)的基础之上的,也就是打破旅游产业发展的路径依赖,需要进一步协调供给侧与需求侧,旅游企业也正好利用这段经营空档期,重新思考旅游者的诉求,在路径创新中重视需求侧的发展变化。价值共创对旅游企业和旅游消费者都具有重要的意义。疫情之后,可以通过让旅游者参与价值共创,以帮助旅游企业提高服务质量,降低成本,提高效率,发现市场机会,发明新产品,改进现有产品,提高品牌知名度以及提升品牌价值等,而这些要素恰恰构建了旅游企业之间的竞争与创新突破。消费者通过参与价值共创,可以获得自己满意的旅游产品,获得成就感、荣誉感或奖励,通过整个价值共创的交互获得独特的体验等。消费者的这些收获又进一步对旅游企业产生影响,促进旅游企业不断打破现有路径依赖,发现新思路。详见图 2。

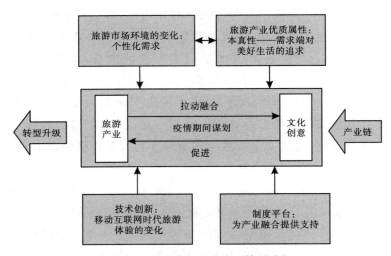

图 2 文化创意与旅游产业转型升级

(二)精准营销,实现旅游产业增收节支

随着疫情解除,出游需求短时间将会得到迅速释放,机场、车站、码头、景点景区、博物馆等地将重现昔日景象,自助游、家庭游仍将成为出游的主流,为弥补春节假期缺憾,好友结伴和家庭团聚或将成为出游首选。

1.营销基础

2020 年"五一"放假五天、国庆节放假八天,相比去年的假期各增加了一天,这对拉动经济增长、促进消费将会起到积极作用,尤其是出游人数或将出现井喷式增长。加快决策环节,提高消费者的决策速度,等等,这些都需要旅行社及在线旅游企业认真做好分析研判,并在产品设计、营销模式、游客心理等方面做足功课。请记住一句话：机会永远都是留给有准备的人。

同时，中国消费结构持续变迁，改革开放 40 多年来经济持续发展，恩格尔系数不断下降。当消费从物质向服务延伸，从线下向线上线下融合转变，旅游消费也从模仿跟风型向个性体验型变化跃迁，背后是以旅游为代表的服务业的不断发展，也是互联网经济势不可挡的发展变迁。借助恩格尔系数（图 3），我们可以看到需求侧与供给侧的互动，找到微观生活变迁与宏观经济巨变的直接关联，我们也感受到中国正在发生的旅游产品（服务）消费升级与需求升级过程。中国正在形成世界上最大的中等收入群体，这一群体具有较好的教育背景和较高的收入水平，也将对高质量的旅游产品和服务产生更高诉求。这为推进旅游产业疫情之后的营销奠定了物质基础。

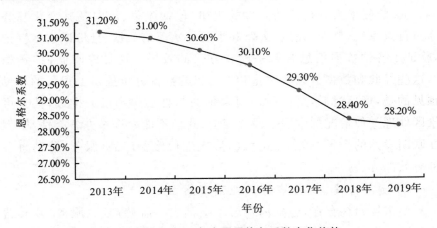

图 3　2013—2019 年中国恩格尔系数变化趋势

2.在线旅游营销

2003 年"非典"期间，由于大家都不敢出门，京东把中关村的实体店铺搬到线上，马云看到了客户端购物的旺盛需求，顺势创立了淘宝。2020 年的今天，在这场来势汹汹的疫情面前，大家又足不出户了，实体店生意不景气，但大街上依然有快递员、外卖员在奔波，诸如盒马鲜生、每日优鲜这样的在线平台，生意依然火爆。旅游产业也是如此。新冠肺炎疫情突如其来，对旅游产业的影响已大大超过 2003 年的"非典"疫情。但是，线上营销与宣传方面受影响不大，甚至一些旅游企业利用线上公益，吸引潜在的游客。

近期，各级文化旅游行政主管部门和相关机构纷纷出台税费减免、暂退旅游服务质量保证金等政策措施，帮助旅游企业渡过难关。当然，旅游企业自身还需要主动出击，疫情之后如何营销，也应提到议事日程上来。新冠肺炎疫情会较长时间影响旅游者出游动机以及目的地选择,这和"非典"疫情有很大的不同。2020年第一季度入境游客数量减少将成定局,疫情突发及减少人员流动等防控举措抑制了上述需求。疫情过后,需求的释放对拉动经济增长具有重大作用,旅行社及在线旅游企业应当把握好机遇。接下来的"五一""十一"和暑假等假期旅游人们最想去哪儿?为什么"种草带货"会成为令人期待的一种新的营销方式?如何为用户(旅游者)提供旅游攻略、省钱秘籍等"锦囊"式方案?这些问题,是旅游企业在疫情之中可以好好考虑的问题。

旅游企业在近期旅游目的地及其产品(服务)的选择上应当重点关注,即在疫情平稳期重点关注疫情地图,逐步组织旅游目的地产品(服务)的营销工作。在这次抗击疫情的过程中,政府及相关部门动用了技术手段,包括大数据和4G、5G等技术来分析流动人口的规律(包括流量、流向及其变化趋势),主要通过订票系统(铁路、民航、公路和水运等)、通信数据、身份证住宿登记数据等,验证了各种数据信息获取手段和方式的效果。这是旅游业内"熟悉的配方",这些经验和数据为以后文化和旅游机构数据分析提供了很大的帮助。可以预见的是,疫情过后,景区(点)门票预约制将会得到极大推进,甚至可能成为景区处理类似情况的常规手段。当前,我们不能允许举办各类活动,但在移动互联网发达的今天,通过云论坛的形式进行旅游产品(服务)营销将会成为一种有效的办法。

(三)数字科技,改变旅游产业消费方式

只要市场始终存在,旅游消费就不会消失。旅游产品(服务)及其营销模式将随"疫"调整,并且旅游产业的"守正"和"创新"依然是其发展与壮大的主旋律。疫情之后,中国仍有全世界最大规模的旅游市场容量,这样巨大的市场群体依然面临区域、旅游细分行业不平衡不充分的供给现状,旅游者对美好生活更多更好的向往就是中国旅游产业最大的机遇。此次新冠肺炎疫情的暴发恰恰可以促使旅游企业更多地思考未来如何调整旅游产品结构,创新文旅商业模式,提升旅游产品(服务)的文化和科技内涵。新时代也是数字时代,文旅企业应进一步鼓励通过电商平台、网络直播销售平台以及网上拍卖互动平台等进行文旅商品销售,组织文化艺术培训机构通过网课的方式拓展经营;引进培育动漫设计、影视制作、游戏开发类企业以及线上旅游、住宿、餐饮平台类领军企业,培育新型服务业态;规划建设汽车影院,打造安全观影与购物、旅游等产业联动发展的休闲消费闭环。详见图4。

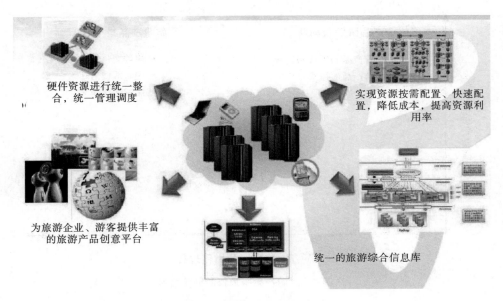

硬件资源进行统一整合，统一管理调度

实现资源按需配置、快速配置，降低成本，提高资源利用率

为旅游企业、游客提供丰富的旅游产品创意平台

统一的旅游综合信息库

图4　数字科技在旅游产业发展中的应用

1.科技推动旅游成本降低

用科技的手段降低人力成本、运营成本和运营风险，比如，无人智能酒店和无人售货超市，在疫情这一特殊时期，不仅可以有效降低人力成本，也适合做隔离用，机器人送餐、送药、量体温。博物馆方面，通过VR(虚拟现实)沉浸式体验，您将发现一条在人和野生动植物的生活中穿流而过的河，了解它们的家园对河流的依赖。上海奉贤博物馆与故宫博物院合作，筹办了雍正故宫文物大展作为开馆临展，展出了120余件故宫收藏的雍正时期珍品。疫情中，足不出户，就有身临其境的感觉。

2.网络丰富旅游商业模式

网络开拓了收入渠道，丰富了旅游商业模式。2020年1月24日(农历大年三十)，《王者荣耀》单日收入创20亿元纪录；手游类App在这个春节档异军突起，以《王者荣耀》和《和平精英》为代表的主流游戏的DAU(日活跃用户数)都出现了显著的同比上升。其中，《王者荣耀》自2018年春节之后DAU再次过亿量级，达到了1.09亿，同比增长了58.9%。《囧妈》反应迅速，由于疫情退出春节档，并和字节跳动签约进行线上免费投放；又如迪士尼乐园虽关门，但动画片还能放，商品还能线上销售以增加收入。可见，通过网络可以实现旅游产品的衍生，提高旅游产品的附加值(图5)。

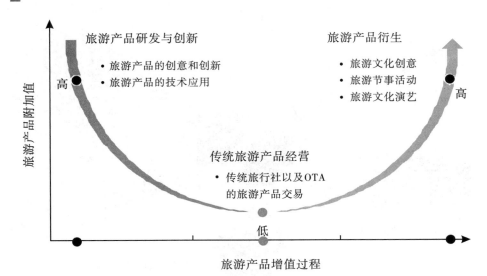

图 5　旅游产品附加值的微笑曲线

3.媒体构建旅游创新平台

5G 时代的通信速度所带来的红利将催生旅游行业无限的想象力,以数字科技为核心的消费模式有望带动在线旅游行业实现新一轮的高速增长。随着互联网、大数据、人工智能的深度应用,数字科技正在全面融入旅游产业并发挥着越来越重要的作用。"文旅融合""全域旅游""夜间经济""5G＋旅游""科技融入"等,2019 年在旅游业出现的新热词不胜枚举。"两微一抖"(微信、微博和抖音)在新冠肺炎疫情中的正确舆论导向作用凸显,因此,以后旅游经济恢复和营销可以考虑借助"两微一抖"功能。当前数字文旅的体验尚处于初始阶段,文旅体验产品的线上休闲娱乐资源开发和拓展存在很大空间,"文旅体验产品＋线上"仍有更多体验方式和创新模式,从文旅体验产品内容创造、旅游企业虚拟运营和智能服务,以及旅游者体验互动中均可实现创新创意。宁旅集团丝路风情公司利用互联网技术和网络媒体平台,开通同城蔬菜直送服务,体现出网络技术在供给与需求之间的桥梁作用,也为疫后旅游产品形象宣传奠定了技术基础。

古人云:"不谋万世者,不足谋一时;不谋全局者,不足谋一域。"在旅游产业市场竞争愈演愈烈的今天,这些观点折射出的一些通俗易懂的道理,是旅游企业在逆境下不断成长、不断壮大的有力法宝。

四、政策建议

新冠肺炎疫情这样的公共卫生事件、汶川大地震这样的自然灾害、日本核电站泄漏这样的公共安全事件等,对原本就具有脆弱属性的旅游产业,产生的负面影响是不言而喻的。如何认识疫情的影响,采取积极的应付策略,最大限度降低疫情对旅游产业的不利影响,确保旅游产业继续作为健康幸福生活的重要组成部分,是我们当前面临的重大问题。受疫情影响,旅游经济的恢复与运行,不仅仅是旅游产业界自身的任务,也应受到全社会各方面的关注:政府——政策支持;企业——抱团取暖;游客——延期出行。

(一)政府——政策支持

1.出台扶持政策

现在最紧急的是让企业能获取现金流活下去,如无息或贴息贷款,质量保证金退还,相应的减税、退税、基金、补贴、金融支持等,以及做好受困企业金融服务等。为全力支持疫区疫情防控,华侨城集团1月30日捐款3000万元,全面助力打赢疫情防控阻击战。文化和旅游部应该抓紧调研和出台相关的扶持政策,"非典"期间的一些做法也值得借鉴,比如旅行社质量保证金60%退还各大旅行社,对旅游饭店、餐饮、娱乐、旅行社、交通等行业,减免42项国家行政性收费和15项政府基金,免征城市维护建设税等税收,并提供贴息贷款等一系列有力的货币财政政策支持。

2.制订旅游振兴计划

不断提升旅游治理水平,党政统筹,多方共建,文旅和卫生部门联动监控,文旅企业联防联控管理,居民和游客监督支持,智库及媒体科学研判。国家和各地方政府必须想办法扶持和救助旅游业,奖励有贡献的旅游业从业人员,同时要加大宣传力度。政府应积极考虑编制促进夏季或秋季旅游业的振兴计划。同时,增加旅游发展资金,给予更多的财力支持,以拉动消费促经济发展。可以分阶段组织诸如景点减半收费和餐馆、旅店、零售店降价等一系列促销活动,鼓励亲近大自然的旅游活动,开展自驾游、户外营地游、研学旅游等。

3.完善旅游安全措施

把公共旅游安全规划纳入全域旅游体系中,出台应急预案,整体提升旅游环境的卫生水平,如旅游厕所应备有必备的耗材,包括卫生纸、清洁液、消毒剂等。考虑到短期内不可能吸引大批外国游客来中国旅游,因此从第二季度开始应把重点集中在开拓国内市场上,由内到外稳定人心,借以刺激整个旅游和消费市场。必须开展一系列新的重大的促销行动,增加对外的促销经费,重塑中国的安全旅游目的地形象。对文化旅游行业来说,处置文旅突发公共事件,对提升文旅行业应急处置水平具有重大的推动作用。疫情发生以来,宁旅集团充分发挥党组织战斗堡垒作用和党员先锋模范作用,积极作为,主动谋划,抗击疫情。集团旗下悦海宾馆发布"安心取消"倡议书,用企业信誉为人民群众的身体健康与生命安全保驾护航。贺兰山国家森林公园等文旅企业面对疫情早安排、早部署,编制景区疫情防控应急预案,做到防控疫情有计划、安排防控有措施、细化预案有防备。

(二)企业——抱团取暖

根据《旅游法》第六十七条规定,遇到"不可抗力"因素而导致合同不能继续履行时,组团社应当在扣除已向地接社等各方支付且不可退还的费用后,将余款退还旅游者;合同变更时,因此增加的费用由旅游者承担,减少的费用退还旅游者。因此,如果严格按照《旅游法》履约,旅行社已经采购和预付的航司、酒店、地接等费用,消费者需共同承担。但在疫情之下,消费者被动解约,再承担经济损失,在心理上显然无法接受。众信旅游、凯撒旅游等大型连锁旅行社和旅游平台普遍承诺的是与OTA平台相似的"无损退订"。但对于中小旅行社来说,"无损退订"就不那么容易操作了。不少公司采取了不规范的操作办法,对国际路线的退订扣款以电子券形式返回,而非现金退还。这个过程中,OTA公司还因最早推出"无损退订"政策,而在旅行社和供应商中引起了不小的争议。线下旅行社的年利润率大多只有10%左右,旅游产品订单退改之下,不少中小旅游企业生存困难。而大型旅游企业,诸如携程,将与航空公司、酒店、供应商三方共同协商解决,航空公司、大型酒店集团的抗风险能力比较强,中介机构的体量与携程相比毕竟较小。如果航空公司与酒店无法给旅游中介(小旅行社)理赔,它们受到的绝大部分损失会由携程承担。

此外,国内几家大型旅行社(OTA),包括携程、飞猪、去哪儿、同程艺龙和马蜂窝等平台型旅游企业已经在疫情蔓延后,陆续升级了疫情影响下旅游产品退改保障措施,同时,上述旅游企业还专门启用危机应急保障金,以使消费者的退订损失降到最低,并扶持平台的供应商。据悉,携程已经推出退改供应商政策,开始接受供应商损失预报。同时携程正积极准备材料,向国家相关部门争取,希望国家能在疫情之后出台针对旅游行业的优惠政策,帮助旅游企业渡过难关。而在酒店行业,品牌方与加盟商、员工之间行业互助更为普遍。目前,有些酒店的门店由于种种原因暂时关闭,即便没有关闭的门店也出现入住率很低、经营性亏损的现象。在整个疫情期间,可以肯定的是:整个酒店品牌的连锁门店效益极差。面对疫情,部分社会责任意识较强的旅游企业表示不会通过裁员和减薪来应对危机。目前,包括首旅如家、锦江、华住、亚朵在内已经有多个连锁酒店企业宣布针对疫情实施加盟管理费减免政策。可见,旅游企业的抱团取暖,在一定程度上可以减少疫情带来的不利影响。

(三)游客——延期出行

对于疫情给旅游业带来的影响,业界人士表示,尽管这场疫情对旅游业的影响不容忽视,但政府、企业和游客等各方力量的配合一定会迎来难关过后的强势恢复。世界各国政府、企业和游客要更好地研判疫情,并且采取适当和理性的措施,来和中国共同面对这场战"疫"。作为游客而言,我们要做到延期出行。

从客观的法律层面看,我国《旅游法》第六十七条规定:"因不可抗力或者旅行社、履行辅助人已尽合理注意义务仍不能避免的事件,影响旅游行程的,按照下列情形处理:(一)合同不能继续履行的,旅行社和旅游者均可以解除合同。合同不能完全履行的,旅游企业(旅行社)经向旅游者做出说明,可以在合理范围内变更合同;旅游者不同意变更的,可以解除合同。"在本次疫情蔓延过程中,游客因交通管制(封路、封城和航班取消等)、医学隔离、确诊或者响应号召自行隔离等无法出行的,可以向旅行社提出变更或解除合同;同时,还应关注各地的政策规定。天津市文化和旅游局于 2020 年 1 月 25 日发布《关于做好暂停我市旅游企业经营活动有关事项的通知》,以 1 月 27 日24:00为界,在此之后拟发团的旅游团队(境内外),一律不得出行,由旅游企业(旅行社)与游客协商解决延期及退团、退款相关事宜。

从主观的需求层面看,疫情当然会对春节黄金周的经济活动带来明显的负面影响,尤其对交通、旅游景区(点)和酒店(餐饮)这些行业的直接影响非常大。不过,疫情对整个居民消费市场的影响程度比较有限。一方面,疫情更多改变的是消费的方式——以往春节期间大家喜欢在外面酒店、餐馆聚集用餐,现在改为以家庭为单位分散的居家用餐,二者相比,支出有差异,但消费总量减少程度有限。另一方面,疫情的影响也是短期的,更多带来的是旅游产品(服务)消费在时间上的差异。从过去几年春节黄金周的数据可以发现,春节出游人次数占全年出游人次数的比重不超过 10%,而"十一"黄金周是很重要的旅游时节,其出游人次数大概是春节黄金周的两倍。疫情结束之后,相信很多人会在别的时间补偿春节旅游未成的缺憾。

因此,我们要认真对待钟南山院士的呼吁:全中国人民都在家过春节,不要走亲访友。不是人情淡薄,是生命第一。待春暖花开之时,我们都可以走上街头,不用口罩,繁花与共!

五、结论

正如 2003 年"非典"疫情促进了互联网业,科技的普及与创新的发展,有时不是源于主动需求,而是被迫采纳。随着疫情逐渐消除,旅游经济报复性恢复即将到来,反弹式的旅游需求会倒逼旅游产业高质量发展和提供高附加值、个性化旅游产品(服务)。此外,伴随数据网络技术的发展和推广,甚至会形成多种新的旅游消费模式和提供方式,由此提高旅游企业与社会整体的效率,降低有形成本。痛定更易思痛,非常的事情达到一定规模与数量,就会刺激应对机制的形成。疫情后整个国家应对诸如瘟疫等重大非常事件的管理体制和运行机制,一定会大大完善。一切都会过去,人类不需要灾难,但是灾难确实让人类变得更加坚强和团结。疫情可能会给我们带来很多的不确定,但有一样是确定的:只要我们好好地活着,待到春暖花开,我们一起去旅行!

参考文献

[1]《疫情阴霾下的旅游业:停摆危机下,逆风前行》,https://feng.ifeng.com/author/146,下载日期:2020 年 2 月 9 日。

[2]刘锋:《疫情之下中国旅游业何去何从?》,https://www.davost.com/news/detail/6002-83bf6253f0.html,下载日期:2020 年 2 月 4 日。

[3]《疫情影响下的旅游业:政府助力 企业自救》,https://baijiahao.baidu.com/s? id=1658039931751193173&wfr=spider&for=pc,下载日期:2020 年 2 月 9 日。

[4]《疫情之后,中国旅游的 3 个未来》,https://www.sohu.com/a/370469348_679830,下载日期:2020 年 2 月 4 日。

[5]李锋:《三次突发事件对中国旅游影响的对比分析研究》,载《灾害学》2009 年第 2 期。

[6]郭争昊、戴依墨:《预测 SARS 疫情影响旅游人数的数学模型》,载《新校园旬刊》2015 年第 11 期。

[7]杨军、李军红、崔宁:《用种群竞争模型分析旅游危机中的疫情及其控制对策》,载《燕山大学学报》2006 年第 30 卷第 1 期。

[8] 王永亮、钱成、左锋等:《利用出入境国际旅行信息大数据建立口岸疫情预测平台探索》,载《口岸卫生控制》2019 年第 3 期。

[9] 许武成、徐邓耀:《SARS 疫情与中国旅游业的可持续发展创新机制》,载《西华师范大学学报(自然科学版)》2005 年第 2 期。

[10] 于全涛:《旅游产业脆弱性研究——应对突发疫情危机管理的政府职责》,载《经营管理者》2013 年第 22 期。

[11] 杨渝果:《旅游业危机管理的理论与实证分析》,武汉理工大学,2003 年。

魏敏　厦门大学管理学院教授、博士生导师;西安交通大学经济学博士、厦门大学工商管理博士后。长期从事产业经济、区域经济以及旅游产业经济研究,并在该领域主持 4 项国家社会科学基金项目(其中 2 项为国家社科基金重点项目),多项省部级课题(包括福建省软科学重点项目、国家发展和改革委员会课题以及国家文化和旅游部课题)。在《数量经济技术经济研究》《财政研究》《经济学家》《经济管理》《科学学研究》和《科研管理》等国内期刊以及 *International Journal of Tourism Research*,*Tourism Analysis* 等国际重要学术期刊发表 80 余篇论文。

(收稿日期:2020 年 2 月 18 日)

网络产品成长的若干问题

——以电子商务平台为例

一、概述

企业的成长过程常表现出生命体的行为及其特征。多数文献把企业的成长过程称为生命周期,这是因为企业如同生物一样,有其出生、成长、成熟直至衰退的过程。生命周期角度对企业进行研究是建立在系统理论和群体生态理论的基础之上的。系统理论认为,企业是一个开放系统,企业与环境之间存在着相互交流和相互作用,其发展过程就是系统不断动态平衡的过程。群体生态理论认为,企业在环境中的生存与生物学中的适者生存规律一样,企业在其发展过程中必须随着环境的变化而变化。生存是企业发展的第一目标,这也是企业生命周期理论得以建立的前提。

在目前新冠肺炎肆虐的情形下,活下去同样是所有企业的首要目标。而对电子商务平台来说,则是重要的发展机会和为用户创造价值的特别时刻。例如,跨境电商释放出了巨大的发展潜力。今年1月份至2月份,我国跨境电商零售进出口额174亿元,同比增长36.7%。开展在线营销,实现在线交易,保订单、保市场、保份额,以新业态与新模式助力外贸攻坚克难。4月7日,国务院决定新设46个跨境电商综合试验区,加上已经批准的59个,全国将拥有105个跨境电商综合试验区,已经覆盖了30个省区市,形成了陆海内外联动、东西双向互济的发展格局。

二、电子商务平台生命周期各阶段的特征

传统上对企业生命周期的划分,最典型的方法是分为四个阶段:导入期、成长期、成熟期和衰退期,其发展规律类似于S形曲线。(1)导入期。在这个时期,企业刚刚成立,需要投入大量的固定成本,而且市场前景还不明朗。企业在这个时期的生存能力较弱、抵抗力差,所以风险性大。由于企业刚成立,

社会公众对其不熟悉,市场份额较低,产品方向尚不稳定,企业效益增长缓慢。企业在启动期的投入大,而回报低,因而较难取得利润。如果企业在导入期推出的产品知名度低,用户对产品不熟悉,那么企业就要采用低价策略、免费策略和先发制人定价策略。(2)成长期。在这个时期,企业的市场份额逐渐扩大,用户数不断增长;企业的竞争能力开始增强,已在产业中立住脚跟;企业的素质和创新能力也得到增强。企业能在这个时期逐渐取得规模经济效应,并提高利润水平。(3)成熟期。在这个时期,市场竞争趋于激烈,市场空间的增长潜力不大,企业增加市场份额很困难。企业的主要目标是维护产品和企业形象,留住已有的用户,并吸引新用户。(4)衰退期。在这个时期,企业暴露出很多问题,包括机构臃肿、官僚主义、资金严重缺乏、士气低落、缺乏创新精神、技术老化、产品落后、竞争实力差、适应能力弱等。

传统企业的生命周期理论在一定程度上适用于描述电子商务平台的生命周期。因为,电子商务平台也是一类企业实体,具有传统企业的基本特征,其生命周期的发展变化规律在一定程度上类似于传统企业,也会经历启动、成长、成熟和衰退的过程。然而,与生物学中的生命周期相比,电子商务企业的生命周期有其特殊性,主要表现在三个方面:(1)电子商务企业的发展比较难以估计,因为一家电子商务企业由成立到衰退可能只经历几个月的时间,也可能会经历十几年的时间。(2)电子商务企业的发展过程中可能会出现一个既不明显上升、也不明显下降的停滞阶段,而这是生物生命周期所没有的。(3)电子商务企业的衰退不可避免,但企业可以通过创新实现再生,从而开始一个新的生命周期(如图1所示)。

(一)启动期

启动期的电子商务企业尚处于学习阶段,市场上的用户对新生的电子商务企业服务产品较为陌生,因此,企业需要付出较多的市场推广费用,并以低价吸引用户。电子商务企业在启动期的主要特征是:(1)缺少市场知名度,用户较少,资金紧缺;(2)市场的潜在需求日益增长,销量逐步增长;(3)市场份额低,且增长缓慢;(4)服务产品的销量低,因而单位成本较高;(5)如果服务产品具有价格优势和质量优势,那么服务产品就更有竞争力,而且替代旧产品的周期较短。启动期是使服务产品被市场认可的关键一步,服务产品进入市场顺利与否关系到新的服务产品推出的成败。企业营销策略上的任何差错都可能直接威胁到企业的生存,甚至会令企业直接进入衰退期。启动期应以创品牌为目标,开拓新的市场,引导广大用户了解新的服务产品,并开始试用电子商

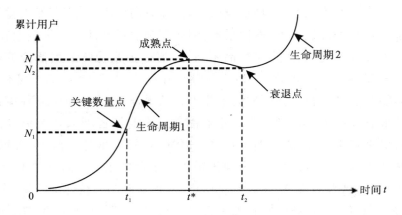

图 1　电子商务平台的生命周期

务企业的服务产品。此时企业的管理水平较低,其固定成本高、破产率高。企业在启动期的优势是,具有冒险精神和创新精神,产品有一定的特色与竞争能力。

（二）成长期

电子商务企业在成长期的特征是:(1)企业已具有一定的市场知名度,用户数较多;(2)市场份额逐步提高,且增长速度较快;(3)服务产品的销量大,因而单位成本较低;(4)企业的利润上升,而且利润的增长较快;(5)竞争能力增强,企业的规模逐渐扩大;(6)市场竞争日益激烈,竞争对手较多。电子商务企业进入成长期后,电子中介的服务产品已获得市场的接受,企业的服务产品已打入市场,并得到用户的认可。用户的数量急剧增加,因而企业需进一步扩大服务容量,以满足用户的需要。企业的素质得到全面提高,创新能力也得到增强。企业在成长期的主要目标是不断成长,继续塑造企业的形象。此时企业较易出现管理跟不上企业的发展等问题。在成长期,电子中介企业常以利润最大化为主要定价目标,所以战术性定价策略有:一次性定价策略、基于交易量的定价策略和两部分费率定价策略。

（三）成熟期

电子商务企业在成熟期的特征是:(1)销售增长率和利润增长率逐渐趋于平稳;(2)市场已趋于饱和,因而扩大市场份额较为困难;(3)销量仍有所增长,但绝对利润可能下降;(4)市场集中度高,只剩下少数几家企业进行竞争。电子商务企业进入成熟期后,经营较稳定,资金实力较雄厚。企业的资源投入达到一定规模后保持相对稳定水平,企业的资源结构趋于科学合理,主要业务已经稳定下来,市场份额相对稳定。企业积累了较丰富的管理经验,因而企业的管理较正规。企业的目标是盈利,且还要注意锁定老用户。电子商务企业在成熟期的定价策略以锁定策略、抢夺用户策略、差别定价策略和增值策略为主。

(四)衰退期

电子商务企业在衰退期的特征是:(1)服务产品的销量下降,且下降速度较快;(2)企业的市场份额逐步下降,利润下降;(3)资金紧缺,各项开支捉襟见肘;(4)前途不明,人心不稳,优秀员工不断流失。在衰退期,电子商务企业面临着内部与外部的双重困境。内部会出现机构臃肿、资金短缺、技术老化等问题,而外部主要来自竞争的压力、技术的更新等。企业在衰退期的目标是尽力减少亏损,把损失降到最低,并尽力找到新的盈利点。电子商务企业在衰退期的定价策略有:升级策略、折价出售策略、锁定策略、紧缩策略和巩固策略等。

三、关于电子商务平台成长的若干研究

在研究电子商务平台时,需要采用动态的系统观,因为:(1)网络平台规模是动态的;(2)网络平台收益与成本是动态的;(3)网络平台使用的价格是动态的;(4)网络平台成长是动态的;(5)用户使用网络平台是动态的;(6)网络平台技术是动态的。在此基础上,我们来研究电子商务平台成长的问题。其中,比较突出的问题有如下8个:

(一)电子商务平台预期效益与费用的问题

企业往往指望使用网络能减少成本(主要是人力成本和通信费用),但要雇佣一些受过高等教育的专业人员和更有经验的雇员来操作和使用网络,人数虽少,但工资高。要有一些专业人员来从事整个系统的开发、实现和维护工作等,这可能会增加成本。而租用或铺设通信线路费用甚高。计算机数据处理系统取代了传统的人工文书系统,减少了书面工作量、节约了纸张等开支,但在复杂的竞争环境下,管理人员往往利用网络收集其他的信息,从而产生了更多的报告和数据,这意味着增加了某些工作量。实现的效益往往是战略性的、无形的和预先未估计到的。如何使用电子商务平台是企业能否获得效益的关键,必须进行系统的研究。

(二)电子商务平台先行者优势和跟进者优势的讨论

建立一个网络的投资很大,并且有相当的风险,这些足以使一些竞争对手望而却步,从而,先建立一定类型网络的厂商可以获得大量的利润。同时他们

在竞争中可采用过度投资的策略使网络不断更新换代,从而阻止新的竞争者进入网络市场。网络技术潜在的规模经济性、成本和效益的不确定性和信息服务的实际需求的变化又决定了该市场的可竞争性。复制或模仿某一类型的网络比首次开发要便宜得多,不但减少投资的风险,又有跟进者优势。采用哪种策略进行网络投资是有待于进一步研究的问题。

（三）切换成本问题

切换成本是用户决定是否采用某一网络的重要影响因素。这里所说的切换成本是指用户从一个网络向另一个网络转换时所承担的所有费用。如果采用网络的投资大,用户们往往很难从一个网络中退出而转向另一个网络,即用户被"锁住"了。于是,网络的拥有者可利用这一所谓的"锁住效应",获取可观的利润。因此,识别不同网络加在用户头上的切换成本的高低,对用户决定是否加入一个网络有很大的影响。基于 Internet 的电子商务平台的切换成本很低,于是如何"锁住"用户是一个重要问题,尽管关于客户关系管理（CRM）的研究有助于该问题的解决,但还不能最终解决切换成本低而带来的许多问题。

（四）网络中信息不对称的问题

无论采用何种类型的网络拓扑结构,网络中信息的不对称,都会造成网络的拥有者比其用户拥有更多的信息。因此,博弈中网络的拥有者有很大的优势。如何合理分配网络的信息资源,是不对称网络中需要解决的一个重要问题,也是如何治理网络平台的关键,是近年来我们面临的重大问题。

（五）行业范围内共建网络的问题

现在不少行业是由若干厂商联合投资来开发网络平台的。这样做可减少投资风险,共同负担开发费用,共享有关标准及实现策略,共同进行宣传和培训用户、制定用户入网的标准,并且使初始用户群足够大,形成规模优势等。究竟应采取何种联合方式、如何共享效益等,需要作进一步的研究。

（六）多个网络的竞争问题

当市场上存在着多个可供用户挑选的网络时,用户们面临着重大的战略性决策问题。因为一个用户加入一个网络,往往意味着与这个网络的拥有者建立起基于信息共享的战略伙伴关系,如果网络的切换成本高、代价大,用户们不得不慎重地考虑采用哪一个网络为佳。而多个网络之间若不兼容,则其拥有者就要想尽各种办法吸引用户入网,从而使其网络顺利成长。于是,多个网络的竞争不可避免,例如,分属不同组织的各种电子转账和支付系统（例如,支付宝和财付通）,分属不同旅游公司的订票系统（例如,携程与去哪儿）,分属不同保险公司的电子保险支付系统等。现在的问题是,用户应如何决策,使他们从加入的网络中获得最大的好处。这里不仅有经济效益问题,还有技术选择和系统的使用等问题。

（七）采用第三方网络的定价问题

现在有许多应用性电子商务网采用第三方提供的商业化网络服务系统来完成与用户的联结。这么做的好处是,网络的拥有者可把精力和时间放在本组织的基本目标的实现和核心业务上,同时可减少潜在用户的疑心和减轻维护方面的负担（包括通信网的升级换代和基本服务等方面的负担）。选择何种商业通信网络为好,其基本的考虑是网络使用价格与性能之比,也要考虑用户的需求和承受能力,决策的基础并不完全取决于网络拥有者本身。这需要作进一步的实证研究和理论分析。

（八）影响电子商务平台成长的因素

各种因素以不同的方式影响电子商务平台的成长。我们强调经济因素在电子商务平台成长中的作用,同时考虑其他因素。由于电子商务平台仅仅是组织之间协调的一种工具,企业采用电子商务平台就是要使信息交换流畅,并充分应用技术所带来的好处。企业是否采用电子商务平台主要取决于其成本与效益。当然,技术因素、管理因素、竞争因素对电子商务平台的成长也有显著的作用,社会因素也可能直接或间接地对电子商务平台的成长产生影响。为了研究上的方便,我们可以将这些因素一并作为额外的作用力来看待,把它们的作用视为增加或减少电子商务平台效益与成本的因素。

在采用电子商务平台的过程中,地理障碍、高任务风险和组织复杂性会激励企业采用电子商务平台,因为企业的业务过程迫切需要技术支持。而组织之间承诺的合作关系取决于每一个组织在市场中的地位。在电子商务平台成长阶段,技术集成和企业之间的关系是保证网络实施成功的重要因素,但网络实施中的若干因素增加了相应的复杂性,包括协调对应实体关系的需要、技术平台的差异化程度、当地市场的影响、实施中对每一个组织资源的需求等。网络实施时间表需要与每一个用户的采用计划相互协调。另外,为用户提供有效的技术支持是防止用户对电子商务技术产生负面看法的重要措施。网络外部性是电子商务平台的重要经济特征。技术兼容性是获得网络外部性的基础。因此,解决电子商务平台的标准问题对加快电子商务平台的成长、在供应链或行业中与外部集成有重要意义。在电子商务平台成长中,占主导地位的企业常采用恐吓策略要求伙伴企业加入网络,否则伙伴将面临失去业务的可能。事实证明,尽管恐吓策略对谈判能力低的伙伴有效,但对电子商务平台的成功实现不利,并可能导致网络的局部优化而非全局优化。相反,帮助用户学习电子商务和识别电子商务平台的效益将有助于网络的成长。有关影响因素对电子商务平台成长的正负作用如表1所示。

表1 各种因素对电子商务平台成长的正负影响

影响因素	采用成本	切换成本	资助	高固定成本	运作与维护成本低	交易量大	升级成本	正的网络外部性	实际效益的不确定性
作用	负	负	正	负	正	正	负	正	负
影响因素	技术进步	兼容性好	竞争	性能价格比高	可用性好	安全性好	复杂性高	技术先进	标准化程度高
作用	正	正	正	正	正	正	负	正	正
影响因素	资源丰富	企业规模	BPR	组织结构柔性好	开发性程度高	管理者性格好	规章制度严密	互相合作程度高	
作用	正	正	正	正	正	正	负	正	
影响因素		技术扩散快	法律	行业协会参与程度高	信息不对称严重	过程治理好	学术界参与	政府参与程度高	
作用		正	正	正	负	正	正	正	

四、电子商务平台的成长模型

创新领域的一个中心主题是对不同类型的组织创新和不同假设下的创新扩散进行数学建模。一个反复出现的发现是,当采用频率随时间变化时,存在一个钟形曲线,而按采用者的累计数量绘制时,存在一般的S形曲线。首先,采用率非常低,只有少数社会制度成员采用创新。经过一段时间后,采用率会急剧上升,直至达到钟形曲线的峰值。在那之后,采用的数量就减少了。随着采用者的累积数量逐渐扩展到饱和水平——采用者的最大数量,此时,扩散就完成了。人们在实际中还开发了大量的扩散模型,反映了不同创新的S形曲线的不同形式。创新扩散最常用的模型有外部影响模型、以 Logistic 曲线为代表的内部影响模型、Gompertz 函数模型和 Bass 模型及其扩展等,每种模型都有其特点,可以根据实际需要来选取和应用。电子商务平台的成长基本上遵从S形曲线。现实中,人们常用数学模型对其进行描述,以掌握其发展规律,便于进行预测与决策。而这些模型在一定程度上也可以用于新冠肺炎发展态势的模拟与预测,特别是 BASS 模型及其扩展考虑了传播的内外影响因素等,可以比较好地模拟新冠肺炎发展态势。

（一）Gompertz 模型

$$\frac{dN}{dt} = rN\ln\frac{K}{N} \text{ or } \frac{\frac{dN}{dt}}{N} = r\ln\frac{K}{N} \tag{1}$$

其中,N 是 t 时刻采用者数,r 是内在的成长率,K 是最大采用者数（平衡点）。该一阶微分方程的解为:

$$N(t) = Ke^{-e-T(t-m)} \tag{2}$$

该模型是一个指数模型,存在一个最大值。

（二）Bass 模型

Bass 扩散模型经常被用来预测新产品的采用率。根据罗杰斯的创新理论,创新的采纳者根据他们的采纳时间（一般服从正态分布）,可以分为五种类型:（1）创新者;（2）早期用户;（3）早期多数;（4）晚期多数;（5）落后者。因此,在 t 时采纳者数可以用下式来描述:

$$f(t)/[1-F(t)] = p + qF(t) \tag{3}$$

其中,$f(t)$ 是 t 时刻采用者数,$F(t)$ 是分布函数（累计函数）,p 是创新系数,q 是模仿系数。该模型在时域中存在闭合解:

$$f = \frac{1-e^{-(p+q)t}}{1+\frac{q}{p}(e^{-(p+q)t})} \tag{4}$$

当模仿者数量多于创新者数时,该函数达到最大而后开始下降。该模型的优点是,与经验数据吻合良好;通过类比猜测,简单而优雅地进行直觉解释;便于解释和预测。

将该模型应用于某电子商务平台的模拟,结果如图 2 所示。其中,在关键数量点上,采用者的增长率达到最大。若采用者的累计数量超过该点,采用者数会迅速增长,平台进入成长阶段。若采用者累计数未能超过该点,则采用者数会停滞不前或下降,平台无法成长,甚至倒闭。

电子商务平台的成长状态由创新系数 p 和模仿系数 q 共同控制,p 和 q 任何一个数值增大,都能够加快电子商务平台的成长速度。如图 3、图 4 所示。

自 Bass 模型发表之后,许多模型被引入文献中,并被广泛应用于解释和预测产品扩散。然而,这些研究大多集中在模型选择上,对模型误差过程的性

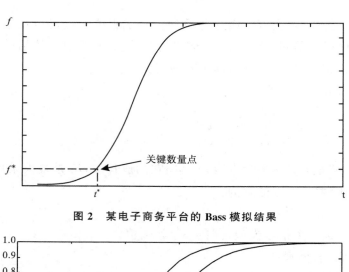

图 2　某电子商务平台的 Bass 模拟结果

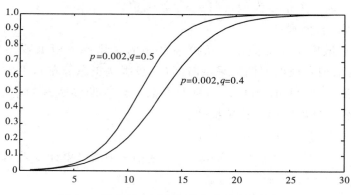

图 3　q 增大对电子商务平台成长速度的影响

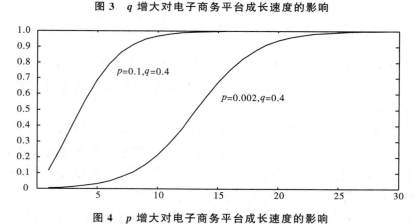

图 4　p 增大对电子商务平台成长速度的影响

质关注较少。例如,大多数研究假设销售量的误差过程是正态分布的,可能导致负的销售预期。此外,可以合理地假设销售量的意外变化平均更大,即销售量越大,或者换句话说,销售量是一个异方差变量。然而,销售额通常被认为是同时期的。从工程管理的角度看,创新预测存在着多种可能性和挑战。例如,传统的技术路线和产品特性对投资组合管理的影响很大程度上依赖于对未来创新扩散和市场演化的预期。路线图进一步定义了公司的实际技术开发和工程工作。同样,运营和生产工程也取决于该公司预测其产品未来需求的能力。然而,创新预测作为一项任务,对公司来说,有内源性的不确定性,也有外源性的不确定性。例如,最近的经济动荡对创新的需求产生了冲击,也直接影响了组织的运作。因此,创新预测模型应明确考虑波动引起的误差过程,以提高预测精度。

（三）Logistic 模型

当 Bass 模型中的 $p=0$ 时,模型的微分形式变为:

$$\mathrm{d}f/\mathrm{d}t = qf(1-f) \tag{5}$$

就是 Logistic 模型,其成长图形也是 S 形曲线。解上式得到:

$$Y(t) = [1 + \eta \exp(-qt)]^{-1} \tag{6}$$

其中,q 为模型的成长参数,η 为控制参数。成长参数 q 和控制参数 η 共同决定了电子商务平台在生命周期内的成长状态。

当 η 不变,q 值逐渐增大时,成长测度值 Y 逐渐增大,即电子商务平台的成长速度增大,如图 5 所示。

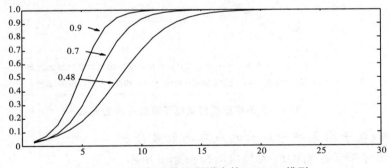

图 5　η 不变,q 值逐渐增大的 Logistic 模型

在成长参数 q 固定时,控制因素 η 控制着电子商务平台在生命周期内最大成长速度到来的时间以及快速成长的起点和终点,但是,它并不影响电子商务平台成长曲线的总体成长形态。在 q 不变的前提下,η 数值越大,电子商务平台成长的资源准备时间越长,其快速成长期到来得越缓慢,如图 6 所示(q值不变,η 值逐渐增大)。

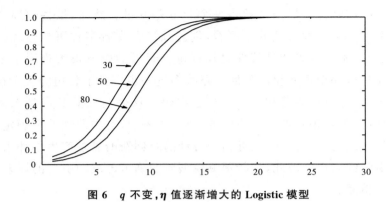

图 6 q 不变，η 值逐渐增大的 Logistic 模型

我们将几种模型用于模拟某电子商务平台的成长，具体拟合情况如图 7 所示。

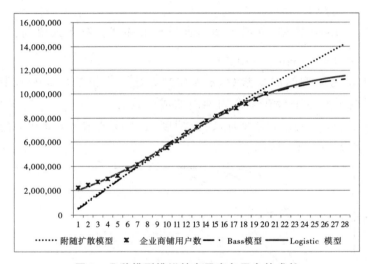

图 7 几种模型模拟某电子商务平台的成长

（四）电子商务平台成长的成本与效益分析

设电子商务平台的收入与成本模型如下所示：

$$B(N)=P_f N+P_v \sum_{i=1}^{N} Q_i,$$

$$C(N)=C_f+C_v N+C_l N^2,\qquad\qquad(7)$$

其中，$P_f>0$ 和 $P_v>0$ 分别表示每个采用者加入某一平台的固定成本和变动成本；$Q_i>0$ 是在 t 时第 i 个采用者在平台上的交易量；$C_f>0$ 和 $C_v>0$ 分别表示平台的固定成本和变动成本。C_l 是平台的技术参数，代表平台采用者之间的冲突，且 $0<C_l<C_f<C_v$。N 代表 t 时刻平台的累计采用者数量。$B(N)$ 和 $C(N)$ 分别表示平台的收入与成本。

于是，平台在 t 时刻的效益 $\Pi(N)$ 可以写成：

$$\Pi(N)=B(N)-C(N)=(P_f-C_v)N+P_v\sum_{i=1}^{N}Q_i-C_f-C_lN^2 \tag{8}$$

如果 $\Pi(N)=0$，则平台达到盈亏平衡点。为计算简便起见，我们假设 $Q=\frac{1}{N}\sum_{i=1}^{N}Q_i$，我们有：

$$\Pi(N)=B(N)-C(N)=(P_f+P_vQ-C_v)N-C_f-C_lN^2$$

$$N_1=\frac{1}{2C_l}[(P_vQ+P_f-C_v)-\sqrt{(P_vQ+P_f-C_v)^2-4C_lC_f}],$$

$$N_2=\frac{1}{2C_l}[(P_vQ+P_f-C_v)+\sqrt{(P_vQ+P_f-C_v)^2-4C_lC_f}] \tag{9}$$

如果盈亏平衡点存在，则要求 $N_1>0$ 和 $N_2>0$，以及 $(P_vQ+P_f-C_v)^2-4C_lC_f>0$，于是我们有：

$$Q>\frac{1}{P_v}(2\sqrt{C_lC_f}+C_v-P_f) \tag{10}$$

则在 N^* 处获得最大利润，即

$$N^*=\frac{1}{2C_l}(P_f-C_v+P_vQ) \tag{11}$$

其中，$d\Pi(N)/dN=0$ 意味着 $dB(N)/dN=dC(N)/dN$ 边际收入等于边际成本，平台利润达到最大。因此，N^* 是平台的饱和点。

若对（9）中的第一个公式微分，我们有：

$$d\Pi(N)/dt=(P_f-C_v+P_vQ-2C_lN)dN/dt+NP_vdQ/dt \tag{12}$$

这表明，即使 Q 不变，$d\Pi(N)/dt$ 随 dN/dt 增加而增大。即，$dQ/dt=0$，当且仅当

$$N<\frac{1}{2C_l}(P_f-C_v+P_vQ)=N^* \tag{13}$$

类似的，$dN/dt=0$，即累计采用者数不变，且 $dQ/dt>0$，则 $d\Pi(N)/dt>0$。这就是说，随着交易量的增长，平台的效益将增加。因此，平台的利润取决于平台规模和交易量。

电子商务平台的效益和成本变化如图 8 所示。请注意，电子商务平台的盈亏平衡点有两个，这是网络效应造成的。

应用上述讨论的结果，我们对两个实际应用中的电子数据交换（EDI）平

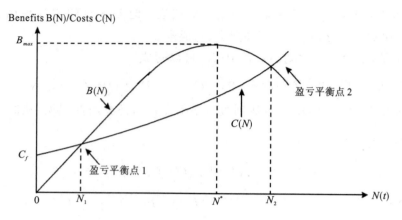

图 8　电子商务平台的效益和成本变化

台进行了模拟,获得了以下结果。从图 9 中可知,EDI 平台成长初期,需要投入许多成本,即使有一定的用户数,但仍处于亏损之中。这表明,电子商务平台在启动阶段"烧钱"吸引用户加入是一种常见的策略。

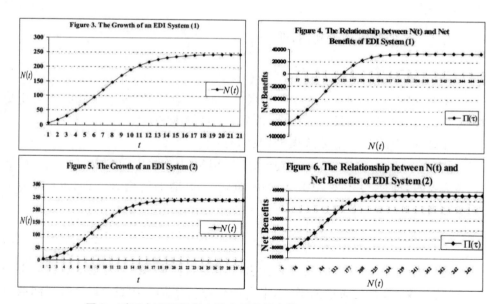

图 9　对两个实际应用中的电子数据交换(EDI)平台的模拟结果

五、电子商务平台发展的结果："一网独大，赢者通吃"

前面，我们讨论了促进电子商务平台成长的因素、策略和盈亏平衡分析。经过多年的努力，电子商务已在世界普及，大量各种类型的平台已迅速成长。过去，有不少学者认为电子商务将促进市场的公平竞争，使市场更透明、效率更高、资源能获得大范围的优化配置。但是，电子商务平台的成长却显示出了令人不安的迹象，即"一网独大，赢者通吃"。巨大的电子商务平台以前所未有的能量在发展，并形成了一定形式的垄断，几乎在占领一切和摧毁其他行业企业，令人生畏！例如：

2015 年中国电子商务交易额已达 18.3 万亿元。其中，B2B 电商交易额 13.9 万亿元，网络零售市场规模 3.8 万亿元。中国网络零售市场交易规模占到社会消费品零售总额的 12.7％。而 B2B 电商服务商市场份额排名中：阿里巴巴占 42％、环球资源占 5％、慧聪网占 4.2％、上海钢联占 3.7％、焦点科技占 2.2％、环球市场占 1.7％、网盛生意宝占 0.8％，其他约剩下 40.4％的市场份额。更有甚者，2015 年中国 B2C 网络零售市场（包括开放平台式与自营销售式，不含品牌电商）：天猫占 57.4％，京东占 23.4％，唯品会占 3.2％，苏宁易购占 3.0％，国美在线占 1.6％，1 号店占 1.4％，当当占 1.3％，亚马逊中国占 1.2％，聚美优品占 0.8％，易迅网占 0.3％。其中，前两家电商平台大约占有市场份额的 81％，前十家电商占有市场份额的 93.6％。

2017 年上半年的 B2B 市场份额中七家核心平台占比近六成。据中国电子商务研究中心监测数据显示：2017 上半年中国 B2B 电商平台市场份额中，如图 11 所示，阿里巴巴排名首位，市场份额 37％，同比下降 1.5％；接下来为慧聪网，占比 7.9％，同比上升 4.5％；环球资源占比 4.3％，同比下降 0.2％；上海钢联占比 4.2％，同比上升1.3％；焦点科技占比 3.7％，同比上升 1.5％；生意宝占比 1％，同比上升 0.1％；环球市场占比 0.8％，同比下降 0.6％；其他占比 41.1％。

在国外，"一网独大，赢者通吃"的电子商务平台的发展大有占领一切的迹象。

据相关统计，亚马逊占有了全美 44％的电子商务市场份额，64％的美国家庭是亚马逊会员；亚马逊还占有全美 71％家庭智能音箱设备的市场。但纽约大学市场学教授 Scott Galloway 的一篇最新的文章称，过去 9 年，亚马逊缴纳了 14 亿美元的企业所得税，而其竞争对手沃尔玛的企业所得税为 640 亿美元。与此同时，由于销售不济，整个实体零售业也正呈现被压缩之势。据统

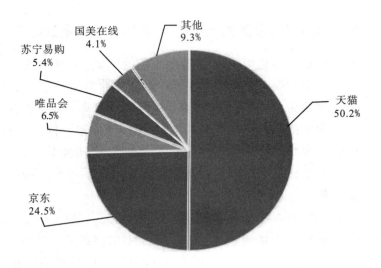

图 10   2017 年上半年中国 B2C 网络零售市场占比

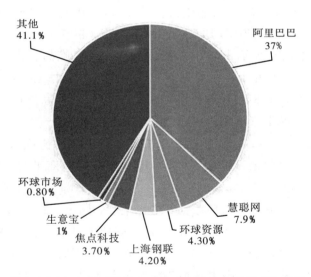

图 11   2017 年（上）中国 B2C 电商平台市场份额占比情况

计,许多历史悠久的美国传统零售公司正在关闭其实体店。例如 JC Penney 正在关闭其 140 家实体店（约占 14%）；Macy's 正在关闭 100 家实体店（约占 15%）；Sears 正在关闭 150 家实体店（约占 15%）；CVS 正在关闭 70 家实体店；Kohl's 计划缩小几乎所有实体店的规模。每一年,实体店关闭和破产的清单都在变得更长,相应导致失业的人数也会更多。据分析人士推测,每个这样的零售企业的倒闭,都会给亚马逊的市值增加 50 亿到 100 亿美元。

从理论上说,赢者通吃的条件是:(1)某个市场是否是垄断市场;(2)用户多归宿的费用;(3)网络效应的强度;(4)用户对于不同平台功能的偏好程度,即是否存在一个平台能满足用户绝大部分的需求。显然,在中国电子商务市场,前两个条件并未出现,但后两个条件确实成立,且能量巨大。

电子商务的发展使商业银行面临着前所未有的挑战。商业银行的主要作用受到了威胁,例如:(1)中介:各类电商平台本身就是中介;(2)支付:支付宝、财付通等;(3)担保:网上担保公司;(4)风险管理:电商平台通过大数据工具可以实时评估风险等;(5)储蓄/投资顾问:宝宝类产品等;(6)价值的安全保护/价值认证:网上投保与拍卖等;(7)代理商:电商平台代理销售各种证券、保险、理财产品等;(8)政策的制定与执行者:电商平台提高就业与创业等。

商业银行提供的服务主要包括:货币兑换(Exchange of Currency)、商业票据与贷款(Commercial Notes and Loans)、提供储蓄(Offering Savings Deposits)、贵重物品保管(Safekeeping of Valuables)、以贷款支持政府活动(Supporting Government Activities with Credit)、核对账户(Checking Accounts)、信托服务(Trust Services)、消费贷款(Consumer Loans)、金融顾问(Financial Advice)、现金管理(Cash Management)、设备租赁(Equipment Leasing)、风险资本贷款(Venture Capital Loans)、保险产品销售(Selling Insurance Products)、证券认购和中间业务服务(Security Underwriting and Brokerage Services)、共同基金和养老金(Mutual Funds and Annuities)、商业银行服务(Merchant Banking Services)。电子商务企业除了不从事贵重物品保管外,其他服务项目中均有成百上千家电子商务企业正在与商业银行进行激烈的竞争,迫使商业银行不断退出和裁员。

互联网技术对企业的竞争维度产生了重大的影响。减少了生产与服务成本;提高了产品质量和可靠性;加快了交货速度;提高了交货可靠性;及时发现需求变化,与顾客需求保持一致;提高了企业运营的柔性;加快新产品的引入速度。对银行来说,良好的地点、ATM、网上银行/手机银行、优秀的贷款职员、良好的客户关系等均是重要的竞争要素,而网上银行的出现在很大程度上打击了现有商业银行的发展,挤占了它们的市场份额。

实际上,一个电子商务平台就是一个市场,其中包含许多用户,如图 12 所示。例如,2013 年,阿里巴巴平台上就有 800 万家供应商(卖家)和 2.32 亿顾客(买家)。而这个平台的交易完全是在阿里巴巴公司的控制之下的,形成了所谓的"电子等级层次",阿里巴巴是领导者和主导企业,在这平台上的其他企业是用户,受阿里巴巴的控制。银行在其中的作用仅限于划账,如图 13 所示,其作用已完全边缘化。平台中交易的一切取决于平台及其所有者(或运营商)。

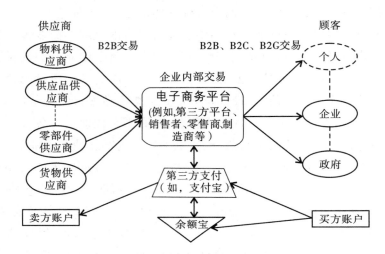

图 12　电子商务中的交易、中介与过程

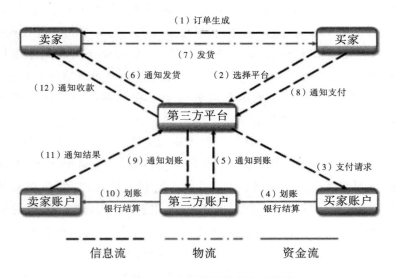

图 13　电子商务平台交易模型

既然一个电子商务平台就是一个市场,那么一个市场的基本功能是什么?

实际上，一个市场的基本功能如表 2 所示。电子商务平台除了不能由自己制定法律外，其他职能均已基本上完全掌握。这就提出了一个前所未有的问题：当一个电子商务平台（企业）可以独自控制一个市场，那么其作用已是国家有关机构职能和功能的集合，它在很大程度上取代了国家政府的职能，那么，这些平台能平等地对待在其中运营的企业吗？这些企业安全吗？这些企业不会受到威胁和利诱吗？等等。有些平台已到了忘乎所以的地步，例如，Facebook 就联合了其他公司发行数字货币，企图将国家中央银行的发行货币的权利占为己有，大有统治世界的野心！

表 2　市场的基本功能

匹配买卖	方便交易	制度基础
决定要提供的产品： 卖方提供的产品特征 不同产品的集合	物流： 将信息、货物或服务提交给买方	法律： 商业法律、合同法、争端仲裁、知识产权保护、进出口法律
搜索（卖方找买方、买方找卖方）： 价格和产品信息 组织投标与讨价还价 将卖方提供的产品与买方的偏好匹配起来	信用： 信用体系、声誉、评价代理商，例如消费者报告和信用评级、特定的第三方认证和在线可信代理商	管制： 规则和规章、监控、强制执行
价格发现： 价格确定过程和结果 便于价格比较	结算： 将款项转给卖方	提供信息： 提供市场信息（例如，关于竞争、政府管制等）
其他： 提供销售引导	沟通： 将买方的需求发布在网上	

六、结束语

电子商务可以提高组织过程的效率、客户的价值与企业运作的有效性，增强企业的核心竞争力，解决时差、空间障碍、与顾客及合作伙伴互动、对市场快速反应、扩大市场与营销渠道等问题，为各个国家、企业、群体与各类组织提供了新的发展机遇。从电子商务平台成长的机理上说，新冠肺炎的疫情导致了对网络平台大量的需求，包括供需双方和其他第三方的需求，从而引发了巨大的双边网络效应、规模经济性与范围经济性、路径依赖性等，这必将极大地促进以电子商务为核心的网络平台的成长。

随着疫情在全球蔓延，传统线下渠道受阻，线上采购需求不断增长，电子商务平台的优势得以充分发挥。首先,电子商务解决了新冠肺炎疫情时期国内外的政府、企业、家庭、个人和其他各类组织的物资保障和市场供需问题,促进了电子商务消费模式的发展。例如,电子商务买卖双方物理空间分离的优势,使人们可以利用电子商务平台购买生活必需品和医疗物资等。配合物流配送,强化了快递与外卖等业务,实现了"无接触服务",减少了人员外出和流动,减少了人与人之间的密切接触,进一步降低了商场、超市等人群聚集度,这有利于阻断新冠肺炎的传播。其次,以网络平台为基础,结合大数据和人工智能等应用,对有关新冠肺炎人员及其密切接触的跟踪,实现流行病学的调查,为我国战胜疫情做出了重要贡献。再次,以网络平台为依托的各类网上教学、会议、医疗信息共享与经验交流、疫情信息的发布、货物网上的展示与销售等,为经济与社会的稳定和发展起到了巨大的作用。这些都将进一步促进网络平台的成长与应用水平的提高,也为经济与社会的发展起到推动作用。

以上是我个人对电子商务平台成长的若干问题的一些看法。有些观点可能还不成熟,若有不妥之处,敬请大家批评指正。

在全国人民万众一心抗新冠肺炎的特别时刻,大家都非常的不安和煎熬!我们坚信,在党中央的正确领导下,只要我们万众一心、众志成城,就一定能取得胜利。中国加油!

参考文献

[1]Rogers, E.M., *Diffusion of Innovations*, The Free Press, New York, N.Y., 1983.

[2]Mahajan, V., Eitan Muller, and Frank M. Bass, *Chapter 8 New Product Diffusion Models*, in *Handbooks in OR & MS* (J. Eliashberg and G. L. Lilien, Ed.), Vol.5, 1993, pp.334-357.

[3]Mahajan, V., Eitan Muller, and Frank M. Bass, Diffusion of new products: empirical generalizations and managerial uses, *Marketing Science*, Vol.14, No.3, Part 2 of 2, 1995, pp.G78-G88.

[4]孙永杰:《不仅是税收:特朗普缘何要对亚马逊"动手"?》,钛媒体,2018年03月29日,https://www.cnbeta.com/articles/tech/711409.htm。

[5]刘震宇,等:《电子商务网络成长的研究》,科学出版社2008年版。

[6]Liu, Zhenyu and Kexi Wu, *Limitation of Network Externalities in Interorganizational Systems*, Proceedings of 2004 International Conference

on Management Science & Engineering，pp.116-122，August 8-10，2004，Harbin，P. R. China.

刘震宇　厦门大学管理学院教授、博士生导师、厦门大学学术委员会委员、社会科学学部委员,教育部新世纪优秀人才支持计划和福建省"千百万人才工程"入选者。1978 年 9 月至 1985 年 5 月分别在华中工学院(现华中科技大学)自动控制工程系工业自动化专业和经济与管理工程系管理工程专业学习,并分别获得工学士和工学硕士学位。1994 年 7 月至 1998 年 1 月在德国弗赖堡大学经济学院信息系统专业攻读博士学位,获经济信息学博士学位。曾为德国 DAAD 高级访问学者,并在加拿大麦基尔大学和美国哈佛商学院等短期学习。

（收稿日期:2020 年 3 月 5 日 ）

社会科学定类数据分析与应用

——从疫情研究的争议谈起

  2020 年,新冠肺炎疫情改变了中国千家万户的生活,也带来了太多的悲伤和损失。在这次疫情中,科学界对于新型冠状病毒是否会"人传人"的研究和判断引起了极大争议;对新型冠状病毒的认识也从最初的"儿童和年轻人是不易感人群"逐渐转向"所有人都需要注意防护";再后来从双黄连到瑞德西韦等药物的疗效问题,也是众说纷纭,莫衷一是。

  事实上,疫情中关于谁是易感人群、感染后治愈与死亡的危险因素,既包括生理因素,也包括社会因素。这是自然科学和社会科学都关心的问题。例如,所有患者最后都可以划分为治愈和病故两种情况,也可以在治疗过程中划分为病故、无变化、有改善和治愈 4 种状态。前者就构成了一个二元定类变量,而后者则是有序定类(定序)变量。针对这些变量,我们可以考虑利用已有病例数据,预测何种治疗手段起到了治愈或改善效果。又如,是否患病与接触病源概率有关,而隔离病源力度则会降低接触概率。因此,了解何为病源、传播渠道以及采取不同类型的隔离手段都是很重要的科学问题。而在社会科学意义上,不同的社会经济状况、空间规划、公共管理等要素也影响了接触概率和隔离力度。从科学决策的角度,评估这些要素起到了何种效果以及效果好坏,也是我国社会科学工作者的重要任务。

  社会科学中还有许多研究变量都属于发生或不发生二元选择的定类变量。例如,是否参与某个活动,是否购买某种商品;再如,婚嫁、生育、迁移、晋升等社会事件的发生状况通常也区分为不同的类别。在实际的社会调查中常见的关于行为/状态的问题,多为二分定类变量,如有无做过某些事、是否拥有某种身份等。而还有一类关于态度/心理的调查问题,如对某个事件或事物的看法等,常以"非常不××"到"非常××"的量表形式出现,实际也是特殊的定类变量。

  因此,本文将尽可能采用通俗易懂的方式,重点介绍针对上述变量进行预测和分析的模型方法——逻辑斯谛回归(logistic regression)。

一、逻辑斯谛回归的基本原理

(一)初识逻辑斯谛回归

一般而言,所有数据科学研究的变量通常有 4 个层次:定类、定序、定距和定比。其中定类变量(如性别、是否患有某种疾病)和定序变量(如呈现"高/中/低"的某种状态)都可以看成定类变量,只是定序变量是有类别、次序或等级的。而定距变量和定比变量则都是连续型数值变量,差异在于定比变量的零值有意义。对于连续型数值变量来说,通常使用一般线性回归模型进行预测,即 $Y = \alpha + \beta X + e$。其中,Y 为因变量,也就是观察到的某种数值变量;X 为对 Y 有影响的自变量;β 为回归系数,可用于评估 X 对 Y 是否存在影响以及影响大小;e 为服从正态分布的随机误差项。通常而言,测量的层次越高,越可以向下转换,反之则不行。例如,年龄是数值变量,也可以将年龄变成如青少年、中年、老年等类别,就成了定类或定序变量,但性别就不能转变为数值变量。类别层次变量无法向数值层次变量转换,换言之,针对数值变量的回归模型也不能直接应用于定类变量。那么如何对定类变量进行预测呢? 这就需要特定的回归模型方法。

对于定类变量而言,可以假设 P 为某事件发生的概率,取值范围为 0~1。$1-P$ 为该事件不发生的概率,将比率 $P/(1-P)$ 取自然对数得 $\ln\left(\dfrac{P}{1-P}\right)$,即对 P 进行 logit 转换,记作 logit P,则 logit P 的取值范围在 $-\infty$ 到 $+\infty$ 之间,以 logit P 为因变量,建立线性回归方程:

$$\text{logit } P = \beta_1 x_1 + \beta_2 x_2 + \cdots + \beta_m x_m$$

可得 $\quad P = \dfrac{\exp(\alpha + \beta_1 x_1 + \cdots + \beta_m x_m)}{1 + \exp(\alpha + \beta_1 x_1 + \cdots + \beta_m x_m)}$ 或 $1 - P = \dfrac{1}{1 + \exp(\alpha + \beta_1 x_1 + \cdots + \beta_m x_m)}$

该模型即为二元逻辑斯谛回归模型。模型中,α 是常数项,表示自变量取值全为 0 时,发生比($Y=1$ 与 $Y=0$ 的概率之比,odds ratio,有的教材或书籍称为优势比或偶值比)的自然对数值。参数 β 称为回归系数,表示其他自变量取值保持不变时,该自变量取值增加一个单位引起发生比自然对数值的变化量。但该变化量并不好用于解释,因此我们在利用模型进行研究时,通常考虑发生比的变化量即 $e^{\Delta\beta}$,又可以写成 $\exp(B)$。逻辑斯谛回归模型的误差项服从二项分布而非正态分布,因此需拟合采用极大似然法进行参数估计。

　　逻辑斯谛函数具备不同的表现形式。图 1 中所示 P 即为成功概率,也可以称为发生概率,$1-P$ 即为失败概率,也即不发生概率,将两者相除则得到发生比。从图 1 中发生比的表达形式可以得知它是一个与自然对数相关的公式,因而在这里对发生比的公式进行对数转化,就得到图 1 中的转换结果。

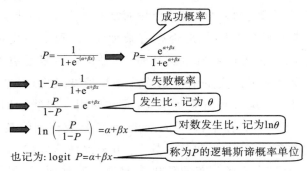

图 1　逻辑斯谛函数的不同形式

　　二元逻辑斯谛回归的假设条件与应用于数值型数据的一般线性回归有所不同。其与一般线性回归相同的假设条件为:数据来自随机样本,样本与样本之间具备独立性;自变量之间不存在多元共线性。其与一般线性回归不同的假设条件为:逻辑斯谛回归的因变量是二分变量,只能取 0 和 1;自变量和因变量的发生概率之间的关系为非线性,可以用逻辑斯谛概率曲线来拟合。也因逻辑斯谛回归假设条件的特殊性,它并不需要像一般线性回归一样对残差进行零均值、方差齐性、正态性以及独立性的假定。因此,对于社会科学中的定类变量而言,逻辑斯谛回归是一种适用性较强的方法。

　　(二)为什么不能用一般线性模型

　　可能有人会问,那可不可以直接用事件发生的概率作为因变量进行预测呢?这是个好问题,可以尝试一下。假设生活中很多事件的发生和不发生(分别记为 1 和 0)都像投硬币一样,正面和反面出现的概率都是 0.5,也就是说,如果一个事件是随机独立事件,其发生概率不受其他任何因素影响,即如图2(a)所示,不管 X 取何值,发生与不发生概率一直都是对半开的。

　　但人生中的多数事情都不是五五开的,纵然是投硬币,也可能总是投出反面,只是投得多了,才得 50% 的概率。这是因为人具有能动性,人们会通过掌握和控制一些因素,降低或提升事件发生的可能性。假设我们掌握了一个成功的真谛,也就是会提升事件发生概率的积极因素 X,于是有:$P(Y=1|p)=0.5+\beta X$。$X>0$,事件发生概率大于 0.5;$X<0$,概率就掉到了一半以下。而 β

就可以视为这个因素对事件的决定能力。但是问题来了,我们知道概率最大值是 1,最小值是 0。如图 2(b)所示,也就是说这个线性模型是上有"天花板",下有"地板",只有在$[X_1,X_2]$的区间内,线性模型才是成立的。因此,真正的模型应写成以下形式:

$$P(Y=1 \mid p) = \begin{cases} 0, & X < X_1 \\ 0.5 + \beta X, & X_1 \leqslant X \leqslant X_2 \\ 1, & X > X_2 \end{cases}$$

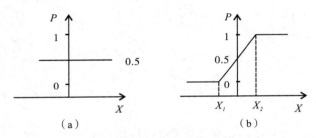

图 2   用线性模型拟合二元变量概率

那么这个模型就有以下几个问题:第一,很明显,这个模型不是线性的或只能说是部分线性的。在一般线性模型中要求随着 X 的变化,Y 也发生了变化,但是这个模型中 Y 的值域为$[0,1]$,即在某些区间内,X 的变化已不能引起 Y 发生任何变化。第二,一般线性模型要求同方差性。通俗地说,可以把 X 对 Y 的回归线看成无限长的一条斜线,从中截取任意两段进行比较,斜率应该是一样的。然而这个模型的拟合线存在两个明显的转折点,如果在不同转折点区间内取线段,斜率可能完全不同,这就是异方差问题。当然,我们也可以考虑找到转折点 X_1、X_2,并对不同斜率区间进行加权调整,然后使用最小二乘法进行估计。因此,针对二元因变量的另一种分析方法——Probit 模型,正是使用了加权最小二乘法。

(三)逻辑斯谛转换怎么来的

一个有意思的现象是,多数讲授逻辑斯谛回归的社会科学研究方法的教材都强调通过将事件发生概率进行逻辑斯谛转换,可以将函数变为 S 形曲线,但很少说明为什么要进行发生比的对数转换。其实有很多函数都可以实现 S 形曲线,为何对数 $\ln\left(\dfrac{P}{1-P}\right)$ 得天独厚?而这就要从二元变量概率分布的基础——伯努利分布(Bernoulli distribution)说起。

伯努利分布,又称为两点分布,即任何一个只有两种结果的随机现象都服从 0-1 分布。伯努利分布的概率质量函数(离散型变量在各取值上的分布一般称为概率质量函数,而连续型变量则称为概率密度函数)为

$$P(y=\mu \mid p) = \begin{cases} p^{\mu}(1-p)^{1-\mu}, & \mu=0,1 \\ 0, & \mu \neq 0,1 \end{cases}$$

这个概率质量函数告诉我们,当事件发生即 $\mu=1$ 时,有 $P(y=1 \mid p) = p$;而不发生即 $\mu=0$ 时,有 $P(y=0 \mid p) = 1-p$;除此之外没有其他可能,所以 P 就为 0。但现在把 P 视为了一个变量,那么就需要进行一些数学推导。

$$\begin{aligned} P(y=\mu \mid p) &= p^{\mu}(1-p)^{1-\mu} \\ &= e^{\ln[p^{\mu}(1-p)^{1-\mu}]} \\ &= e^{[\mu\ln p + (1-\mu)\ln(1-p)]} \\ &= e^{[\mu\ln p + \ln(1-p) - \mu\ln(1-p)]} \\ &= e^{[\mu\ln\frac{p}{1-p} + \ln(1-p)]} \end{aligned}$$

设 $\theta = \ln\dfrac{p}{1-p}$(是不是感觉很熟悉?),则有 $e^{\theta} = \dfrac{p}{1-p} \rightarrow e^{\theta} - e^{\theta} \cdot p = p \rightarrow e^{\theta} = (1+e^{\theta})p$,因此 $p = \dfrac{e^{\theta}}{1+e^{\theta}}$,而 $\ln(1-p) = \ln\left(1 - \dfrac{e^{\theta}}{1+e^{\theta}}\right) = \ln\left(\dfrac{1}{1+e^{\theta}}\right) = -\ln(1+e^{\theta})$。将 θ 代入原式,则有 $P(y=\mu \mid p) = e^{[\mu\ln\frac{p}{1-p} + \ln(1-p)]} = e^{[\mu\theta - \ln(1+e^{\theta})]} = \dfrac{e^{\mu\theta}}{1+e^{\theta}}$。

因此,当事件发生即 $\mu=1$ 时,有 $P(y=1 \mid p) = \dfrac{e^{\theta}}{1+e^{\theta}}$;而当事件不发生即 $\mu=0$ 时,有 $P(y=0 \mid p) = \dfrac{1}{1+e^{\theta}}$。显然,此时将事件发生的概率分布已转换为 θ 的函数。而 $\theta = \ln\dfrac{p}{1-p}$,这正是逻辑斯谛转换。

这两个概率分布函数的图像如图 3 所示。其中 $\dfrac{e^{\theta}}{1+e^{\theta}}$ 就是逻辑斯谛函数,我们把该函数分子、分母同时除以 e^{θ},其就等于 $\dfrac{1}{1+e^{-\theta}}$,也称为 Sigmoid 函数。一般社科研究方法书籍里多使用前者,而很多讲授机器学习算法的喜欢使用后者。此外也可以观察到 y 取值 0 或 1,函数的差异其实就是 θ 取正负值。因此,只要建立对 θ 的回归方程,即有 $\theta = \ln\dfrac{p}{1-p} = \alpha + \beta x$,我们就可以评估 x

是否提升了事件发生的概率,从而完成了非线性的线性化。这个函数具有诸多清新脱俗的品质:由于分子e^θ总是比分母$e^\theta+1$少一点,假定β为正数,x取无穷大,P也会越大,但永远到不了1;x取无穷小,P也会越小,但永远也到不了0。此外,也可以观察到x对P的影响在曲线靠近1或0时都会逐渐减小,这也符合很多现象的实际情况。例如,评估使用某种药物剂量对患者治愈效果的影响,可能吃到一定量,病就好了,药再怎么不能停,病也还是治愈的。也就是说,到了一定程度,药的边际效益已经很小了。

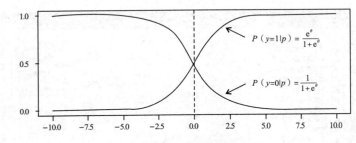

图3　逻辑斯谛概率分布曲线

综合以上,之所以把概率进行逻辑斯谛转换,不是想当然的产物,而正是事件发生与否所涉及的伯努利分布。事实上,很多分布都可以进行这种以 e 为底的指数转换,如二项分布、正态分布、泊松分布等。凡是可以进行转换的分布也被称为指数族分布,而针对这类分布建立的线性回归模型就是广义线性模型。

二、二元逻辑斯谛回归的实际操作和结果解读

(一)二元逻辑斯谛回归的软件操作

二元逻辑斯谛回归通常应用于发生与不发生的二元选择的因变量之中,比如说发生在"是和否""有和无""处于和不处于某状态"的问题情境中。前文主要回顾了逻辑斯谛回归的理论部分,本文的最终目的是将理论应用到实际中去,以此提高本文的应用价值。在这一部分中,本文将主要介绍如何使用软件拟合二元逻辑斯谛模型。

目前已经有多种统计软件可以进行逻辑斯谛回归模型的分析,如 SPSS 的回归分析菜单、Stata 软件的 logistics/logit 命令、R 的 glm 函数和 Python 的 scikit-learn 库。各类软件各有优缺点,本文在此就用最为流行和操作简单的 SPSS 进行说明。为了便于读者对照操作和解读,后文中所有图表皆为该

软件的原始输出结果。

第一步,打开 SPSS(本文所使用的为 SPSS 21.0 版本),找到菜单中的分析栏,从分析栏中找到回归选项之后选择二元 Logistic 选项并点击,界面上就会弹出如图 4 所示的分析界面。第二步,将感兴趣的自变量(研究问题中可能会影响预测变量的因素)和因变量(拟预测的变量)分别放入协变量框和因变量框中,此时基本的模型框架就已经建立起来了。可以看到,图 4 中除因变量和协变量框外还有一些选项按钮,下面逐一进行介绍。

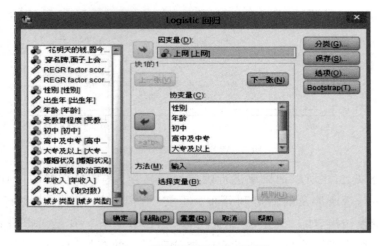

图 4 逻辑斯谛回归分析界面

(1)分析界面下部的方法框(图 5)。这个方法框包含的是不同的数据筛选方法,它类似于一般线性回归中根据变量的显著性筛选变量的方法。通常来说,我们建议使用默认方法(即输入方法),也即将所有变量全部放入方程中。之所以给出这样的建议,是因为从社会科学研究的角度而言,我们是基于理论假设对模型进行预测和分析,也即理论驱动科学研究,但若对变量进行筛选建模,则会得到数据驱动形成的模型结果。除默认方法外,还包含向前、向后、条件、LR 以及 Wald 方法。向前即为逐步向前法,变量根据比分检验的概率大小依次进入方程。向后也称为后退法,它是根据一定标准将变量依次移出方程继而建模的方法。条件法与 LR 和 Wald 方法相似,是依据特定参数似然比检验的结果删除变量。

(2)分析界面右侧第一栏的分类框,点开之后则会出现定义分类变量选项框的具体窗口(图 6)。该选项框通常用于设置分类变量的虚拟变量形式。在回归分析中,分类变量通常需要转换为虚拟变量后才可使用,具体应用包括两

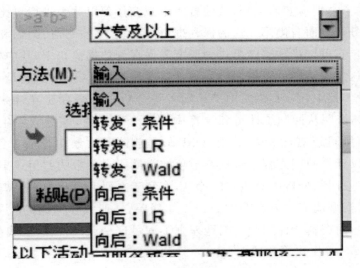

图 5　分析界面方法框

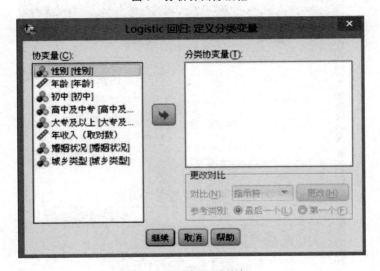

图 6　分析界面分类框

种情况:①当分类变量为二元变量(即 2 个取值)时,可以将取值转为 0 和 1 取值;②当分类变量为超过二元的变量(n 元变量)时,可以将该变量分解为 $n-1$组虚拟变量,其中设定某组为参照组,其他各组赋值为取该组值时转为 1,其他取值都为 0。在 SPSS 中,具体操作是将分类变量拉入分类协变量框,在后续模型中就会对其进行虚拟变量设定。在更改对比框中,默认使用分类变量的最后一个组作为参照组(类别),如分类变量有 1、2、3、4 这 4 个取值,即设定取值 4 这个类别为参照类别,其他各组虚拟变量都以此组进行对比。

(3)分析界面右侧第二栏的保存框(图 7),它由预测值、影响和残差组成。①预测值,它可以将预测结果作为新变量保存到数据窗口中,其中概率即是预测概率值,组成员则可以根据概率值判定所属类别。②影响,它是可以反映强度的变量。其中,Cook 距离用于诊断各种分析中是否存在异常数据,较大的 Cook 距离表明从回归统计量和计算中排除个案之后,系数会发生根本变化;而杠杆值则可以观测异常 x 值;DfBeta 是删除某观察单位后 β 系数的变化值,它可以计算回归方程中包括常数项在内的所有参数的差值。事实上,影响类似于一般回归分析中对残差的诊断,有利于在研究过程中排除离群值、奇异值等会对模型造成较大影响的数值。③残差,一般线性回归的残差是服从正态分布的,而逻辑斯谛回归中的残差则不满足这一点,所以这里残差包含非标准化、Logit、学生化等选项。

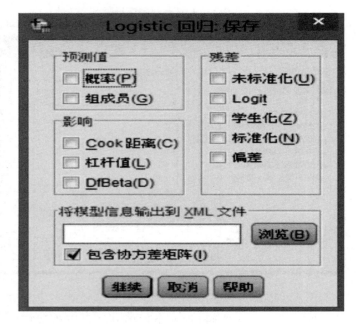

图 7　分析界面保存框

(4)分析界面右侧第三栏的选项框(图 8),其中包含 3 个重要的部分。

①统计量和图。这个部分有 6 方面内容:第一个是分类图,它可以绘出因变量实际分类和模型预测分类间关系的分类图,主要用于研究模型预测性能;第二个是 Hosmer-Lemeshow 拟合度,它主要用于计算该拟合优度,当自变量

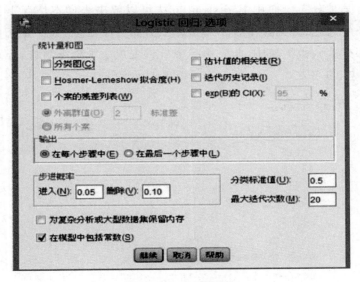

图 8　分析界面选项框

较多或自变量中有连续变量时,该指标非常有用;第三个是个案的残差列表,它可以为每条记录列出非标准化的残差值、预测概率,以及因变量的实际分类和模型预测分类情况;第四个是估计值的相关性,它可以列出模型中参数估计值的相关系数矩阵;第五个是迭代历史记录,它可以输出模型迭代过程中每一步迭代后的参数估计值和对数似然值,同时还可用于观察模型的迭代过程是否稳定;第六个是 exp(B) 的 CI,它可以输出发生比的 95% 置信区间,该数值实际从 β 的 95% 置信区间换算而来。

②输出。"在每个步骤中"这个选项可以对分析过程中拟合的所有模型都给出详细的分析结果,而"在最后一个步骤中"这个选项可以只显示最后一个模型的详细统计分析结果。

③步进概率。这个部分中的分类标准值选项可以设置模型预测时的概率分界点,模型对按该分界值进行预测;"最大迭代次数"中可以设定最大允许迭代次数,如果在迭代后仍未收敛,则认为模型拟合失败,迭代终止。"在模型中包括常数"这个选项则要求模型包含常数项。

(5)分析界面右侧第四栏的 Bootstrap 选项框(图 9),Bootstrap 在一些统计教材中被翻译为自抽样法,它执行的是非参数检验,比如在实际应用中当样本很小时可以用 Bootstrap 方法进行放回抽样继而模仿出 1000 个这样的数据,从而估算出回归系数的上限与下限。但是 Bootstrap 方法的应用前提是数据需符合某种分布。使用 Bootstrap 方法可以解决小样本情况下进行显著性检验带来的问题，因为样本较小可能导致分布并不准确，如在正态分布中样本可能大部分落入拒绝域中，此时小概率事件变成了大概率事件，显著性检验就会失去原本的效力。

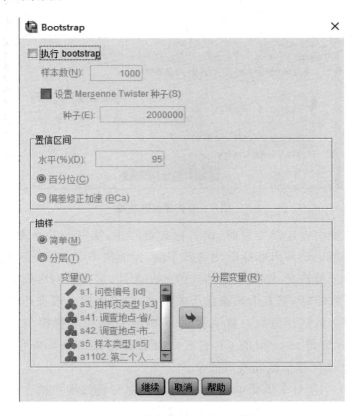

图 9　分析界面 Bootstrap 框

（二）如何叙述和使用二元逻辑斯谛回归分析结果

为了让大家理解二元逻辑斯谛回归在实际案例中的应用，以便在独立研究中更清晰地叙述和使用分析结果，本文将以一个实际案例解释二元逻辑斯谛回归的分析过程与结果。

本节案例的研究目的是预测谁是网民，在此使用了中国国家调查数据库中的"中国综合社会调查"（Chinese General Social Survey，CGSS）2010 年的数据。从研究目的可知，该案例符合社会科学研究中的行为/状态定类问题的测量。根据案例的研究目的，本文将因变量设置为"是否使用互联网（不使用

＝0，使用＝1）"，自变量则包括性别（女性＝0，男性＝1）、年龄、教育程度、年收入、婚姻状况（未婚＝0，已婚＝1）以及城乡类型（农村＝0，城市＝1）。在拟合模型之前，我们首先要对自变量进行一些数据处理，如教育程度这个变量，我们需要对它进行虚拟变量设置，将小学及以下设置为参照组，初中、高中及中专、大专及以上构成与参照组之间的对比。另外，收入在大多数社会调查中都不呈现正态分布，而且它的差异值较大，所以在大多数研究中都会将收入变量进行对数化处理，在这里我们将年收入取自然对数后的结果视为放入模型中的自变量。

本文使用 CGSS 2010 年的数据拟合了以下方程：

$$\text{logit } P_{\text{使用互联网}} = \alpha + \beta_1 \cdot \text{性别} + \beta_2 \cdot \text{年龄} + \beta_3 \cdot \text{学历} + \beta_4 \cdot \text{收入} + \beta_5 \cdot \text{婚姻状况} + \beta_6 \cdot \text{城乡类型}$$

在进行二元逻辑斯谛模型拟合之前，我们先拟合了虚无模型，即不包含任何自变量、只有常数项的模型。虚无模型结果见表1，当模型中不包含任何自变量时，所有观察对象皆被预测为不上网，总的预测准确率为 67.2%。

表 1　虚无模型分类结果

分类表[a,b]

已观测			已预测		
			上网		百分比校正
			.00	1.00	
步骤 0	上网	.00	6693	0	100.0
		1.00	3262	0	.0
	总计百分比				67.2

a.模型中包括常量。

b.切割值为 .500。

此外，我们对虚无模型中的变量进行检验。表 2 是模型中各参数的检验结果，此处只有常数项，系数为 −0.719。值得注意的是，此处参数的统计学意义不大。

表 2　虚无模型参数检验结果
方程中的变量

		B	S.E	Wals	df	Sig.	exp（B）
步骤 0	常量	−.719	.021	1132.883	1	.000	.487

除了对虚无模型中的变量进行检验，我们还需要对模型之外的变量进行检验。表 3 的输出结果反映了如果将现有模型外的各个变量纳入模型，整个模型的拟合优度改变是否有统计学意义。从表 3 中可以看到，该模型将大专以上变量纳入，模型拟合优度改变（2286.073）最大，其他依次是年龄、城乡类型、高中及中专、年收入（取对数）、婚姻状况、初中、性别。

表 3　自变量参数检验结果
不在方程中的变量

			得分	df	Sig.
步骤 0	变量	性别	32.900	1	.000
		年龄	2079.158	1	.000
		初中	62.473	1	.000
		高中及中专	457.709	1	.000
		大专及以上	2286.073	1	.000
		年收入（取对数）	287.514	1	.000
		婚姻状况	134.928	1	.000
		城乡类型	1332.378	1	.000
		总统计量	4670.455	8	.000

接下来就是我们要重点讨论的逻辑斯谛回归分析结果。表 4 显示了模型总的全局检验，为似然比检验，共给出 3 个结果：步骤统计量为每一步与前一步相比的似然比检验结果；块统计量为若将块 1 与块 0 相比的似然比检验结果；模型统计量是上一个模型与现在方程中变量有变化后模型的似然比检验结果。这 3 个模型的结果都具备显著性，即相比于虚无模型来说现有模型有所优化。

表 4   模型系数综合检验结果

模型系数的综合检验

		卡方	df	Sig.
步骤 1	步骤	5727.162	8	.000
	块	5727.162	8	.000
	模型	5727.162	8	.000

表 5 为模型拟合指标汇总,其中负二倍的对数似然值(-2LL 即偏差度)可用于模型优化比较,通常认为该数值越小越好;后两个是伪决定系数,即 pesudo-R2(伪 R 方),类似于一般线性回归方程中的 R 方,值得注意的是,逻辑斯谛回归模型中的 R 方数值都不会特别大,所以该数值也仅作为一个参考项。

表 5   模型拟合指标汇总结果

模型汇总

步骤	-2 对数似然值	Cox & Snell R 方	Nagelkerke R 方
1	6866.301[a]	.437	.609

a. 因为参数估计的更改范围小于 .001,所以估计在迭代次数 6 处终止。

表 6 展示了现在预测模型的分类预测情况。从表 6 中我们可以看到,预测准确率由 67.2% 上升到 84.9%,说明新变量的引入对改善模型预测效果具有重要作用,且效果较好。

表 6   逻辑斯谛完整模型分类预测结果

分类表[a]

已观测			已预测		
			上网		百分比校正
			.00	1.00	
步骤 1	上网	.00	6116	577	91.4
		1.00	928	2334	71.6
	总计百分比				84.9

a.切割值为 .500。

最后我们得出最重要的回归分析统计结果,见表 7,展示了自变量对因变量的影响。B 为回归系数,S.E 为标准误,Wals 为 Wald 卡方值,Sig. 为显著性值(P),exp(B)为发生比。统计结果显示:年龄、城乡类型等所有纳入变量均对是否使用互联网有显著影响。其中,在其他条件相同的情况下,年龄增加1岁,使用互联网的发生比减少7.2%(1−0.918=0.072);大专及以上学历使用互联网的发生比是小学及以下学历者的48.328倍;城市家庭使用互联网的发生比是农村家庭的4.029倍。从分析意义上看,疫情开始至今,在隔离背景下,互联网成了很多民众获取信息乃至必要资源的最重要手段。那么那些低概率使用互联网的人群的生活资源等状况就需要社会加以重点关注。

表7　逻辑斯谛回归结果统计表(SPSS 软件结果)

		方程中的变量					
		B	S.E	Wals	df	Sig.	exp(B)
步骤 1[a]	性别	.236	.064	13.794	1	.000	1.267
	年龄	−.085	.003	1070.305	1	.000	.918
	初中	1.283	.098	172.980	1	.000	3.606
	高中及中专	2.401	.102	554.404	1	.000	11.030
	大专及以上	3.878	.127	931.813	1	.000	48.328
	年收入(取对数)	.061	.011	30.341	1	.000	1.062
	婚姻状况	−.344	.091	14.272	1	.000	.709
	城乡类型	1.394	.074	358.312	1	.000	4.029
	常量	.133	.164	.655	1	.418	1.142

a.在步骤 1 中输入的变量:性别、年龄、初中、高中及中专、大专及以上、年收入(取对数)、婚姻状况、城乡类型。

这里需要注意两点:第一,我们也可以说年龄增加1岁,使用互联网的发生比是与其小1岁者的0.918倍。但这是种很怪异的说法,因为倍数只用于增加的关系。所以通常使用降低概率的说法。第二,对于数值型自变量而言,增加或减少1个单位若无实际意义,就很难进行解释。例如收入变量的影响就是年收入的对数值每增加1个单位,发生比就提升为之前的1.062倍,有点不知所云。所以更常见的做法是把收入变量进行降层次操作,转化为定类变量,如分为高、中、低3个层次,设置虚拟变量,然后比较不同组的发生概率变化。

在 SPSS 软件中,我们也可以把由回归模型得到的预测概率保存下来进一步使用。如图 10 所示,计算出每个年龄的使用互联网概率均值并对城市和农村分组绘图。可以很明显看到,随着年龄的增长,使用互联网的概率都在降低;而在任意一个年龄,城市居民比农村居民使用概率也都更高。但也可以观察到一些细微的现象,城乡之间使用概率在 40 岁附近的"鸿沟"最大,其次在 20 岁附近,最后在 60 岁附近。结果的可视化有助于我们进一步去思考和挖掘新现象及其原因。

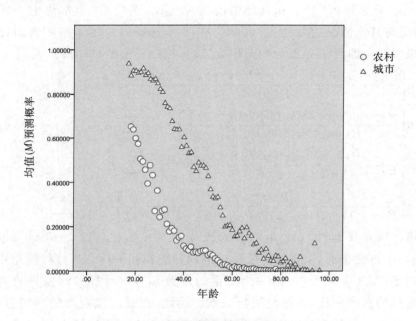

图 10　保存后预测概率的可视化使用

三、从无差别到有序的拓展: 有序逻辑斯谛回归

(一)有序逻辑斯谛回归基本原理

这里用很小的篇幅介绍有序分类(定序)变量的回归分析,因为模型的统计学原理跟二元逻辑斯谛回归是基本一致的,所以只说两者的差异和个别关键问题。例如,由于疫情影响,可能现在很多学生在家憋久了,也没通知何时可以返校,心生焦虑。我们研究焦虑感,有 5 个类别的回答,分别是"根本不焦虑""比较不焦虑""一般""比较焦虑""非常焦虑",通常可以将上述选择赋值为1、2、3、4、5。这表明问题的选择不同于数值型变量,是有限类别的选择,但同时这种选择又像数值型变量一样有次序高低之分。有序逻辑斯谛回归的因变

量就是这种多分类定序变量。有序逻辑斯谛回归的基本模型与二元逻辑斯谛回归有相似之处，它们都需要对原本的公式进行对数运算。该方法的回归方程可写为

$$Y=\ln\left[\frac{P(y\geqslant J)}{1-P(y\geqslant J)}\right]=a_J+\sum_{k=1}^{k}b_kx_k$$

这个方程有两个假定：第一，自变量和因变量的发生概率之间的关系为非线性，如"非常焦虑"情况和其他情况的发生比，然后是"非常焦虑＋比较焦虑"情况与其他情况的发生比，以此类推，5个选择可以用4条逻辑斯谛概率曲线来拟合。即当Y是五分类定序变量时，回归模型的具体形式为

$$\ln\left[\frac{P(y=5)+P(y=4)+P(y=3)+P(y=2)}{P(y=1)}\right]=a_1+\sum_{k=1}^{k}b_kx_k$$

$$\ln\left[\frac{P(y=5)+P(y=4)+P(y=3)}{P(y=1)+P(y=2)}\right]=a_2+\sum_{k=1}^{k}b_kx_k$$

$$\ln\left[\frac{P(y=5)+P(y=4)}{P(y=1)+P(y=2)+P(y=3)}\right]=a_3+\sum_{k=1}^{k}b_kx_k$$

$$\ln\left[\frac{P(y=5)}{P(y=1)+P(y=2)+P(y=3)+P(y=4)}\right]=a_4+\sum_{k=1}^{k}b_kx_k$$

第二就是平行线（parallel lines）或成比例发生比（proportional odds）假定，即对于自变量而言，各对数发生比的回归线相互平行。从方程模型中也可以看出来，在4个模型中，同一个变量的系数b_k是一样的，而差异只是常数项。变量的斜率一样，自然是平行关系。因此，在最后拟合出的回归方程中，各变量的回归系数都只有1个，而常数项则有4个。不过这个假定是一个强假定，如果具体测量有理论上的微妙变化，就可能让平行线假定失效。例如中国人比较强调中庸之道，所以在测量上"非常焦虑"和"非常不焦虑"这两端，可能需要x_k发挥更大的影响力才会让大家选择到，这种情况下，处于两端的模型回归系数自然就变化了。因此，针对平行线检定通不过的情况，我们就需要采取一些特殊的方法进行处理。

（二）有序逻辑斯谛回归结果解读

为了更加清楚上述模型原理，本文在此也以一个案例进行补充说明。该案例使用了中国国家调查数据库中的CGSS 2013年的数据，案例的主要目的是预测公共医疗服务充足度，因此我们在数据中选定因变量的测量问题为"您觉得目前政府提供的公共医疗服务资源是否充足"。从研究目的和因变量设置来看，该案例与态度/心理定类测量问题相关。除选定因变量外，本文还选

取了性别(女性＝0,男性＝1)、年龄、教育程度、年收入、婚姻状况(未婚＝0,已婚＝1)以及城乡类型(农村＝0,城市＝1)作为自变量。由于上一节已经对自变量的数据预处理进行了详细介绍,在此就不再加以赘述。

在模型拟合过程中,我们首先输出的是案例处理摘要,这是一个数据汇总结果,这个结果包括因变量的分类情况以及每一类的样本数量,同时也输出数据缺失情况的汇总。从表8中看到,本例中有5702个有效样本,5736个缺失样本。

表8 有序逻辑斯谛回归数据汇总结果

案例处理摘要

		N	边际百分比
	非常不充足	188	3.3%
	不太充足	1266	22.2%
公共医疗服务充足度	一般	2074	36.4%
	比较充足	2039	35.8%
	非常充足	135	2.4%
有效		5702	100.0%
缺失		5736	
合计		11438	

第二个输出的是模型拟合信息,见表9。表9中显示出总模型的似然比检验结果,最终模型和只含截距项(常数项)的虚无模型相比,$-2LL$(偏差度)从12159.423下降到了12094.113,似然比卡方检验结果 $P<0.001$,说明至少有一个自变量系数不为0,模型具备统计学意义。

表9 有序逻辑斯谛回归似然比检验结果

模型拟合信息

模型	−2对数似然值	卡方	df	显著性
仅截距	12159.423			
最终	12094.113	65.310	8	.000

连接函数:Logit。

接下来输出的是拟合度与伪 R 方。表 10 为拟合优度检验结果,包括 Pearson 检验和偏差度检验。从表 10 中结果可见,模型拟合良好(Pearson 检验 $P=0.603$,偏差度检验 $P=1.000$)。

表 10　有序逻辑斯谛回归拟合度

拟合度

	卡方	df	显著性
Pearson	17480.530	17172	.603
偏差	11368.233	17172	1.000

连接函数:Logit。

表 11 是伪 R 方(伪决定系数)的大小,共有 3 种伪 R 方,研究者可以根据需要选用其中之一。从结果看,该模型的解释力较差,最高解释能力只有 5%。

表 11　有序逻辑斯谛回归伪 R 方

伪 R 方

Cox 和 Snell	.013
Nagelkerke	.014
McFadden	.005

连接函数:Logit。

最后输出参数估计结果,见表 12,其中阈值部分即为常数项,由于有序逻辑斯谛回归类似于联合估计了 4 个分类模型,因此有 4 个常数项。位置部分即为自变量的回归系数、标准误等结果。研究结果表明,年龄、教育程度、城乡类型都对公共医疗服务充足度的感知有影响($P<0.05$),而性别、收入水平、婚姻状况的影响不显著。具体而言,年龄越大,会认为公共医疗服务越充足(估计值也即系数为正);教育程度越高,认为公共医疗服务越不充足(估计值也即系数为负),且持大专及以上学历的人群较其他群体的公共医疗服务感知度低。

表 12　有序逻辑斯谛回归参数估计值

参数估计值

		估计	标准误	Wald	df	显著性
阈值	[公共医疗服务充足度 = 1.00]	−2.979	.180	272.814	1	.000
	[公共医疗服务充足度 = 2.00]	−.698	.167	17.515	1	.000
	[公共医疗服务充足度 = 3.00]	.830	.167	24.723	1	.000
	[公共医疗服务充足度 = 4.00]	4.086	.188	470.587	1	.000
位置	性别	.010	.053	.032	1	.858
	年龄	.006	.002	12.450	1	.000
	初中	−.127	.070	3.293	1	.070
	高中及中专	−.282	.083	11.424	1	.001
	大专及以上	−.396	.095	17.302	1	.000
	婚姻状况	.111	.065	2.890	1	.089
	年收入对数	.002	.009	.047	1	.828
	城乡类型	.167	.060	7.846	1	.005

此外,我们还是要讲一讲平行线检验。平行线检验可以帮助我们判断数据是否适合使用有序逻辑斯谛回归。该检验的原假设是 4 个二元逻辑斯谛回归自变量系数相等,见表 13。本节中案例检验结果 P 值为 $0.045(P<0.05)$,拒绝原假设,可以认为假设不成立,即不宜使用有序逻辑斯谛回归。

表 13　有序逻辑斯谛回归平行线检验结果

平行线检验[a]

模型	−2 对数似然值	卡方	df	显著性
零假设	12094.113			
广义	12057.191	36.922	24	.045

a.零假设规定位置参数(斜率系数)在各响应类别中都是相同的。

连接函数:Logit。

本节的案例希望得到的结果是通过平行线检验,但在科学研究中,对有序定类变量的模型拟合无法通过平行线检验是常见的情况,而在这种情况下我们也有对应的解决方案。第一,当样本数较大时,这个检验会比较敏感,很容易通不过。所以可以不考虑是否通过,仍然使用有序逻辑斯谛回归执行分析。第二,在做变量数据预处理时,可以适当合并因变量的分类,减少因变量的取值个数。例如,本节案例的充足度有 5 个等级,那就需要有 4 条平行线,但实际上"比较满意"和"一般"这两个等级的界限可能并不明显,因而可以将这两个合并为一个等级,最后呈现为

4个等级。第三,也可以按照无序多分类逻辑斯谛回归对数据进行处理。由于篇幅关系,本文就不再对这个研究方法进行补充拓展。

四、结语

本文的第一部分主要介绍了逻辑斯谛回归的原理,第二、三部分则主要聚焦于逻辑斯谛回归的实际应用,包括软件操作、分析结果解读等。其中对于有序逻辑斯谛回归,没有详细介绍有序逻辑斯谛回归的 SPSS 实际操作,如果想要深入了解并应用有序逻辑斯谛回归,可以通过观看讲座视频进一步了解有序逻辑斯谛回归部分的具体操作。

希望大家通过本次学习,真正掌握科学的研究方法,培养社会科学实证研究的思维和实操能力,为国家和社会未来更好、更快地发展,贡献出科学、有效和具有前瞻性的智慧。

参考文献

［1］弗雷德·C. 潘佩尔:《Logistic 回归入门》,周穆之译,格致出版社2015年版。

［2］李航:《统计学习方法》,清华大学出版社 2012 年版。

［3］斯科特·梅纳德:《应用 Logistic 回归》,李俊秀译,格致出版社 2012年版。

［4］张文彤、董伟:《SPSS 统计分析高级教程》,高等教育出版社 2018年版。

陈福平　厦门大学社会与人类学院教授,社会学系副主任。主要研究方向为城市社会学、网络社会学。兼任福建省城乡社区治理专家委员会委员,福建省社会学会秘书长,福建省社会建设研究会常务理事,中国社会学会网络社会学专委会理事。入选福建省杰出青年科研人才计划,并主持国家社科基金、教育部社科规划等多个省部级项目等。出版学术专著 2 部(合作 1 部),译著 1部(合译),多篇论文发表于《社会学研究》《社会》等专业期刊。曾获得福建省社科优秀成果奖、全国优秀博士论文提名、广东省优秀博士论文奖等奖项。

（收稿日期:2020 年 3 月 5 日）

新冠疫情影响下高等教育
教学改革新探

一、研究背景及意义

受新冠肺炎疫情影响，人类社会的生产和生活发生了重大变化。教育亦不例外，疫情的突然来袭，使传统面授教育被迫停摆。在党和国家的领导下，教育部发出了"停课不停教，停课不停学"的号召并迅速出台了《教育部关于切实做好新型冠状病毒感染的肺炎疫情防控工作应急预案的通知》，使远程教育迅速进入大众视野，有效缓解了各级各类面授教育在严峻的疫情形势下所面临的困境。然而，由于传统面授教育和网络教育在过去很长一段时间里一直处于"各自为政"的状态，缺乏一定的互动和交流，疫情期间这种由线上教学暂代线下教学的突发和被动的教学方式转变，虽然只是暂时将传统班级上课制的面对面课堂教学转变为网络课堂，将教师与学生以及学生与学生之间的直接接触、直观感知转变为隔屏交流，课程内容和授课时间都没有改变，但由于只是将传统的线下教学简单地搬到了网上，并没有充分利用互联网的优势顺势而为，积极改革，减轻教师负担，提高教学效率和质量，可以说是"新瓶装旧酒"，而且还增加了师生因转换教学媒介而产生的学习成本，于是引起了许多师生一定程度的不适应，甚至是排斥。这种局面催人反思。

事实上，网络线上教育并非新鲜事物，它是信息技术进步推动教育教学手段发生变革的产物。信息时代的到来催生了以互联网为知识传播媒介的网络教育教学形式。1999 年教育部启动的支持若干所高等学校开展现代远程教育的试点工作，标志着教育作为高等教育的一种组织形式，正式进入人们的视野。然而，在其后二十余年的发展历程中，由于在高等教育中长期处于边缘化地位，且教育质量一直备受争议，网络教育在社会大众中认可度普遍不高。在传统认知中，学校面授教育才属于正统教育，网络教育则是松散的、低质的。这种固有的思维观念没有正确认识到网络教育在如教学场地、师资力量、授课时间等教育资源分配方面较传统面授教育而言更加灵活多变的内在优越性，也没能预见到今后线上教育与线下教育终将交叉融合、互动发展的教育发展趋势。

根据教育部《2018年全国教育事业发展统计公报》公布的数据，截至2018年，我国普通高等教育生师比为17.56∶1，已经达到了一个较高的水平，一定程度上影响了教学效果。较高的生师比、优质教育资源的不均衡分布，一直是近年来我国高等教育亟待解决的难题，是推动当前高等教育教学改革事业探索和发展的助推器。而此次新冠肺炎疫情所引发的全国线下教育由线上教育暂代的应急举措，更是直接加速了互联网背景下教育教学改革进程，迫切地要求我们加快思路转变，意识到在"互联网＋"时代背景下线上线下教育融合发展是未来趋势所向，同时加大改革步伐，探索开展混合式教育的实现路径，以顺应时代的发展和人民的需要。

目前，网络教育普遍运用于高等继续教育领域中。高校继续教育学院作为网络教育的长期实践者，在现有较为成熟完备的传统面授教育体系基础上，有充分的经验和能力去探索"互联网＋"时代背景下高等教育的线上线下融合发展，是高等教育教学改革的有力助推者。

当前，全国高校学习英美国家高校，刮起了一阵"智慧教室建设"的风，涌起了一股"翻转课堂教学"的潮，但是又有多少人思考过为什么要这样做？北京师范大学副校长陈丽认为：互联网推动教育变革需要解决的问题集中在三个层次——基础规律层、技术环境层和实践创新层。目前，多数研究和实践都集中在技术环境层和实践创新层，如智慧课堂和翻转课堂，对基础规律的研究关注不足，"重器轻道"的现象非常严重。技术与实践创新超前于思想和规律发展直接导致大量教育创新实践仍秉承传统的应试理念，"穿新鞋走老路"，误导甚至阻碍了教育信息化促进教育现代化的进程。①

互联网背景下的高等教育教学改革应重点关注和探究三个教育理论问题：第一个问题是"'互联网＋'时代知识的内涵、生成和传播是否发生了变化？又呈现了怎样的规律？"；第二个问题是"'互联网＋教育'与传统学校教育相比，在本质上有什么不同？"；第三个问题是"'互联网＋教育'实践中教与学的规律是否发生了变化？又呈现了怎样的规律？"前两个问题是教育哲学层次的

---

① 陈丽：《"互联网＋"时代教育哲学与教育原理的演变与发展》，《中国远程教育》2019年第7期。

理论问题,第三个问题是教育规律层次的理论问题,而这三个问题都是影响教育改革方向的基础性关键问题。[①] 本文将基于对上述三个问题的浅显思考,阐述知识的分类、产生及其传播的演变,分析在互联网背景下因教育规律发生变化而引发的高等教育教学变革趋势,并结合多年来高校继续教育学院网络教育的实践,探索互联网背景下高等教育以提升教学质量为核心的具体改革举措。

二、知识的定义和产生

知识在历史发展的不同阶段有着不同的定义和产生过程。波普尔(K. Popper)在"三世界说"中提出,知识起源于创造文化的始端,它既不是物质,也不是精神,而是精神的产物,是"认识"的结果。[②] 从类别来看,知识作为一种被动产物,因其创造者和拥有者,也就是所谓的知识的"主人"的不同,大体可以被分为"大众知识"和"专业知识"两类。

(一)大众知识

在传统观念中,知识曾被看作"真的信念",以真命题表达。作为一种"真理",它普遍存在并广泛传播于群众的日常社会活动之中。它是人们通过对已有事物的观察、实践,不断总结和归纳出来的社会规律或形成的社会共识等,我们将其定义为"大众知识"。大众知识往往具有学习成本低、易于掌握的特点。较低的学习壁垒使得它没有明显的定向式输入输出界限,流通障碍相对较小。

(二)专业知识

相较于大众知识,生产过程较为复杂的另一类知识,我们称其为"专业知识"。它更多的被认为是由那些占社会少数的精英阶层在熟练掌握现有知识的基础上,通过对事物本质规律的精准把握、深度钻研和反复论证生产创造出来的,反映现阶段社会认知前沿的"正确"信息。这类知识是某一专门领域的少数研究者的智慧集成,从知识层次上来看,需要具有一定的技能水平或理解能力才能够学习和掌握,具有较强的排他性。[③] 也正因为专业知识不容易被

---

① 陈丽:《"互联网+"时代教育哲学与教育原理的演变与发展》,《中国远程教育》2019年第7期。

② 李喜先:《知识:起源、定义及特性》,《科学》2014年第3期。

③ 陈丽、逯行、郑勤华:《"互联网+教育"的知识观:知识回归与知识进化》,《中国远程教育》2019年第7期。

理解,它的输入输出过程往往泾渭分明,具有一定的单向性,知识传播的范围也相对有限。高等教育作为现行教育体制中的高阶阶段,它所传授的知识,一定程度上也更接近于需要具备一定理论基础和技能积累才能学习掌握的"专业知识"的范畴,这也是本文讨论的基础。

三、知识产生与传播模式的演变对教育规律的影响

(一)专业知识产生模式的演变对教育规律的影响

在过去,知识的产生过程往往较为漫长。少数的精英阶层为了创造一种专业知识,往往需要掌握其他多个方面的知识和信息。然而,受到当时技术水平的限制,这些信息的获取大多只能通过查阅纸质书籍、当面咨询等方式实现,信息的流动性较低。

随着互联网的引入,信息技术的进步推动着知识的生产者朝大众化、普及化方向不断发展。专业知识的生产门槛降低,知识的创造者不再仅限于过去的少数精英阶层。过去传统高等教育规律中教师和学生的明显界限也被削弱。学生不再只限于通过课堂学习获取知识,而是能够通过互联网快速、有效地获取许多过去生产或学习专业知识过程中所需要掌握的内容,并能够更为自由地选择自己感兴趣的学习内容,甚至有可能通过汲取大量网络信息、开展自学生产出具有一定价值的新知识,成为知识的生产者,实现传统的专业知识从智者的垄断向大众的"众筹"过渡。

(二)专业知识传播模式的演变对教育规律的影响

数据、信息和知识是三个既有相互联系又存在一定区别的概念。托夫勒(A.Toffler)曾提出,"信息"是将相互之间缺乏联系的零散事实经过整理、分类后的"数据",而"知识"则是将信息通过进一步修饰形成的含义较广、应用面较大的普遍结论。可以看出,知识作为加工后的信息产品,是一种特殊的信息,它的传播依赖于信息的传播。一旦信息的传播方式发生改变,知识的传播方式也将随之发生变化。

在过去,专业知识的传播往往具有较大的局限性。一方面,它本身所具备的排他性使它只能够在具有一定资质和能力的人群范围内,通过知识所有者利用某种特定的形式,对知识需求者进行单向的、线性的传播。这也正是由于知识传播者在知识掌握度上与知识接受者相比具有的绝对优势。例如,古代皇家学堂的太傅对皇室子弟而言、高校的教师对其学生而言,他们在获得某一专业知识时的时长、对知识掌握的深度都比接受他们教育的学生更久、更深,

因此，他们所传授的专业知识较为固定地从他们向学生流通。另一方面，由于受到技术水平的限制，过去信息传播以书信或面对面的交流为主，匮乏的传播载体在一定程度上削弱了专业知识的传播能力。例如，孔子穷尽一生周游列国传道授业、大唐玄奘万里西行取得真经，一个施教、一个受教，却都在知识传播上耗费了大量的时间和精力。

随着信息化时代的到来，基于互联网的知识传播模式突破了以往面对面交流在时间、空间上受到的限制，各类知识以极低的成本在全国甚至全世界范围内传播、共享，知识需求者可以足不出户地获取各类专业知识，节省了大量赴学的时间机会成本，极大地提高了学习效率。同时，这种新型知识传播模式也在一定程度上打通了知识传播者与知识学习者之间的壁垒，传统教育规律中的"师—生"教学模式逐步朝"生—生"教学模式演进。学生面对的不再只是教授他们课程的教师，还有网络上成千上万个和他们一起学习同类专业知识的学生。他们在知识获得上存在的时间差与程度差的缩小为知识的"生—生"传播创造了可能，专业知识的传播过程也由此不断扁平化，即由过去单一的"师—生"链式知识传播扩展成为"师—生""生—生"的网状知识传播。

另外，过去知识的线性传播的铁律也因互联网的超级链接而打破——知识传播可以是非线性的。线性的传播方式，借用新闻传播学的一个概念，即广播内容按时间顺序依次排列，听众受节目顺序限制，只能被动接受既定的内容，选择性差。知识的线性传播指高校学生学习只能被动接受教学安排，按照"基础知识—专业基础知识—专业知识"这样一个顺序学习，学生学习目的性不强，学习动力不足。大学教师都有过这样的经历：学生在学习基础知识和专业基础知识的时候，经常问老师的一个问题是"我学这些有什么用？"。这是知识线性传播绕不过去的问题。现在，由于互联网超链接的存在，我们可以直接学习专业知识，对于学习专业知识所需的专业基础知识和基础知识，我们可以通过超链接，直接在互联网上层层深入，获取需要的有关知识。这就是知识学习的非线性模式。在知识的非线性传播模式下，人类可以直接学习想要的知识，学习动力强劲，学习效果好，学习效率高。

四、"互联网＋"的社会信息化背景下的高校教学形式的嬗变

互联网背景下知识产生和传播渠道的改变所带来的传统高等教育规律的变化，引发了人们对未来高等教育发展趋势的思考。这里引入美国哈佛大学教授雷蒙德·弗农（Raymond Vernon）在 1966 年首次提出的"产品生命周期

理论"(product life cycle，PLC)。该理论认为，所有的产品从开始进入市场到被淘汰的过程就像人的生命一样，要历经引入（形成）、成长、成熟和衰退四个发展阶段。① 而教育，作为一种服务，从市场的角度来看，也属于产品的范畴，每一种教育形式都存在着各自的生命周期。

从线下教育来看，面授形式在教育兴起之初便已产生，并在长期的历史更迭中获得了较为成熟、稳定的发展，基本上可以被认为是迈入了其生命周期中的成熟期阶段。从线上教育来看，我国高校在经历了函授教育、广播电视教育的萌芽发展、探索前进，到如今蓬勃发展的网络教育阶段，线上教育已经跨过了其生命周期的"引入期"，进入了快速发展的"成长期"。② 2015 年，"互联网＋"概念的提出为线上教育带来了新的发展契机，MOOC（大规模开放在线课程）、直播课堂等的兴起也在大力推动着线上教育向高质量、内涵式发展的"成熟期"不断演化。

一直以来，传统面授教育和网络教育始终处于相对独立、平行发展的运行模式中。在社会普遍认知里，传统面授教育是教师、学生群体通过约定好某一时间，聚集在某一地点，面对面完成思想交流、知识传播的过程，所有教育教学以及考核的过程都在线下组织和完成。场地、教师、学生等教育资源的集中统一，是传统面授教育得以开展的基础。为了获取知识，学生需要消耗大量的人力、物力、财力从各方聚集在一起，在一定程度上造成了教育效率低下和社会资源浪费。网络教育目前尚处于线下教学的网络化阶段，所有教育环节均通过互联网完成，虽然可以突破时间、空间的限制，但也存在着情感交流不足、教学过程管理松散、监管难度较大等问题。随着社会的快速发展，学习者对教育的综合要求越来越高，两种教育类型"各自为政"的发展方式使得双方内生性缺陷逐渐暴露出来，仅凭现有模式已难以实现可持续性的科学发展。

因此，在"互联网＋"的社会信息化发展大背景下，特别是本次新冠肺炎疫情中高等教育被迫采用线下至线上课堂转移的教育应急手段，使得越来越多的人开始思考传统面授教育与网络教育之间的关系，预测未来高等教育的趋势走向，力求找到高等教育进一步发展的突破口。信息技术的革新一方面要求传统面授教育应突破以往线下知识传播的形式，积极顺应时代需要，朝网络

①　Raymond Vernon. International Investment and International Trade in the Product Cycle，*Thunderbird International Business Review* ，1966，80（2），190-207.

②　景馨禾、祁占勇：《改革开放 40 年我国网络教育政策的演进逻辑与展望》，《西安文理学院学报》（社会科学版）2019 年第 1 期。

化方向发展；另一方面也要求网络教育摒弃过去粗放式照搬照抄传统面授教育的"穿新鞋走老路"做法，充分运用好在信息技术手段方面优势，兼顾在教学组织过程、师生交流等方面的互动性。未来，传统面授教育与网络教育不应该只被认为是教育模式上的相互"替代品"，而应该通过互联互通、互动互享，形成教学形式灵活多变、教学质量和水平相当的教育"互补品"，并不断趋同，成为一种线上线下融合发展的混合教育新模式——互联网背景下的高校教育教学新模式。

五、新型高等教育发展趋势下教育实践的变革

高等教育发展趋势的新变化带来了对教育实践变革的思考。一方面，传统面授教育要走向网络化，要充分吸收融入线上教育优势，大胆突破面对面填鸭式的固有教育模式，改变教师与学生之间单向交流的知识传授方式，借助网络实现学生与学生之间的线上"传""帮""带"，营造更为宽松的答疑环境，产生更为丰富的思想碰撞，真正实现网状交叉学习。同时，在师生均极为关注的教学成果考核方面，应加快转变"一考定胜负"的传统应试模式。由于互联网能将教与学过程的行为以数据的方式记录下来，对教学成果的考核可以改为注重考查学生在学习过程中的知识积累和掌握，利用现代信息技术开展灵活便捷的形成性考核。[①] 另一方面，网络教育也应朝着更加人性化的方向发展，要充分借鉴、思考线下教育的一些优势与经验，探索如以"直播"模拟教师面授，以"社区学习"模拟实体班级等新型教学模式，力求达到与线下教育相当的教学效果。

为了推动线上线下教育的融合发展，在教育实践中，线下教育须紧跟信息化步伐，线上教育应强化质量内涵。不论何时，不论何地，高等教育的核心都是提高教学质量。因此，一直以来以网络教学为主要教学方式的学历继续教育，作为互联网背景下的高校教育教学改革的先行者，其以质量提升为核心的教学改革迫在眉睫，而如何通过网络教育教学组织形式、课程资源设计、教学过程管理、考核形式、社区互动学习等方面的改革举措来实现网络教育质量提升，使网络教育与传统面授教育达到优势互补、质量相配，更是当下推动线上、

---

① "互联网能将教与学过程的行为以数据的方式记录下来，使得人类第一次可以用自然科学的方法认识教学规律，这是人类教育的历史性进步与机遇，也是世界各国教育发展的重要竞争点。"引自：陈丽：《"互联网＋"时代教育哲学与教育原理的演变与发展》，《中国远程教育》2019 年第 7 期。

线下教育有机融合的教育实践变革的关键。

教育质量管理是指在确定了教学质量提升的方针、目标和职责的基础上，通过一系列科学手段和方法，进行教育管理各项工作的质量策划、控制、保证和改进，进而实现教育质量和水平提升的活动。[①] 根据质量控制阶段的不同，网络教育的质量管理可以划分为在教学组织形式的策划、课程与知识体系的编排、课程资源的设计与制作等方面进行改革的预先控制，在教学过程管理、非线性学习、社区互动交流等方面进行改革的过程控制和在考核、评价机制等方面进行改革的结果控制三个阶段。

（一）创新在线教学组织形式

当前，网络教育大多沿用传统面授教育的教学设计和组织过程，这种简单的将课堂从"线下"转移至"线上"的做法未考虑到师生之间情感交流会因为师生无法进行面对面的交流而被削弱，这也是网络教育一直被社会诟病的重要因素之一。因此，高校网络教育应以分析在线教学中的教学组织形式为切入点，通过对学生学习需求、学习习惯等方面的充分分析与研判，不断改进网络教育教学组织形式，如运用 VR（虚拟现实）技术、互动视频等在线上教学过程中引入交互性更强的教学模式。

（二）重构教学计划与课程内容

目前高校网络教育基本简单"复制"了传统面授教育的课程内容与知识体系。一方面，高等教育作为个体与社会的衔接，掌握职业实践能力和适应社会发展需要是学习者的根本目标，因此，在课程内容的重构上，应加大专业课程、实用课程、选修课程等的占比，同时在知识体系中注重陈述性知识与实践性知识的平衡，强调并实现知识、能力、实践、操作的相互促进。另一方面，顺应知识传播的非线性特点，大胆改革专业知识的教学计划，打破"基础知识—专业基础知识—专业知识"这种线性学习安排。可以直接从专业课学习入手，利用知识图谱[②]，在学习专业课的同时，学习专业基础课和基础课，提升学生学习动力，提高学习质量和效率。

（三）重视网络学习社群建设

学习，作为一种社会性行为，它的所有参与者之间的信息交流和互动都能

---

① 徐金海：《教育质量管理的问题与对策探讨》，《大学》（研究版）2019 年第 10 期。
② 知识图谱是通过将应用数学、图形学、信息可视化技术、信息科学等学科的理论、方法与计量学引文分析、共现分析等方法结合，并利用可视化的图谱形象地展示学科的核心结构、发展历史、前沿领域以及整体知识架构以达到多学科融合目的的现代理论。

够在一定程度上有效激励学习者的学习动机,并成为学习者相互促进、提升的有效方式。随着信息时代的到来,基于互联网的学习社区开始出现,拓宽了传统面授教育形式下学生们相互沟通交流的渠道。因此,高校可以通过建立健全网络学习社群的相关制度,打造出一个和谐、健康的网络教育社区,让学习者们能够在其间进行充分的互动交流,起到互相鼓励、互相督促的作用,不断提升网络学习社群的学习成效。①

(四)改革教学考核模式

加快终结性考核向形成性考核的转化步伐是提升网络教育质量的又一重要途径。一方面,我国现有的网络教育学生大多是以岗位晋升或职业技能提升为学习目标的在职人员,这种明显的职业导向型决定了网络教育的考核形式需要朝着更加多元化的方向发展,要更加重视形成性考核;另一方面,传统面授教育在组织线下考试中存在的较高成本和风险也促使网络教育应充分发挥互联网的优势,不断创新课程的考核模式,如使用在线考试、在线阅卷,采取远程巡考。

六、结束语

在对知识进行重新分类,研究分析其生产和传播方式的改变所带来的教育规律变化,进而引发对未来高等教育发展趋势的思考的基础上,我们将通过后续研究和系列文章,结合厦门大学继续教育学院在网络教育方面的实践,探索"互联网+"时代背景下我国高校高等教育教学的改革策略,为推动高等教育实现线上线下高质量融合发展提供线索和经验。

参考文献

[1]陈丽:《"互联网+"时代教育哲学与教育原理的演变与发展》,《中国远程教育》2019年第7期。

[2]李喜先:《知识:起源、定义及特性》,《科学》2014年第3期。

[3]陈丽、逯行、郑勤华:《"互联网+教育"的知识观:知识回归与知识进化》,《中国远程教育》2019年第7期。

[4]黄湘俾、王德清:《潘懋元"教育内外部关系规律"理论的价值研究》,

---

① 王嵩、王泽、张瀚丹:《浅谈"互联网+教育"模式下在线教育质量管理策略》,《中国管理信息化》2020年第4期。

《湖南社会科学》2010 年第 5 期。

[5]Raymond Vernon. International Investment and International Trade in the Product Cycle，*Thunderbird International Business Review*，1966，80（2），190-207.

[6]景馨禾、祁占勇:《改革开放 40 年我国网络教育政策的演进逻辑与展望》,《西安文理学院学报》(社会科学版) 2019 年第 1 期。

[7]徐金海:《教育质量管理的问题与对策探讨》,《大学》(研究版)2019 年第 10 期。

[8]王嵩、王泽、张瀚丹:《浅谈"互联网＋教育"模式下在线教育质量管理策略》,《中国管理信息化》2020 年第 4 期。

夏侯建兵　经济学博士,厦门大学信息学院教授、博士生导师。现兼任厦门大学继续教育管理委员会副主任、继续教育学院院长。主要研究领域有人工智能、数据科学、虚拟现实、金融信息化、软件工程和高校思想政治教育及高校管理。主编《"五维一体"网络育人新探索》(入选《高校思想政治工作研究文库》),编著教材《虚拟现实建模语言及其工程实践》。

李舟洁　应用经济学硕士,厦门大学继续教育学院办公室秘书。主要研究方向为继续教育、国际金融、应用经济学等。

陈巧　教育硕士,厦门大学继续教育学院学历教育中心秘书。主要研究方向为继续教育、教育管理等。

(收稿日期:2020 年 2 月 28 日)

附　录

别让谣言跑在科学前面

　　吸烟能防病毒感染、喝板蓝根和熏醋可以预防肺炎、吃维生素 C 能提高免疫力……这些天，面对新型冠状病毒感染的肺炎疫情，一些人打着科学的旗号传播类似"伪科学"信息，不仅误导了大众，也扰乱了抗击疫情的公共秩序。

　　疫情面前，媒介传播也呈现出一些新的特征，那就是，传播方式和路径向移动端和视频平台转移，信息传播更加多元化和快速化。在这样的传播环境下，每个人都是一个传播节点。也正因此，每个人既应该多一份责任，也要多一些定力。对未知有害怕，对疫情有恐慌，都是人之常情，但不能也不应该在"无意"中成为谣言的放大器、"伪科学"的"二传手"。我们理应心存谨慎，但不应传播恐慌；我们要对信息敏感，但不能未经思考就"随手转发"。

　　科学是最好的谣言"粉碎机"。阻断谣言的传播链条，也需要有更多医疗和科普工作者及时站出来，澄清谣传谬误，普及防疫知识，用事实击败讹传，用科学击碎谣言。保持科学理性的态度，客观地认识疫情、科学地预防疫情、有效地防控疫情，我们就能为打赢疫情防控阻击战注入更多正能量。

　　　　　　　　　（原载于《人民日报》2020 年 1 月 28 日第 1 版，作者余清楚）

一切为了人民

新冠肺炎疫情突如其来,搅乱了人们的正常生活。从一开始,党中央就把疫情防控定位为"人民战争"。仗怎么打,靠什么赢?依靠谁,为了谁?一切为了人民。

在这场严峻斗争中,党员干部冲锋在前、英勇奋战,医务工作者白衣执甲、逆行出征,人民解放军指战员闻令而动、勇挑重担,广大社区工作者、公安干警、基层干部、下沉干部、志愿者不惧风雨、坚守一线,广大群众众志成城、踊跃参与,正是全党全国全社会共同努力、团结奋斗,使得疫情防控形势逐步向好。人民战疫靠人民,人民战疫为人民,人民群众是战胜疫情的真正英雄。加强疫情防控必须慎终如始,做好深入细致的群众工作,构筑起群防群控的人民防线,必能压倒任何困难而不被困难压倒。

全力依靠人民。党同人民的血肉联系,是我们党最大的政治优势。疫情来临,全党动员,全民动员,党员走在前头,群众紧紧跟上,上下一心,同舟共济。普通医生、快递小哥、社区保安、种菜农民,个个都是战斗员,只要党和国家需要,召之即来,战之能胜。许多群众在危险关头、危急时刻,牺牲小家为大家,利义面前讲大义。有外国友人感叹:灾害面前,只有中国才有这样的动员力和战斗力。当前,湖北和武汉疫情防控任务依然艰巨繁重,其他地区人员流动和聚集增加带来的疫情传播风险依然存在,境外输入病例增多的压力在加大。各级党组织和广大党员、干部只有不忘初心、牢记使命,紧紧依靠群众,充分发动群众,加强社区防控,才能铸牢人民战争的铜墙铁壁。

充分信任人民。群众的力量是无穷的。遥想当年,人民群众推小车、送军粮,为全国解放作出了巨大的贡献和牺牲。今天面对疫情防控这场人民战争、总体战、阻击战,广大人民群众无私无畏,无怨无悔,英勇战斗,不怕牺牲。多少医生冒着被传染的风险赶赴疫情严重地区,多少社区工作者为了维护社区秩序而不惧压力。医疗秩序、防疫秩序、市场秩序、社会秩序的维持,多数时候是靠普通群众执行落实的。事实证明,在大灾大难面前,在大是大非面前,人民群众是值得信赖的,党心和民心是紧密相连的。

真心善待人民。习近平总书记强调:"民生稳,人心就稳,社会就稳。"各级党委和政府把人民群众生命安全和身体健康放在第一位,保障米面粮油、肉禽蛋奶等生活必需品供应。特殊时期,群众在家隔离时间长了,发几句牢骚是可以理解的。各级领导干部要理解群众,体谅群众,善待群众,做好思想工作,保证群众生活,解决实际困难。

疫情防控是一场保卫人民群众生命安全和身体健康的严峻斗争。我们坚信,在以习近平同志为核心的党中央坚强领导下,充分发挥群众工作政治优势,这场疫情防控的人民战争一定能赢得最终胜利,这次抗击疫情的大考一定能交出经得起检验的答卷。

(原载于《人民日报》2020 年 3 月 17 日第 4 版,作者余清楚)

余清楚　现任厦门大学新闻学传播学院院长,人民日报社高级编辑,北京市政协委员。曾任人民网总编辑、人民日报社福建分社社长、中国报协副会长兼秘书长,人民日报社报刊管理部主任。长期从事新闻编辑、网站管理及新媒体研究,在网络传播领域有丰富的实践经验,在移动互联网方面有扎实的理论积累。擅长通讯、人物报道,尤其评论在业界有广泛影响,推出人民网"三评",成为著名网评品牌。

近年来代表作有《习近平新闻思想的鲜明特色》《新时代带给新闻人的新要求与新机遇》《步入平稳发展期的中国移动互联网》等。主要研究方向为新媒体传播、舆情研究和网络治理等。获得中国新闻奖特别奖 1 项(2018)、中国新闻奖一等奖 1 项(网络评论,2017)、中国新闻奖网络评论二等奖 1 项(2019)。

后　记

　　2020 年寒假期间，厦门大学党委聚焦疫情防控，要求积极发挥哲学社会科学作用。学校社会科学研究处立即组织多名教师筹备线上"疫情防控的历史回望与现实思考"专题系列学术视频讲座，鼓励专家学者用科学知识引导师生增强理性、用人文情怀坚定师生信心。2 月 5 日至 27 日，17 位专家学者线上开讲。

　　"疫情防控的历史回望与现实思考"专题系列学术视频讲座是特殊时期的一门特殊课程，共分为疫情与传统文化、疫情与医学伦理、疫情与公共治理、疫情与经济运行、疫情与学科探索等五个专题。讲座上线后旋即得到广泛的社会关注，一个月之内点击量高达 500 万次，听课量超过 30 万人次，本校申请认定学分的学生多达 5000 多人，讨论区留言计 4 万多条。许多学生在留言中提到，"听完后对疫情有了更多的了解，突然觉得不害怕了"，"越是危急时候越发感觉知识就是力量"，"致敬医护工作者"，"相信中央和政府"，"我也要加入战'疫'队伍！"。专题系列学术视频讲座不仅以专业的讲解在师生中形成了"当下问题、当下思考、当下行动"的良好氛围，也使得讲座成为安抚学生情绪、引导学生积极抗疫的一次生动的思政课，同时还为后续开展全校范围的网络授课进行了有益尝试。

　　为深入学习贯彻习近平总书记关于做好疫情防控、有序恢复经济发展工作的重要讲话和指示批示精神，进一步坚定师生信心，用科学精神指导防疫常态化，学校及时成立编委会，选编了部分讲座文稿，还收录了新闻传播学院院长余清楚教授、继续教育学院院长夏侯建兵教授等人的成果。

　　《疫情防控的历史回望与现实思考》是一部集学术、科普与行动指导于一体的著作。它融合社会关切和学者观察，结合史实与现实、数据与案例、科学逻辑与历史逻辑，既致力于用科学与防护知识抚紧张情绪，解茫然之惑，为做好自我防护与积极抗疫提供科学指引，又着眼于用哲学社会科学方法引群体思考，担社会责任，为读者开阔视野、观察社会、修养身心提供人文视角。本书不仅是厦门大学疫情防控期间哲学社会科学研究的重要成果，也是厦门大学抗疫工作的一个重要记忆载体。

展现在读者面前的这部著作凝聚了许多厦大人的心血。诸位专家学者面对突发疫情迅速行动起来，认真思考选题，以较短的时间奉献了精彩的讲座，并在讲座结束后对内容加以完善，配合本书的编辑工作。社会科学研究处负责专题系列学术视频讲座的开设及本书的整理工作。研究生院、教务处、继续教育学院以及宣传部、出版社等部门给予了大力支持。林晶、龚君、宋美霖、张鹭瑶、欧阳桂莲、黄伟彬、杜筠、张夏、施当波、郑晓霞、杨建铸、张元荣、刘辉、严弋等为讲座的录制、编辑、宣传、上线和书稿汇总等做了许多扎实的工作。

需要说明的是，本书内容是在新冠肺炎疫情形势变幻莫测、全球蔓延还在持续、各种不确定因素还在涌现的情形下所形成的阶段性成果，并非严格意义上的学术著作。随着疫情形势的变化、防控要求的调整，以及认识水平、认识能力特别是防控能力的提升，一定还有许多问题有待进一步研究和思考，加上时间紧，本书难免存在疏漏之处，期待在大家的批评与指导下得到不断完善。

本书编委会

2020 年 3 月 20 日